Medicamentos
1.800
preguntas
de examen tipo test

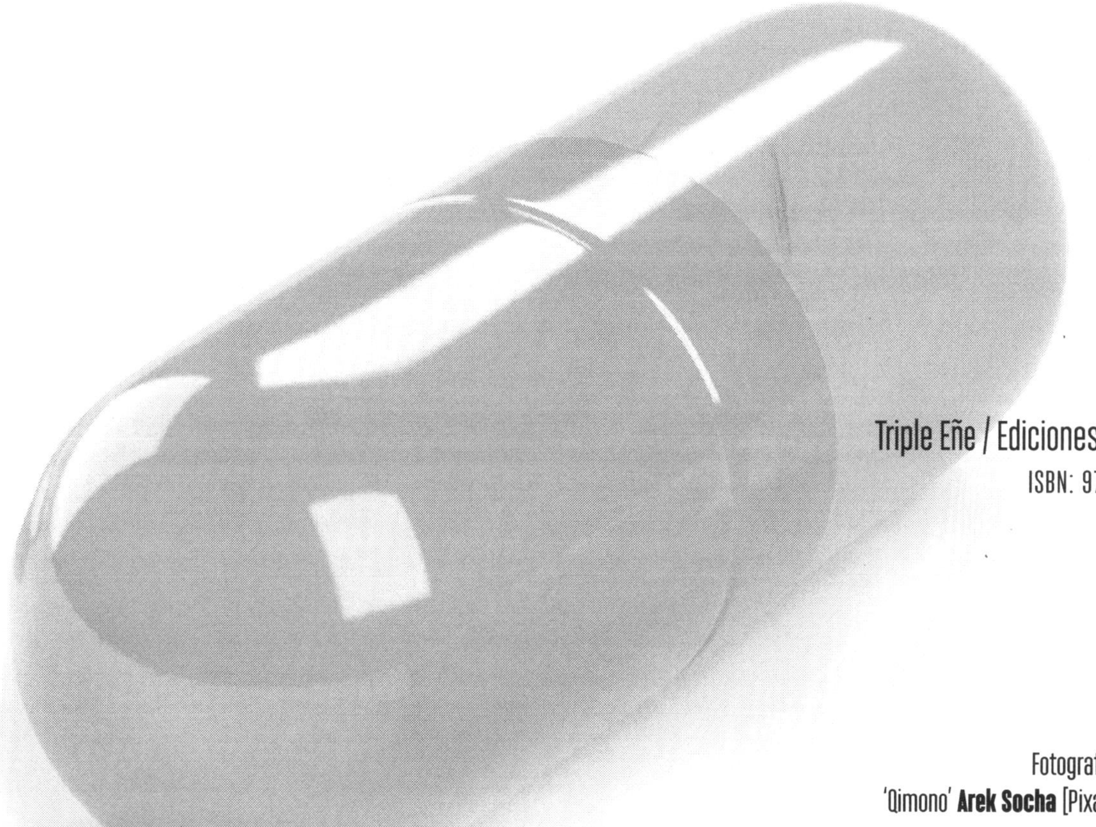

Triple Eñe / Ediciones TapaBlanda
ISBN: 978-8412730401

Fotografías de cubierta:
'Qimono' **Arek Socha** [Pixabay] Estocolmo

Diseño y maquetación:
Daniel García [www.daninet.net]

Fecha de última modificación:
2 de agosto de 2023

Esta compilación se publica al amparo del **artículo 3 de la Ley 37/2007** sobre reutilización de la información del sector público

Yo también pasé por ello...

Estimado/a opositor/a; este volumen
pretende ayudarte en tu tarea de estudio.

Recopila convocatorias de exámenes reales como repaso

El formato Din A4 busca facilitar la legibilidad
y permitirte realizar anotaciones

Hazme llegar cualquier sugerencia de mejora que estimes oportuna

Yo también recorrí el duro camino del opositor y ahora sólo espero
humildemente haber podido facilitarte el tuyo

AGUSTÍN ODRIOZOLA KENT

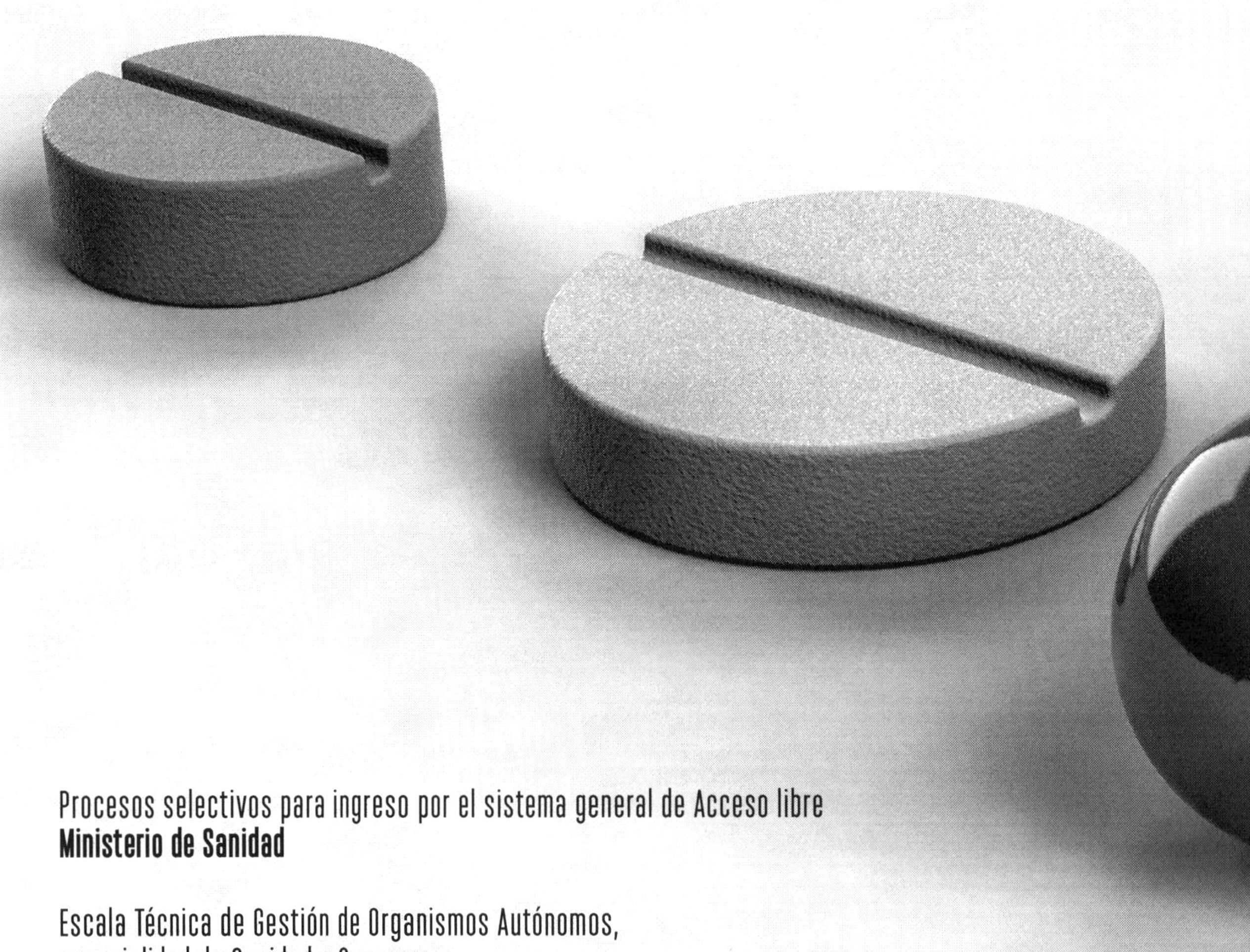

Procesos selectivos para ingreso por el sistema general de Acceso libre
Ministerio de Sanidad

Escala Técnica de Gestión de Organismos Autónomos,
especialidad de Sanidad y Consumo

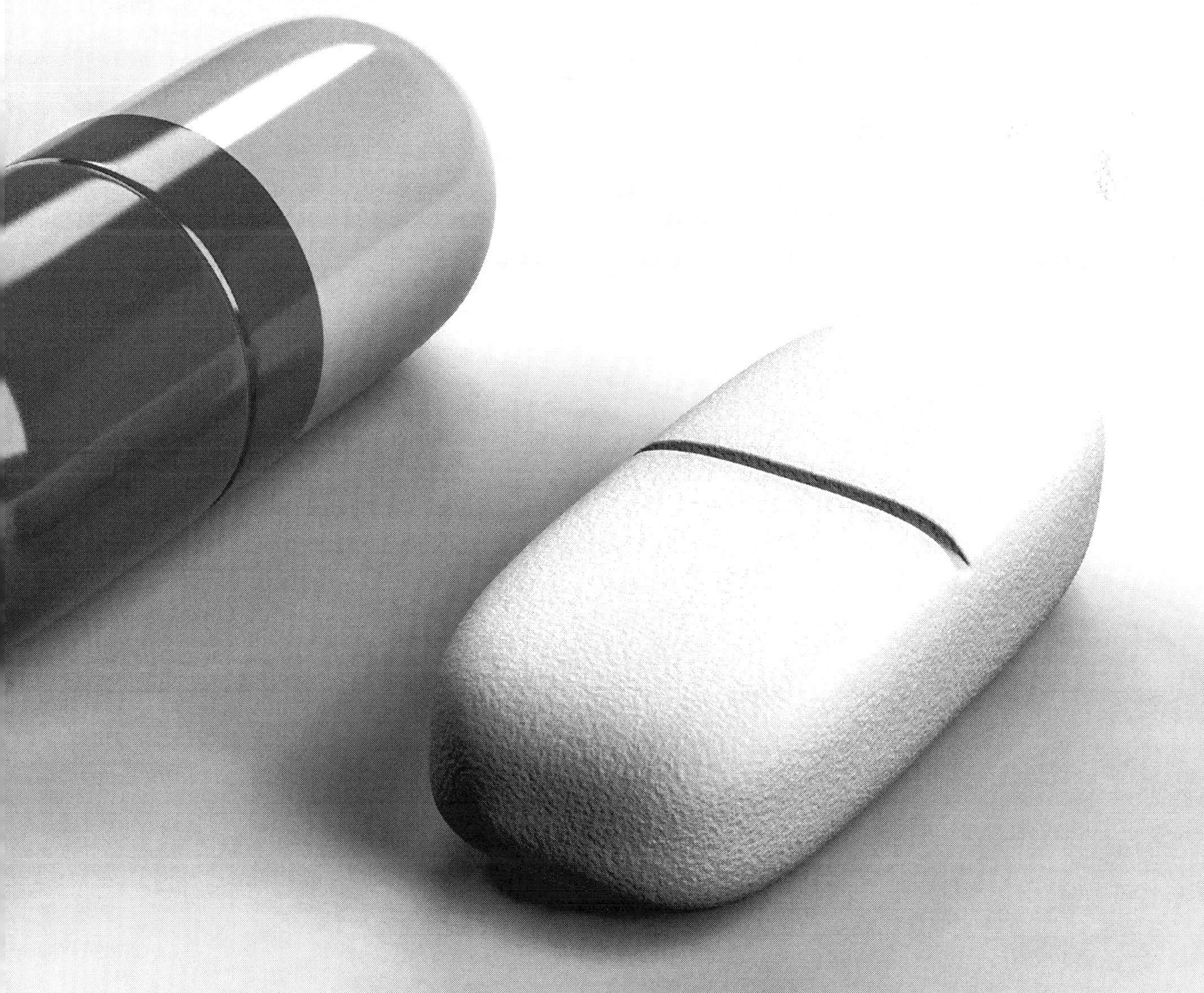

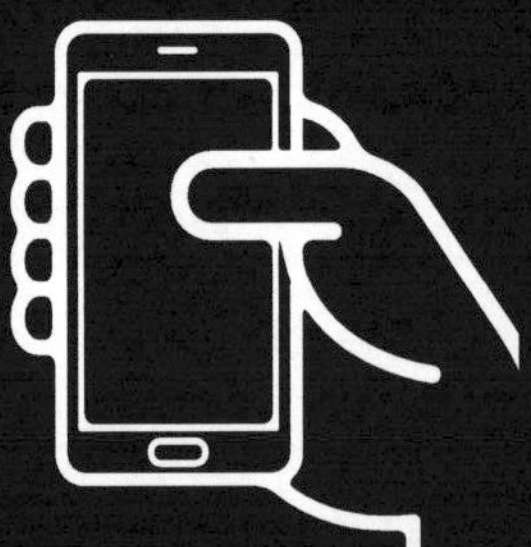

También puedes repasar online estas preguntas desde tu móvil en:

www.**cacahuetest**.com

Aprovecha el código de barras al dorso de la última página en blanco

**Proporción de
respuestas correctas**

A	424	23,1%
B	468	25,5%
C	**507**	**27,6%**
D	436	23,8%

Total en este ejemplar: **1.835**

1 C	39 A	77 B	115 D
2 A	40 C	78 B	116 B
3 B	41 C	79 C	117 C
4 A	42 B	80 C	118 C
5 A	43 B	81 C	119 C
6 B	44 C	82 C	120 A
7 A	45 B	83 B	121 C
8 C	46 C	84 B	122 D
9 C	47 B	85 A	123 D
10 D	48 A	86 B	124 D
11 C	49 D	87 B	125 C
12 C	50 D	88 B	126 C
13 A	51 B	89 D	127 A
14 A	52 A	90 C	128 C
15 B	53 D	91 B	129 B
16 C	54 B	92 B	130 A
17 D	55 A	93 C	131 C
18 A	56 D	94 C	132 D
19 B	57 B	95 A	133 B
20 D	58 B	96 D	134 D
21 C	59 B	97 D	135 B
22 B	60 C	98 C	136 D
23 C	61 B	99 C	137 A
24 A	62 C	100 C	138 B
25 D	63 C	101 C	139 B
26 D	64 B	102 B	140 D
27 A	65 C	103 B	141 D
28 C	66 A	104 A	142 A
29 C	67 C	105 B	143 A
30 C	68 C	106 D	144 D
31 D	69 B	107 B	145 B
32 B	70 C	108 A	146 C
33 C	71 C	109 C	147 A
34 A	72 A	110 B	
35 B	73 D	111 B	*
36 A	74 C	112 C	148 B
37 C	75 D	113 B	149 D
38 B	76 B	114 C	150 A

1. Laboratorio Europeo de Referencia para alternativas a ensayos con animales:

a. EURL SEAC
b. EURL SCHEER
c. EURL ECVAM
d. EURL JRC

2. Qué ensayo se incluye en el nivel 5 del Marco conceptual (Conceptual Framework) de la OCDE para el ensayo y la evaluación de los disruptores endocrinos:

a. Ensayo de toxicidad para la reproducción en una generación ampliada (OCDE TG 443)
b. Ensayo de la toxicidad para el desarrollo prenatal (OCDE TG 414)
c. Ensayo de toxicidad a dosis repetida (90 días) por vía oral (OCDE TG 408)
d. Ensayo uterotrófico (OCDE TG 440)

3. Los antisépticos destinados a ser aplicados en la piel, con la finalidad de limpieza higiénica y desinfección previa a un tratamiento quirúrgico o los utilizados en la zona de inyección serán considerados, según la Resolución de 2 de junio de 2021, de la Agencia Española de Medicamentos como:

a. Zoosanitario
b. Medicamento de uso humano
c. Producto sanitario
d. Biocida del Grupo principal 1 (Desinfectantes y biocidas generales)

4. Según el Reglamento (CE) 1272/ 2008 (CLP) una sustancia se clasificará como 'Cancerígena categoría 1A':

a. Si se sabe que es un carcinógeno para el hombre, en base a la existencia de pruebas en humanos
b. Si se sospecha que es un carcinógeno para el hombre sobre la base de datos epidemiológicos o datos procedentes de estudios con animales
c. Si se supone que es un carcinógeno para el hombre, en base a la existencia de pruebas en animales
d. Cuando sea sospechoso de ser carcinógeno para el hombre

5. Indique la FALSA. Las fichas de datos de seguridad de las sustancias y mezclas peligrosas:

a. No pueden facilitarse por vía electrónica
b. Son una herramienta para proporcionar información en la cadena de suministro
c. Contienen dieciséis epígrafes
d. Se elaboran de conformidad con el anexo II del Reglamento (CE) nº 1907/2006 (REACH)

6. Quién realiza la equivalencia técnica de una sustancia activa biocida:

a. El notificante de la sustancia activa
b. La Agencia Europea de Sustancias y Mezclas Químicas
c. Un Estado Miembro
d. La Comisión Europea

7. Plazo de protección de los nuevos datos presentados con vistas a la renovación o modificación de la autorización de un biocida (años):

a. 5   b. 10   c. 15   d. 20

8. Sobre el procedimiento de evaluación del expediente establecido en el Reglamento (CE) nº 1907/2006, de 18 de diciembre de 2006, relativo al registro, la evaluación y la restricción de las sustancias y mezclas químicas (REACH):

a. El control de cumplimiento es un tipo de evaluación del expediente
b. La información relacionada con todas las propuestas de ensayos que incluyen ensayos con animales se publicarán en el sitio web de la Agencia
c. La Agencia dispone de un plazo de 180 días para preparar un proyecto de decisión de conformidad sobre los exámenes de las propuestas de ensayos recibidos
d. Los proyectos de decisión de evaluación del expediente tienen que ser aprobados por unanimidad en el Comité de los Estados Miembros antes de su adopción por parte de la Agencia

9. De manera general no se autorizará la comercialización de un producto biocida destinado a ser usado por el público en general conforme a lo establecido en el Reglamento (UE) Nº 528/2012, de 22 de mayo de 2012, relativo a la comercialización y el uso de los biocidas (texto consolidado), si cumple los criterios para ser clasificado como:

a. Sensibilizante cutáneo
b. Tóxico cutáneo aguda, categoría 4
c. Tóxico para la reproducción, categoría 1B
d. Lesiones oculares graves, categoría 1

---

10. La Dirección General de Salud Pública autorizará o registrará un biocida y lo inscribirá en el Registro Oficial de Biocidas conforme a lo establecido en el RD 1054/2002, por el que se regula el proceso de evaluación para el registro, autorización y comercialización de biocidas, cuando (señale la opción FALSA):

a. El biocida no tiene efectos inaceptables en los organismos a los que se destina, tal como resistencia inaceptable, o resistencia cruzada, o sufrimientos y dolores innecesarios para los vertebrados
b. Se hayan determinado sus propiedades físicas y químicas y se consideren aceptables para los fines de uso, almacenamiento y transporte adecuados del producto
c. Haya sido evaluado previamente, en lo que respecta a los aspectos medioambientales, por la Dirección General de Calidad y Evaluación Ambiental del Ministerio de Medio Ambiente, y exista un informe favorable al respecto
d. Exista un informe favorable de la Dirección General de Farmacia y Productos Sanitarios del Ministerio de Sanidad, en el caso de los biocidas destinados a usos entre los cuales se incluya el ganadero

---

11. Según el Reglamento (CE) nº 1272/2008 sobre clasificación, etiquetado y envasado de sustancias y mezclas (CLP), la clasificación en la categoría 1A correspondiente a las clases de peligro de efectos específicos para la salud (carcinogenidad, mutagenicidad en células germinales y toxicidad para la reproducción) depende de:

a. La existencia de pruebas en más de una especie animal
b. La mortalidad observada en el estudio realizado para la determinación de los efectos CMR
c. La existencia de pruebas en humanos
d. La potencia para causar los efectos correspondientes en animales de experimentación

12. Sobre la evaluación del riesgo al consumidor y dentro del marco regulatorio de los productos fitosanitarios, es FALSO:

a. Para conocer la exposición hipotética de la población a los residuos de plaguicidas detectados, se utiliza como herramienta el llamado MODELO EFSA PRIMo (pesticidas residues intake model)
b. Cuando las nuevas circunstancias en las que el producto fitosanitario vaya a utilizarse no correspondan a aquellas para las que anteriormente se había establecido un LMR (límite máximo de residuos), toda solicitud de autorización deberá ir acompañada de una evaluación de riesgos que considere la situación potencialmente más grave de exposición de los consumidores en el Estado miembro de que se trate, sobre la base de la buena práctica agrícola
c. Teniendo en cuenta todos los usos registrados, el uso propuesto no se autorizará si la mejor estimación posible de la exposición alimentaria supera el AOEL
d. Cuando exista un LMR, los Estados miembros no concederán la autorización para el producto fitosanitario a menos que el solicitante pueda probar que el uso recomendado no superará dicho LMR, o que se haya fijado un nuevo LMR con arreglo al Reglamento (CE) nº 396/2005, de 23 de febrero de 2005, relativo a los límites máximos de residuos de plaguicidas en alimentos y piensos de origen vegetal y animal y que modifica la Directiva 91/414/CEE

---

13. Según el Reglamento (UE) nº 546/2011, en la evaluación de la eficacia los Estados evaluarán la acción del producto fitosanitario en las diversas condiciones agronómicas, fitosanitarias y medio ambientales que puedan presentarse en la práctica en la zona de uso propuesta. Tendrán en cuenta en particular:

a. El nivel, la uniformidad y la duración del efecto perseguido en relación con la dosis, en comparación con uno o varios productos de referencia adecuados, cuando existan, y con un testigo no tratado
b. El nivel y la duración del efecto perseguido en relación con la dosis, en comparación con uno o varios productos de referencia adecuados, cuando existan, y con un testigo no tratado
c. El nivel, las especies afectadas y la duración del efecto perseguido en relación con la dosis, en comparación con uno o varios productos de referencia adecuados, cuando existan, y con un testigo no tratado
d. El nivel y la duración del efecto perseguido en relación con la dosis, en comparación con uno o varios productos de referencia adecuados, cuando existan, y con un testigo tratado

14. Según el Reglamento (CE) nº 1272/2008 sobre clasificación, etiquetado y envasado de sustancias y mezclas (CLP), en la etiqueta de una sustancia o una mezcla clasificada en la categoría 2 de la clase de peligro de carcinogenicidad debe figurar:

a. La palabra de advertencia 'Atención'
b. El pictograma del Signo de exclamación (GHS07)
c. Ningún pictograma. Esta categoría no lleva pictograma asociado
d. La indicación de peligro H350 'Puede provocar cáncer'

---

15. Indicar cuál de los siguientes tipos de productos NO es un plaguicida (grupo principal 3) conforme a lo recogido en el anexo V del Reglamento (UE) Nº 528/2012, de 22 de mayo de 2012, relativo a la comercialización y el uso de los biocidas:

a. Productos empleados para el control de los ratones, ratas u otros roedores, por medios distintos de la repulsión o la atracción
b. Productos empleados para el control de la fijación y crecimiento de organismos incrustantes (microbios o formas superiores de especies animales o vegetales) en barcos, equipos de acuicultura u otras estructuras acuáticas
c. Productos empleados para el control de las aves, por medios distintos de la repulsión o la atracción
d. Productos empleados para el control de los organismos nocivos (invertebrados como las pulgas; vertebrados como las aves, peces, roedores), mediante repulsión o atracción, incluidos los que se utilizan para la higiene veterinaria o humana, ya sea directamente sobre la piel o indirectamente en el entorno de las personas o animales

---

16. Conforme al Reglamento (UE) nº 284/2013, de 1 de marzo de 2013, que establece los requisitos sobre datos aplicables a los productos fitosanitarios, de conformidad con el Reglamento (CE) nº 1107/2009 del Parlamento Europeo y del Consejo, relativo a la comercialización de productos fitosanitarios ¿qué funciones NO podría tener un coformulante:

a. Desodorante   b. Emético
c. Viricida   d. Estabilizante

---

17. Sobre los estudios no clínicos de seguridad a los que deben aplicarse los principios de las buenas prácticas de laboratorio, es FALSO:

a. Pueden realizarse con sustancias de origen sintético
b. Pueden realizarse, en algunas circunstancias, con organismos vivos
c. Incluyen los trabajos realizados en laboratorios e invernaderos
d. No incluyen los trabajos de campo

18. Conforme al documento EFSA Guidance on dermal absorption publicado en mayo de 2017 y actualmente en vigor, ¿qué valor de absorción dérmica debe establecerse por defecto, en ausencia de datos experimentales, para una formulación de suspensión de cápsulas:

a. 25 % para el producto concentrado
b. 70 % para el producto concentrado
c. 10 % para el producto concentrado
d. 50 % para el producto concentrado

19. La página web de la Agencia Europea de Sustancias y Mezclas Químicas NO contiene apartados específicos relacionados con la siguiente legislación europea:

a. Reglamento REACH
b. Reglamento relativo a la comercialización de productos fitosanitarios
c. Reglamento relativo a la comercialización y el uso de los biocidas
d. Directiva marco sobre los residuos

20. Cuando se considerará el 100% de absorción oral en la evaluación de la exposición a productos fitosanitarios de los operarios, trabajadores, transeúntes y residentes si el valor obtenido a partir de los estudios toxicocinéticos es superior al:

a. 95%   b. 90%   c. 85%   d. 80%

21. En cuanto a la toxicocinética de un xenobiótico, NO es un mecanismo de eliminación:

a. Filtración glomerular
b. Excreción biliar
c. Endocitosis
d. Excreción salivar

22. Sobre el ensayo del cometa (OCDE TG 489) es FALSA:

a. Es un ensayo que mide daño al DNA
b. Es un ensayo de genotoxicidad in vitro
c. Se puede realizar en combinación con el ensayo de micronúcleos
d. Es un ensayo que puede detectar sustancias que provocan efectos de mutación génica y/o aberraciones cromosómicas

23. Sobre el proceso de caracterización del riesgo, es FALSO:

a. Se tienen en cuenta los sectores de la población directamente expuestos, como consumidores y trabajadores
b. Se tienen en cuenta los sectores de la población indirectamente expuestos a través del medioambiente
c. No tiene en cuenta las propiedades fisicoquímicas de las sustancias
d. Consta, entre otras partes, de la comparación con los PNEC de las concentraciones ambientales previstas en cada compartimento ambiental

24. NO es un principio de la OCDE para validar un modelo (Q)SAR:

a. Que exista siempre una interpretación mecánica
b. Disponer de un algoritmo inambiguo
c. Un ámbito de aplicación definido
d. Medidas adecuadas de bondad del ajuste, solidez y predictibilidad

25. Es un 'cambio menor' de acuerdo al Título 2 del Anexo I del Reglamento de Ejecución (UE) nº 354/2013:

a. Adición de un dispositivo de medición o de administración no pertinente para la evaluación del riesgo y no considerada como medida de mitigación de riesgos
b. Autorización, como familia de biocidas, de una serie de biocidas autorizados incluidos en las especificaciones de una formulación marco establecida de conformidad con la Directiva 98/8/CE con arreglo a las mismas condiciones
c. Supresión de una mención concreta, como un organismo objetivo o un uso específicos
d. Cambio del periodo de conservación

26. El estudio de toxicidad para la reproducción de dos generaciones (directrices de ensayo de la OCDE TG 416) es un requisito de información estándar conforme al Reglamento (CE) nº1907/2006 (REACH), aplicable a las sustancias fabricadas o importadas en cantidades iguales o superiores a:

a. 10 toneladas al año
b. 100 toneladas al año
c. 1000 toneladas al año
d. No está establecido como requisito de información estándar para ningún rango de tonelaje

27. Una mezcla es corrosiva cutánea Categoría 1 si su pH es:

a. menor o igual a 2 o mayor o igual a 11,5
b. menor o igual a 1,5 o mayor o igual a 11,5
c. menor o igual a 2 o mayor o igual a 12
d. menor o igual a 2,5 o mayor o igual a 11

28. El método de ensayo de esteroidogénesis en células H295R B.57. (OCDE TG 456) tiene como objeto detectar:

a. Toxicidad para el desarrollo prenatal
b. Toxicidad para la reproducción
c. Alteradores endocrinos
d. Mutagenicidad

29. NO se tiene en cuenta para determinar la evaluación del riesgo de un producto biocida:

a. Los peligros debidos a las propiedades fisicoquímicas
b. El riesgo para las personas y los animales
c. La eficacia
d. Las medidas necesarias para la protección de las personas, los animales y el medio ambiente, tanto durante el uso normal propuesto del biocida como en el caso realista más desfavorable

30. Conforme a la recomendación de la Comisión, de 18 de octubre de 2011, como definición de nanomaterial se entiende, excepto en los casos especificados en la misma recomendación, cuando un material natural, secundario o fabricado que contenga partículas, sueltas o formando un agregado o aglomerado y en el que el 50 % o más de las partículas en la granulometría numérica presente una o más dimensiones externas en el intervalo de tamaños comprendido entre:

a. 1 nm y 50 nm
b. 100 nm y 200 nm
c. 1 nm y 100 nm
d. 1nm y 200 nm

31. Sobre los requisitos de información necesarios para apoyar la aprobación de una sustancia activa biocida química, señalar cuál de entre las siguientes se considera DOCUMENTACIÓN ADICIONAL conforme al Anexo II del Reglamento (UE) Nº 528/2012, de 22 de mayo de 2012, relativo a la comercialización y el uso de los biocidas:

a. Toxicidad aguda por inhalación
b. Irritación o corrosión cutáneas
c. Irritación ocular
d. Sensibilización respiratoria

32. El ámbito de aplicación del RD 830/2010 por el que se establece la normativa reguladora de la capacitación para realizar tratamientos con biocidas son aquellos productos biocidas autorizados para su uso por:

a. Personal profesional
b. Personal profesional especializado
c. Público en general
d. Personal no profesional

33. Según el RD 1054/2002, por el que se regula el proceso de evaluación para el registro, autorización y comercialización de biocidas, ¿quién será la autoridad competente para los aspectos relacionados con la seguridad animal:

a. Dirección General de Salud Pública del Ministerio de Sanidad
b. Dirección General de Calidad y Evaluación Ambiental del Ministerio de Medio Ambiente (actualmente Dirección General de Biodiversidad y Calidad Ambiental del Ministerio para la Transición Ecológica y el Reto Demográfico)
c. Dirección General de Ganadería del Ministerio de Agricultura, Pesca y Alimentación actualmente Dirección General de Sanidad de la Producción Agraria)
d. Las CC AA

34. Los estudios toxicocinéticos:

a. Se utilizan para relacionar la concentración o dosis con la toxicidad observada

b. Únicamente se obtiene información sobre la absorción, biotransformación, metabolismo y excreción

c. No proporcionan información sobre el potencial de acumulación en tejidos y/u órganos

d. No proporcionan información sobre los metabolitos

35. Cuál de la siguiente información NO está incluida dentro de los requisitos de información estándar establecidos en los anexos VII a X del Reglamento (CE) nº1907/2006 (REACH):

a. Información sobre la corrosión cutánea

b. Información sobre la fórmula molecular y estructural

c. Información sobre la toxicidad acuática

d. Información sobre las propiedades comburentes

36. El Reglamento de biocidas en su artículo 55 prevé excepciones para la autorización de productos biocidas que no cumplan las condiciones de autorización establecidas en dicho Reglamento para un uso controlado y limitado bajo la supervisión de la Autoridad Competente:

a. Si es necesaria debido a un peligro para la salud pública, la salud animal o el medio ambiente que no pueda controlarse por otros medios

b. Si no produce en los organismos objetivo efectos inaceptables, como la aparición de resistencias o resistencias cruzadas inaceptables, o sufrimientos y dolores innecesarios para los animales vertebrados

c. Si el producto biocida cumple criterios de sustitución

d. Si el producto biocida cumple criterios de exclusión

37. Indique la FALSA. Según el anexo XI del Reglamento (CE) nº 1907/2006, de 18 de diciembre de 2006, relativo al registro, la evaluación y la restricción de las sustancias y mezclas químicas (REACH), la similitud para la agrupación de sustancias y la extrapolación de datos de sustancias podrá basarse en lo siguiente:

a. Precursores comunes o la posibilidad de obtener productos de degradación comunes

b. Un grupo funcional común

c. Categorías de uso y exposición comunes

d. Un patrón constante en el cambio de la potencia de las propiedades a través de la categoría

38. Cuando una sustancia contenga otra sustancia clasificada como peligrosa, ya sea en forma de impureza, aditivo o componente individual identificado, se tendrá en cuenta a efectos de clasificación conforme el Reglamento (CE) n.º 1272/2008 (CLP):

a. Siempre

b. Cuando la concentración de dicha sustancia sea igual o superior a su valor de corte aplicable

c. Cuando la concentración de dicha sustancia sea igual o superior a su límite de concentración aplicable

d. No se tendrá en cuenta debido a que la determinación de sus peligros se establece siempre en la forma o en el estado físico en que la sustancia se comercializa y en el que cabe razonablemente esperar que se use

39. Sobre las sustancias activas biocidas generadas in situ, es FALSO:

a. Se comercializan como tales

b. Los expedientes que las defienden requieren adaptaciones en relación al resto de sustancias activas

c. Algunas parten de precursores que no se pueden comercializar, como aire o agua de mar

d. Algunos de los precursores son productos químicos industriales con usos no necesariamente biocidas

40. El estudio específico de neurotoxicidad para el desarrollo B.53. (ensayo de la OCDE TG 426), se realiza:

a. Como requisito de información estándar conforme al Anexo X del Reglamento (CE) nº1907/2006 (REACH)

b. Debe estar siempre incorporado a un estudio de la toxicidad para la reproducción

c. Debe considerarse toda la información disponible sobre la sustancia problema con el fin estar seguros de que el ensayo es pertinente para la protección de la salud humana

d. Las tres son correctas

41. Valor por defecto del peso de adultos establecido en la guía de EFSA para el cálculo de la exposición (en kg.):

a. 65   b. 55   c. 60   d. 70

42. Sobre los requisitos de datos aplicables a las sustancias activas de índole química, y más concretamente, sobre los estudios de toxicidad aguda, conforme a lo establecido en el Reglamento (UE) nº 283/2013, de 1 de marzo de 2013, que establece los requisitos sobre datos aplicables a las sustancias activas químicas, de conformidad con el Reglamento (CE) no 1107/2009 del Parlamento Europeo y del Consejo, relativo a la comercialización de productos fitosanitarios, 'Los estudios, datos

e información que se faciliten y evalúen deberán bastar para determinar o indicar...' lo siguiente EXCEPTO:

a. La toxicidad de la sustancia activa'

b. La posible necesidad de plantear el establecimiento del nivel sin efecto adverso observado'

c. A ser posible, el modo de la acción tóxica'

d. Los peligros relativos de las diferentes vías de exposición'

43. Sobre las sustancias incluidas en el anexo V del Reglamento (CE) nº 1907/2006, de 18 de diciembre de 2006, relativo al registro, la evaluación y la restricción de las sustancias y mezclas químicas (REACH):

a. Están exentas del registro obligatorio por su origen vegetal

b. Están exentas del registro obligatorio y de la evaluación

c. Su inclusión en el anexo es aprobada por el Comité de los Estados Miembros

d. Solo están exentas del registro obligatorio cuando se fabrican o importan en cantidades comprendidas entre 1 y 10 toneladas anuales

44. Indique la FALSA. Según el Reglamento (CE) nº 1907/2006, de 18 de diciembre de 2006, relativo al registro, la evaluación y la restricción de las sustancias y mezclas químicas (REACH), el Plan de acción móvil comunitario para la evaluación de sustancias (CoRAP):

a. Cubre un periodo de tres años

b. Indica las sustancias que han de evaluarse cada año

c. La Comisión Europea lo actualiza anualmente

d. Se somete al dictamen del Comité de los Estados Miembros

45. Para la autorización de una familia de productos biocidas se tendrá en cuenta que tengan:

a. Usos iguales

b. Composición similar con variaciones especificadas

c. Riesgos mínimos para la salud humana, la salud animal y el medio ambiente

d. Un nivel máximo de eficacia de toda la gama potencial de productos de la familia de biocidas

46. El método de ensayo UE B.43 para el estudio de la neurotoxicidad en roedores:

a. Tiene por objeto el estudio de la neurotoxicidad para el desarrollo

b. No tiene en cuenta disfunciones del aprendizaje y la memoria

c. Tiene por objeto el estudio de la neurotoxicidad en animales adultos

d. Se debe realizar como un estudio independiente dado que las observaciones a realizar impiden su combinación con otros estudios

47. Cuál es el órgano de evaluación y certificación en España de las Buenas Prácticas de Laboratorio en ensayos no clínicos de sustancias químicas industriales, biocidas y fitosanitarios:

a. AENOR

b. ENAC

c. El Ministerio de Sanidad, Consumo y Bienestar Social

d. El Ministerio de Agricultura, Pesca y Alimentación

48. Según el Título VI, capítulo 2 del Reglamento (CE) nº1907/2006 (REACH), en la priorización de determinadas sustancias para el procedimiento evaluación de sustancias NO se considera:

a. Un porcentaje no inferior al 5% del número total de expedientes recibidos por cada intervalo de tonelaje

b. Información sobre peligros

c. Información sobre la exposición

d. Tonelaje

49. NO es un epígrafe de la ficha de datos de seguridad conforme al Reglamento (CE) nº1907/2006 (REACH):

a. Manipulación y almacenamiento

b. Controles de exposición/protección individual

c. Composición/información sobre los componentes

d. Caracterización del riesgo

50. Sobre la restricción del Reglamento (CE) nº 1907/2006, de 18 de diciembre de 2006, relativo al registro, la evaluación y la restricción de las sustancias y mezclas químicas (REACH) es FALSO:

a. No se aplica al uso de una sustancia como sustancia intermedia aislada in situ

b. No se aplica a la fabricación de sustancias en la investigación y desarrollo científicos

c. No se aplica al uso de sustancias en la investigación y desarrollo científicos

d. No se aplica al uso de sustancias en los productos cosméticos cuando los riesgos derivan de sus efectos para el medio ambiente

51. Para permitir la exposición de todas las regiones del aparato respiratorio de las ratas en los ensayos de toxicidad aguda por inhalación el diámetro aerodinámico de las partículas inhaladas debe estar entre:

a. 0,5 y 2 micras

b. 1 y 4 micras

c. 1 y 9 micras

d. 0,5 y 3 micras

52. El RD 971/2014, de 21 de noviembre por el que se regula el procedimiento de evaluación de productos fitosanitarios, crea la denominada Comisión de Evaluación de Productos Fitosanitarios. Dicha Comisión está compuesta por los siguientes miembros (señale la opción FALSA):

a. Presidente: el titular de la Dirección General de Salud Pública

b. Vicepresidente, que sustituirá al presidente en caso de vacante, ausencia o enfermedad: el Subdirector General de Sanidad e Higiene Vegetal y Forestal

c. Un vocal por la Agencia Española de Consumo, Seguridad Alimentaria y Nutrición, del Ministerio de Sanidad, Servicios Sociales e Igualdad (actualmente Agencia Española de Seguridad Alimentaria y Nutrición del Ministerio de Consumo)

d. Un vocal por el Instituto Nacional de Seguridad e Higiene en el Trabajo, del Ministerio de Empleo y Seguridad Social (actualmente Instituto Nacional de Seguridad y Salud en el Trabajo del Ministerio de Trabajo y Economía Social)

53. Dentro del marco de los fitosanitarios y el Reglamento (CE) nº 1107/2009 de 21 de octubre de 2009, relativo a la comercialización de productos fitosanitarios y por el que se derogan las Directivas 79/117/CEE y 91/414/CEE del Consejo, ¿qué se entiende por sustancia básica: (señale la opción FALSA):

a. No es una sustancia preocupante

b. No tiene la capacidad intrínseca de producir alteraciones endocrinas o efectos neurotóxicos o inmunotóxicos

c. No se utiliza principalmente para fines fitosanitarios, pero resulta útil para fines fitosanitarios, utilizada directamente o en un producto formado por la sustancia y un simple diluyente

d. Se comercializa como producto fitosanitario

54. Conforme al Reglamento (UE) Nº 528/2012, de 22 de mayo de 2012, relativo a la comercialización y el uso de los biocidas (texto consolidado), las sustancias activas contempladas en el artículo 5 (criterios de exclusión) que finalmente sean aprobadas lo serán por un periodo inicial NO superior a:

a. 1 año

b. 5 años

c. 7 años

d. 10 años

55. El artículo 67 del Reglamento (CE) nº1907/2006 (REACH) excluye la aplicación de las restricciones al uso de las sustancias incluidas en el Anexo XVII de dicho Reglamento a:

a. Sustancias utilizadas en productos cosméticos, tal y como se define en el Reglamento (CE) n° 1223/2009

b. Sustancias utilizadas en medicamentos para uso humano dentro del ámbito de aplicación del Reglamento (CE) nº726/2004

c. Sustancias utilizadas en productos fitosanitarios conforme al Reglamento (CE) nº 1107/2009

d. Sustancias utilizadas en productos biocidas conforme al Reglamento (UE) nº 528/2012

56. Indique la FALSA. El sistema ICSMS:

a. Es una plataforma con acceso público

b. Es una herramienta europea para la vigilancia de mercado

c. Es una herramienta para el intercambio de información entre autoridades de vigilancia

d. Es una herramienta europea de toxicovigilancia

57. Sobre los estudios de campo realizados con productos fitosanitarios (higher tier), señalar qué afirmación de las siguientes es FALSA:

a. El estudio se diseñará de conformidad con los principios de buenas prácticas de laboratorio (BPL)

b. No será necesario realizar las denominadas fortificaciones en campo

c. Se realizarán sobre un mínimo de 10 trabajadores/operarios

d. Se priorizará el método 'de la ropa de trabajo' (whole body) frente al método 'de los parches'

58. Cuál de estas sustancias pueden ser incluidas en el Anexo XIV (lista de sustancias sujetas a autorización) con arreglo al procedimiento contemplado en el Reglamento (CE) nº1907/2006 (REACH):

a. Sustancias que reúnan los criterios para ser clasificadas en la clase de peligro lesiones oculares graves, categoría 1

b. Sustancias que sean persistentes, bioacumulables y tóxicas (PBT)

c. Sustancias que reúnan los criterios para ser clasificadas en la clase de peligro por aspiración, categoría 1

d. Sustancias que reúnan los criterios para ser clasificadas en la clase de peligro de toxicidad para la reproducción, categoría 2

59. Los proyectos europeos de inspección REACH-EN-FORCE son propuestos, coordinados y evaluados por:

a. La Red Europea sobre Legislación Química CLEEN (Chemicals Legislation European Enforcement Network)

b. El Foro de intercambio de información relativa al cumplimiento de la normativa de la Agencia Europea de Sustancias y Mezclas Químicas

c. El Comité de Estados Miembros (MSC) de la Agencia Europea de Sustancias y Mezclas Químicas

d. La Red Europea para la Cooperación en la protección del Consumidor (CPC)

60. Cada fabricante, importador, usuario intermedio y distribuidor deberá recopilar y tener disponible toda la información que necesite para cumplir con sus obligaciones en virtud al Reglamento (CE) nº1907/2006 (REACH) con un periodo mínimo, desde la última fabricación, importación, suministro o uso, de:

a. 5 años   b. 8 años
c. 10 años   d. 12 años

61. La metodología Adverse Outcome Pathway (AOP), promovida por la OCDE, es un enfoque que proporciona un marco para:

a. Ayudar a las autoridades públicas, la industria y otras partes interesadas a evitar accidentes causados por los efectos perjudiciales de los productos químicos y a responder de forma adecuada si se producen

b. Recopilar, organizar y evaluar información relevante sobre los efectos biológicos y toxicológicos de los productos químicos, mediante la descripción de eventos relacionados causalmente

c. Garantizar que la evaluación del riesgo de las sustancias fabricadas sea de alta calidad, basado en la ciencia y armonizado internacionalmente

d. La armonización de métodos de ensayo para la seguridad química, para garantizar datos fiables y de alta calidad, y para que los países y la industria se beneficien plenamente del acuerdo de la OCDE sobre aceptación mutua de datos y eviten la duplicación de pruebas

62. Para cuál de las siguientes clasificaciones NO se puede conceder la utilización de una denominación química alternativa conforme al Reglamento (CE) n.º 1272/2008 (CLP):

a. Irritación cutánea, categoría 2

b. Toxicidad aguda, categoría 4

c. Sensibilización cutánea, categoría 1B

d. Toxicidad específica en determinados órganos – exposición única, categoría 2

63. Indique la FALSA. El Reglamento (CE) nº 1272/2008 sobre clasificación, etiquetado y envasado de sustancias y mezclas (CLP) contiene, entre otros elementos:

a. Las normas de etiquetado para las sustancias y mezclas peligrosas

b. Disposiciones relativas a cierres de seguridad para niños para ciertas sustancias y mezclas peligrosas

c. Un anexo con una lista comunitaria de sustancias para las que se ha realizado una notificación de clasificación y etiquetado de conformidad con el artículo 40 del Reglamento

d. Un anexo sobre información armonizada relativa a la respuesta sanitaria en caso de urgencia

64. Los criterios de clasificación y etiquetado de la parte 3 del anexo I del Reglamento (CE) nº 1272/2008 sobre clasificación, etiquetado y envasado de sustancias y mezclas (CLP) se utilizan para la clasificación de sustancias y mezclas por:

a. Peligros físicos

b. Peligros para la salud humana

c. Peligros para el medio ambiente

d. Peligro para la capa de ozono

65. Sobre el Registro Oficial de Establecimientos y Servicios biocidas, es FALSO:

a. Tipifica las actividades de forma diferenciada

b. Los establecimientos y servicios deben inscribirse con carácter previo al inicio de su actividad

c. La inscripción se realizará en el Registro Oficial de Establecimientos y Servicios biocidas del Ministerio de Sanidad, Consumo y Bienestar Social

d. Tendrá carácter público

66. Cuál de las siguientes sustancias está sujeta al procedimiento de presentación de una solicitud de registro conforme al Reglamento (CE) nº1907/2006 (REACH):

a. Sustancias utilizadas en productos cosméticos, tal y como se define en el Reglamento (CE) n° 1223/2009

b. Sustancias utilizadas en medicamentos para uso humano dentro del ámbito de aplicación del Reglamento (CE) nº726/2004

c. Sustancias intermedias no aisladas

d. Hidrógeno

67. Sobre el ensayo B.26 de toxicidad oral por administración continuada (90 días) en roedores, es FALSO:

a. Aporta información sobre los peligros que puede presentar para la salud una exposición continuada durante un período prolongado, que abarque la maduración posterior al destete y el crecimiento hasta la edad adulta

b. Hace especial hincapié en los parámetros neurológicos

c. Es un estudio de toxicidad crónica

d. Proporciona una indicación de los efectos sobre el sistema inmunitario y la reproducción

68. Sobre los métodos de ensayo de propiedades físico-químicas:

a. Se deben llevar a cabo siguiendo las buenas prácticas de laboratorio (BPL) de la OCDE

b. No se deben llevar a cabo con mezclas

c. Deben basarse en métodos o normas mencionados en la parte 2 del anexo I del Reglamento CLP

d. Los laboratorios que realicen nuevos ensayos para la detección de peligros físicos no necesitan estar acreditados

69. Sobre el estudio ampliado de toxicidad para la reproducción en una generación (OCDE TG 443), es FALSO:

a. En determinados casos, permite periodos de exposición pre-apareamiento de solo 10 días

b. Su diseño puede incluir la 2a. generación

c. Su diseño puede incluir las cohortes 2A y 2B para la evaluación de efectos sobre el desarrollo del sistema nervioso

d. Su diseño puede incluir una cohorte 3 para la evaluación de efectos sobre el desarrollo del sistema inmunitario

70. Cuando no se dispone de datos de ensayo sobre la propia mezcla, se pueden aplicar los principios de extrapolación incluidos en el Anexo I del Reglamento (CE) n.º 1272/2008 (CLP) para la clasificación de las mezclas sólo si:

a. no se conoce la clasificación de todos los componentes de la mezcla, pero sí se disponga de datos suficientes sobre mezclas similares sometidas a ensayos

b. no se conoce la clasificación de todos los componentes de la mezcla y su concentración exacta, pero sí se disponga de datos suficientes sobre mezclas similares sometidas a ensayos

c. se dispone de datos suficientes sobre mezclas similares sometidas a ensayos y sobre sus componentes individuales peligrosos que permitan caracterizar debidamente los peligros de la mezcla en cuestión, priorizándolo sobre otros métodos descritos en las partes 3 y 4 del Anexo I

d. la mezcla se diluye con una sustancia (diluyente) clasificada en una categoría de peligro igual o inferior al menos peligroso de los componentes originales, y no se espera que influya sobre la clasificación de peligro del resto de los componentes

71. Sobre las normas generales para la adaptación del régimen estándar de ensayos establecidos en los anexos VII a X del Reglamento (CE) nº 1907/2006, de 18 de diciembre de 2006, relativo al registro, la evaluación y la restricción de las sustancias y mezclas químicas (REACH):

a. Su aplicación puede ser evaluada por la Agencia en el marco de la evaluación de la sustancia

b. Se encuentran recogidas en la columna 2 de los requisitos de información estándar de los anexos VII a X

c. Se encuentran recogidas en el anexo XI del Reglamento REACH

d. No incluyen la utilización de resultados obtenidos por métodos in vitro

72. Conforme al Reglamento (CE) nº 1272/2008 sobre clasificación, etiquetado y envasado de sustancias y mezclas (CLP), y en relación a la corrosión/irritación cutánea, ¿en qué concentración debe estar un componente ácido con pH ≤ 2 para que sea necesario clasificar la mezcla que lo contiene como corrosiva cutánea categoría 1:

a. ≥ 1 %   b. ≥ 3 %
c. ≥ 5 %   d. ≥ 10 %

73. Si para una sustancia determinada, se establece una ETA (estimación de la toxicidad aguda) oral de 2000 mg/Kg peso corporal, en qué categoría de peligro de toxicidad aguda oral queda clasificada, conforme a lo establecido en el Reglamento (CE) nº 1272/2008 sobre clasificación, etiquetado y envasado de sustancias y mezclas (CLP):

a. 1   b. 2   c. 3   d. 4

74. El valor que establece los niveles máximos de exposición a una sustancia para las personas es el:

a. NOAEL   b. LOAEL
c. DNEL   d. DMEL

75. Conforme al Reglamento (CE) nº 440/2008, de 30 de mayo de 2008, por el que se establecen métodos de ensayo de acuerdo con el Reglamento (CE) nº 1907/2006, de 18 de diciembre de 2006, relativo al registro, la evaluación, la autorización y la restricción de las sustancias y preparados químicos (REACH), ¿cuánto debe durar el periodo de observación en el método de toxicidad aguda por inhalación:

a. Al menos 24 h

b. Al menos 48 h

c. Al menos 7 días

d. Al menos 14 días

76. El sistema de intercambio rápido de información entre los Estados miembros y la Comisión Europea RAPEX está destinado a comunicar las medidas adoptadas respecto a:

a. Productos comercializados que planteen un riesgo

b. Productos comercializados que planteen un riesgo grave

c. Únicamente productos químicos comercializados que planteen un riesgo

d. Únicamente productos químicos comercializados que planteen un riesgo grave

77. Según el Reglamento (UE) nº 547/2011, cuál de las siguientes frases se incluye en el Anexo III sobre precauciones de seguridad para los operarios:

a. SPo2: en caso de contacto con la piel, lávese la piel con abundante agua y después secar con un paño seco

b. SPo1: en caso de contacto con la piel, elimínese primero el producto con un paño seco y después lávese la piel con agua abundante

c. SPo4: tras el fin de la combustión de la combustión del producto, abandónese inmediatamente la zona tratada sin inhalar el humo

d. SPo3: tras el inicio de la combustión del producto, mantenerse en la zona tratada protegiéndose en las vías respiratorias

78. Entre las funciones del Comité de Evaluación del Riesgo de la Agencia Europea de Sustancias y Mezclas Químicas (ECHA), se encuentra:

a. Proporcionar dictámenes a la ECHA sobre sustancias prioritarias para la inclusión en la lista de autorización conforme al Reglamento (CE) nº1907/2006 (REACH)

b. Evaluar si las restricciones propuestas conforme al Reglamento (CE) nº1907/2006 (REACH) a la fabricación, comercialización o utilización de una sustancia son adecuadas a la hora de reducir los riesgos para la salud humana y el medio ambiente

c. Evaluar los factores socioeconómicos y la disponibilidad, idoneidad y viabilidad técnica de las alternativas asociadas a los usos de una sustancia cuando se presenta una solicitud de autorización conforme al Reglamento (CE) nº1907/2006 (REACH)

d. Evaluar los aspectos científicos y técnicos relativos al reconocimiento mutuo de acuerdo con el artículo 38 del Reglamento (UE) nº 528/2012 (Comercialización y Uso de Biocidas)

79. Conforme al Reglamento (CE) nº 440/2008, de 30 de mayo de 2008, por el que se establecen métodos de ensayo de acuerdo con el Reglamento (CE) nº 1907/2006, de 18 de diciembre de 2006, relativo al registro, la evaluación, la autorización y la restricción de las sustancias y preparados químicos (REACH), y en relación a la sensibilización cutánea, se considerará que un ensayo en cobayas con adyuvante es positivo cuando se obtenga una respuesta en al menos qué porcentaje de los animales:

a. 10 %   b. 15 %   c. 30 %   d. 50 %

80. El estudio de la toxicidad para el desarrollo prenatal B.31. (OCDE TG 414 (2001)), NO contempla:

a. La evaluación de los efectos sobre la madre

b. La muerte del feto

c. Deficiencias funcionales

d. Anomalías estructurales y alteraciones del crecimiento del feto

81. NO es un objetivo de los estudios de toxicidad aguda:

a. Proporcionar información sobre los órganos objetivo y otras manifestaciones clínicas de toxicidad

b. Identificar diferencias entre especies y especies susceptibles

c. Estimar la toxicidad intrínseca de la sustancia en exposiciones repetidas

d. Establecer la reversibilidad de la respuesta tóxica

82. Según el Reglamento de biocidas, los fabricantes de biocidas comercializados en la Unión NO están obligados a mantener una documentación relativa a :

a. La identificación de los lotes de producción

b. Los registros de las diversas operaciones de fabricación realizadas

c. Notificación de los efectos imprevistos o adversos

d. Las fichas de datos de seguridad y las especificaciones de las sustancias activas y otros ingredientes utilizados para la fabricación del biocida

83. Indique la opción FALSA. El Reglamento (CE) nº 440/2008, de 30 de mayo de 2008, por el que se establecen métodos de ensayo de acuerdo con el Reglamento (CE) nº 1907/2006, de 18 de diciembre de 2006, relativo al registro, la evaluación, la autorización y la restricción de las sustancias y preparados químicos (REACH):

a. Incluye los métodos de ensayo para la determinación de las propiedades fisicoquímicas, la toxicidad y la ecotoxicidad de las sustancias y mezclas químicas, que deben aplicarse a efectos del Reglamento REACH

b. No incluye ensayos in vitro para la determinación de la toxicidad

c. Adopta directrices de ensayo que son elaboradas por la Organización para la Cooperación y el Desarrollo Económico (OCDE)

d. La Comisión revisa, cuando procede, los métodos de ensayo incluidos en el Reglamento con el fin de sustituir, reducir o perfeccionar los ensayos con animales vertebrados

84. Los importadores de artículos deben presentar una solicitud de registro conforme al reglamento (CE) nº1907/2006 (REACH) de toda sustancia contenida en dichos artículos, si la sustancia se presenta en cantidades anuales totales superiores a 1 tonelada por importador y:

a. La sustancia está presente en dichos artículos en cantidad superior a una concentración del 0,1% en peso/peso (p/p)

b. La sustancia está destinada a ser liberada del artículo en condiciones de uso normales o razonablemente previsibles

c. La sustancia está clasificada como peligrosa conforme al Reglamento (CE) nº 1272/2008 (CLP)

d. La sustancia reúne los criterios del artículo 57 y ha sido identificada como de alta preocupación, de conformidad con el artículo 59, apartado 1, de REACH

85. En los supuestos en que se detecte una infracción de los reglamentos (CE) nº1907/2006 (REACH) y (CE) n.º 1272/2008 (CLP), conforme a la Ley 8/2010, de 31 de marzo, cometida por un mismo sujeto en el territorio de más de una comunidad autónoma, será competente:

a. Aquella que primero haya constatado la comisión de la infracción

b. La Administración General del Estado

c. Aquella en donde la empresa tenga su sede social

d. Se consensuará entre las CC AA implicadas dentro de la Red Nacional de Vigilancia, Inspección y Control

86. Sobre la información presentada para la autorización de un producto biocida, es FALSO:

a. Deberá ser suficiente, en cualquier caso, para respaldar una evaluación de riesgos que demuestre el cumplimiento de los criterios establecidos en el Reglamento

b. Los ensayos con animales vertebrados se realizarán siempre para cumplir con los requisitos en materia de datos

c. Se debe incluir una descripción completa y detallada de los estudios realizados y de los métodos empleados

d. Los métodos de cálculo pertinentes que se empleen para la clasificación de las mezclas conforme al Reglamento (CE) nº 1272/2008 se aplicarán, en su caso, en la evaluación de peligros del biocida

87. El Reglamento (UE) nº 546/2011, de 10 de junio de 2011, por el que se aplica el Reglamento (CE) nº 1107/2009 del Parlamento Europeo y del Consejo en lo relativo a los principios uniformes para la evaluación y autorización de los productos fitosanitarios, establece que podrán autorizarse para su utilización por usuarios no profesionales los productos fitosanitarios clasificados como:

a. Toxicidad aguda oral, categorías 1 y 2, siempre que la estimación de la toxicidad aguda del producto no exceda de 25 mg/kg de peso corporal por vía oral

b. Sensibilización cutánea

c. STOT (exposición única), categoría 1 (oral), siempre que su clasificación se deba a la presencia de sustancias clasificadas que muestren efectos tóxicos no letales significativos a valores orientativos inferiores a 25 mg/kg de peso corporal

d. STOT (exposición única), categoría 1 (dérmica), siempre que su clasificación se deba a la presencia de sustancias clasificadas que muestren efectos tóxicos no letales significativos a valores orientativos inferiores a 50 mg/kg de peso corporal

88. La Comisión de Evaluación de Productos Fitosanitarios, establecida en el RD 971/2014, tiene entre sus funciones conforme al art. 22:

a. Colaborar técnicamente con los organismos o entidades evaluadoras de otros Estados Miembros

b. Asesorar a las autoridades competentes en materia de productos fitosanitarios y sus sustancias activas

c. Verificar la suficiencia de la documentación aportada en las solicitudes de autorización

d. Realizar un informe semestral del estado de sus actividades, realizadas o en trámite de ejecución

89. El ensayo de ganglio linfático local determina:

a. Mutagenicidad de células germinales

b. Irritación cutánea

c. Toxicidad cutánea aguda

d. Sensibilización cutánea

90. Las decisiones de concesión de autorización, conforme al Título VII del Reglamento (CE) nº1907/2006 (REACH), son responsabilidad de:

a. El Estado miembro que ha elaborado el expediente de inclusión de la sustancia en el Anexo XVII de REACH

b. La Agencia Europea de Sustancias y Mezclas Químicas (ECHA)

c. La Comisión Europea

d. El Comité de Estados Miembros de la Agencia Europea de Sustancias y Mezclas Químicas (ECHA)

91. Sobre la clasificación de las mezclas en el Reglamento (CE) nº 1272/2008 sobre clasificación, etiquetado y envasado de sustancias y mezclas (CLP), es FALSO:

a. Se deben realizar los ensayos sobre la propia mezcla para la determinación de los peligros físicos, salvo que se disponga de información adecuada y fiable

b. Para la clasificación de las mezclas en las clases de peligro de carcinogenicidad, mutagenicidad en células germinales y toxicidad para la reproducción sólo se usará la información pertinente disponible sobre la propia mezcla

c. Cuando no se disponga de datos de ensayos sobre la propia mezcla o sean inadecuados, se podrá utilizar la clasificación de mezclas similares sometidas a ensayo de conformidad con los principios de extrapolación propios del Reglamento

d. Los usuarios intermedios o los importadores que comercialicen una mezcla clasificada como peligrosa por sus peligros físicos o por sus efectos para la salud humana, deben cumplir con el procedimiento de notificación a los organismos encargados de la respuesta sanitaria en caso de urgencia

92. Según el método B.45 ABSORCIÓN CUTÁNEA: MÉTODO IN VITRO, recogido en el Reglamento (CE) nº 440/2008, de 30 de mayo de 2008, por el que se establecen métodos de ensayo de acuerdo con el Reglamento (CE) nº 1907/2006, de 18 de diciembre de 2006, relativo al registro, la evaluación, la autorización y la restricción de las sustancias y preparados químicos (REACH), la 'dosis absorbida' es:

a. La dosis lavada de la superficie cutánea tras la exposición y la presente en las protecciones no oclusivas, además de la que se haya visto que se volatiliza de la piel durante la exposición

b. La masa de sustancia problema que llega al líquido receptor o a la circulación sistémica dentro de un plazo especificado

c. La dosis presente en la superficie o en el interior de la piel tras el lavado

d. La dosis presente en la orina, líquidos de lavado de la jaula, heces, aire espirado (si se mide), sangre, tejidos (si se recogen) y el resto del cuerpo, tras la eliminación de la piel correspondiente al lugar de aplicación

93. Qué sustancia NO está excluidas del ámbito de aplicación del Reglamento (CE) n° 1272/2008 sobre clasificación, etiquetado y envasado de sustancias y mezclas (CLP):

a. Las sustancias intermedias no aisladas
b. La sustancias y mezclas sometidas a supervisión aduanera
c. Las sustancias obtenidas a partir de extractos de origen vegetal
d. Las sustancias y mezclas radiactivas

94. NO se considera documentación fundamental de acuerdo con los requisitos de datos de sustancias activas establecidos en el Anexo II del Reglamento de biocidas:

a. Perfil analítico de al menos cinco lotes representativos
b. Cualquier limitación de la eficacia que se conozca
c. Sensibilización respiratoria
d. Tipo o tipos de producto

95. Según el RD 1311/2012, de 14 de septiembre, por el que se establece el marco de actuación para conseguir un uso sostenible de los productos fitosanitarios, un usuario profesional podrá emplear un producto fitosanitario en los denominados 'espacios utilizados por el público en general', siempre y cuando NO esté etiquetado como:

a. Puede provocar una reacción alérgica en la piel (H317)
b. Provoca irritación cutánea (H315)
c. Provoca irritación ocular grave (H319)
d. Nocivo en caso de inhalación (H332)

96. Sobre la Red Nacional de Vigilancia, Inspección y Control de Productos Químicos es FALSA:

a. Se crea mediante la Ley 8/2010, de 31 de marzo, por la que se establece el régimen sancionador de los Reglamentos REACH y CLP
b. En su composición figura la Dirección General de Salud Pública del Ministerio de Sanidad
c. En su composición figuran las Consejerías de Sanidad de las CC AA
d. En su composición no figuran representantes del Ministerio para la Transición Ecológica y el Reto Demográfico

97. Los biocidas clasificados como tóxicos y muy tóxicos se comercializarán y aplicarán bajo un sistema de control basado en el registro de cada operación, con la correspondiente referencia del lote de fabricación y el número del Registro Oficial de Establecimientos y Servicios Biocidas, en un libro Oficial de Movimientos de Biocidas. Quién supervisará dicho libro oficial de movimientos biocidas:

a. La Dirección General de Salud Pública del Ministerio de Sanidad
b. La Agencia Española de Consumo y Seguridad Alimentaria
c. La Dirección General de Calidad y Evaluación Ambiental del Ministerio de Medio Ambiente
d. La autoridad competente de las CC AA

98. Debe realizarse evaluación comparativa en la autorización de un producto biocida:

a. Para todos los productos biocidas que se autoricen de acuerdo al Reglamento de Biocidas
b. Cuando la aprobación de la sustancia activa que contiene el biocida así lo requiere
c. Cuando la sustancia activa que contiene el producto sea candidata a sustitución
d. Ninguna de las anteriores es correcta

99. Las normas básicas aplicables para la protección de los animales utilizados en experimentación y otros fines científicos incluye el principio de:

a. Reemplazo, reducción y revisión
b. Reducción, reconocimiento y reemplazo
c. Reemplazo, reducción y refinamiento
d. Reemplazo, reconocimiento y refinamiento

100. La Dirección General de Sanidad de la Producción Agraria del Ministerio de Agricultura, Pesca y Alimentación es la autoridad competente para la autorización de un producto biocida de uso ganadero en cuanto:

a. Exista un informe preceptivo y no vinculante de la evaluación de la eficacia y de la seguridad animal
b. Exista un informe preceptivo y vinculante de la evaluación de la seguridad animal
c. Exista un informe preceptivo y vinculante de la evaluación de la eficacia y de la seguridad animal
d. Exista un informe preceptivo y no vinculante de la evaluación de la seguridad animal

101. El primer ensayo de toxicidad para el desarrollo prenatal en una especie de mamíferos es un requisito de información contenido en el siguiente anexo del Reglamento (CE) n° 1907/2006, de 18 de diciembre de 2006, relativo al registro, la evaluación y la restricción de las sustancias y mezclas químicas (REACH):

a. Anexo VII (1-10 toneladas)
b. Anexo VIII (10-100 toneladas)
c. Anexo IX (100-1000 toneladas)
d. Anexo X (> 1000 toneladas)

102. NO es obligatorio en la etiqueta de las mezclas clasificadas como peligrosas según el Reglamento (CE) n° 1272/2008 sobre clasificación, etiquetado y envasado de sustancias y mezclas (CLP):

a. El número de teléfono del proveedor
b. La dirección de correo electrónico del proveedor
c. Los identificadores del producto, de conformidad con el artículo 18 del Reglamento
d. Cuando proceda, las indicaciones de peligro de conformidad con el artículo 21 del Reglamento

103. Indique la opción FALSA. Según el artículo 36 de Reglamento (CE) n° 1272/2008 sobre clasificación, etiquetado y envasado de sustancias y mezclas (CLP), será sometida a clasificación y etiquetado armonizados toda sustancia que cumpla los criterios establecidos en el anexo I para los siguientes peligros:

a. Sensibilización respiratoria, categoría 1
b. Disrupción endocrina, categorías 1A, 1B o 2
c. Mutagenicidad en células germinales, categorías 1A, 1B o 2
d. Carcinogenicidad, categorías 1A, 1B o 2

104. Qué sustancia activa NO podrá ser incluida en el Anexo I del Reglamento (UE) N° 528/2012, de 22 de mayo de 2012, relativo a la comercialización y el uso de los biocidas (texto consolidado), conforme a lo establecido en el artículo 28:

a. Una clasificada como sensibilizante cutáneo
b. Una clasificada como tóxica oral aguda, categoría 4
c. Una clasificada como irritante cutáneo, categoría 2
d. Una clasificada como lesiones oculares graves, categoría 1

105. Cuál es el límite de concentración genérico para los componentes de una mezcla líquida clasificados como sensibilizantes respiratorios que hacen necesaria la clasificación de la mezcla con la indicación de peligro H334:

a. Mayor o igual a 0,2%
b. Mayor o igual a 1,0%
c. Mayor o igual a 2%
d. Mayor o igual a 0,01%

106. La definición de usuario intermedio establecida en el artículo 3 del Reglamento (CE) nº1907/2006 (REACH):

a. Incluye al distribuidor
b. Incluye al importador
c. Incluye tanto al distribuidor como al importador
d. Excluye al distribuidor

107. Cuál de la siguiente información en poder de la Agencia Europea de Sustancias y Mezclas Químicas, sobre sustancias como tales, en forma de mezclas o en artículos debe publicarse gratuitamente en Internet, conforme al Reglamento (CE) nº1907/2006 (REACH):

a. Tonelaje exacto de la sustancia o de la mezcla que se haya fabricado o comercializado
b. Los resultados de todos los estudios toxicológicos y ecotoxicológicos
c. Información detallada sobre la composición completa de una mezcla
d. Las relaciones entre el fabricante o importador y sus distribuidores o usuarios intermedios

108. Para evaluar el potencial neurotóxico de una sustancia se puede utilizar:

a. Toxicidad por administración continuada (28 días) por vía oral
b. Toxicidad oral aguda. Método de dosis fijas
c. Ensayo in vitro de intercambio de cromátidas hermanas
d. Ensayo de letalidad dominante en roedores

109. Sobre el Reglamento (CE) nº 1907/2006, de 18 de diciembre de 2006, relativo al registro, la evaluación y la restricción de las sustancias y mezclas químicas (REACH) es FALSA:

a. Impone la carga de la prueba a las empresas
b. Entró en vigor el 1 de junio de 2007
c. Establece el procedimiento de registro de las sustancias y mezclas químicas
d. Crea la Agencia Europea de Sustancias y Mezclas Químicas (ECHA)

110. Se considera infracción muy grave conforme a lo establecido en el RD 1054/2002, por el que se regula el proceso de evaluación para el registro, autorización y comercialización de biocidas:

a. Incumplir los requisitos sobre clasificación, envasado y etiquetado
b. Usar biocidas en aplicaciones, condiciones o técnicas de aplicación distintas de las autorizadas, así como el incumplimiento de los plazos de seguridad establecidos
c. Comercializar biocidas cuya autorización o registro esté caducado, salvo prórroga provisional del mismo
d. No aportar los datos exigidos en la ficha de datos de seguridad del biocida

111. Sobre los principios comunes para la evaluación de expedientes biocidas recogidos en el Anexo VI del Reglamento (UE) Nº 528/2012, de 22 de mayo de 2012, relativo a la comercialización y el uso de los biocidas, es FALSO:

a. La identificación de los peligros abordará las propiedades y los efectos adversos potenciales de la sustancia activa y de todas las sustancias de posible riesgo presentes en el biocida
b. Para cada compartimento medioambiental se ha de realizar una evaluación de la exposición para predecir la concentración que sea probable encontrar de cada sustancia activa o de posible riesgo presente en el biocida. Esta concentración es la 'Concentración prevista sin efecto' (PNEC)
c. Si el uso de equipos de protección individual es el único método posible para reducir la exposición de los usuarios no profesionales a un nivel aceptable para esta población, no se considerará en principio que el biocida cumple con el criterio necesario para la concesión de la autorización (artículo 19, apartado 1, letra b, iii)), para esta población
d. En el caso de las sustancias activas generadas in situ, la evaluación del riesgo incluye también los posibles riesgos del precursor o precursores

112. El método del equilibrio en vaso cerrado se utiliza para la determinación de:

a. el potencial de inflamabilidad
b. el potencial de inflamabilidad y de oxidación
c. el punto de inflamación
d. la temperatura de inflamación espontánea

113. Quién NO puede presentar propuestas de clasificación y etiquetado armonizados a la Agencia Europea de Sustancias y Mezclas Químicas de conformidad con el artículo 37 del Reglamento (CE) nº 1272/2008 sobre clasificación, etiquetado y envasado de sustancias y mezclas (CLP):

a. Las autoridades competentes de los Estados miembros
b. La Comisión Europea
c. Los fabricantes de sustancias
d. Los usuarios intermedios de sustancias

114. Un producto biocida, conforme a lo establecido en el Reglamento (UE) Nº 528/2012, de 22 de mayo de 2012, relativo a la comercialización y el uso de los biocidas (texto consolidado), podrá acogerse al procedimiento de autorización simplificado cuando cumpla una serie de condiciones, recogidas en el artículo 25. Qué condición NO se recoge en el citado artículo 25:

a. Todas las sustancias activas contenidas en el biocida están incluidas en el anexo I y cumplen todas las restricciones especificadas en dicho anexo
b. El biocida no contiene ninguna sustancia de posible riesgo
c. El biocida contiene nanomateriales
d. Su manipulación y uso previsto no requieren la utilización de equipo de protección individual

115. Un Estado miembro podrá seguir aplicando su sistema o práctica actual en lo que respecta a la comercialización o uso de un determinado biocida a partir de la fecha de aprobación de la última sustancia activa que deba aprobarse contenida en ese biocida durante:

a. Un máximo de dos años
b. Hasta que termine la evaluación conforme a Reglamento
c. 180 días
d. Un máximo de tres años

116. Según el RD 830/2010, de 25 de junio, por el que se establece la normativa reguladora de la capacitación para realizar tratamientos con biocidas, sobre la figura del responsable técnico de servicios biocidas, es FALSO:

a. Los servicios biocidas que realicen tratamientos a terceros, con carácter corporativo o en instalaciones fijas, deberán designar un responsable técnico
b. El responsable técnico es la persona que lleva a cabo la aplicación de productos biocidas
c. En sus actuaciones, el responsable técnico del servicio biocida tendrá en consideración las estrategias del Control Integrado de Plagas y seguirá los principios de Buenas Prácticas en los planes de Desinfección, Desinsectación y Desratización
d. Se considera que están capacitados para ejercer la responsabilidad técnica de servicios biocidas de los tipos 2, 3, 4, 11, 14, 18 y 19, quienes se encuentren en posesión del título de formación profesional de grado superior específico en salud ambiental

117. Sobre el Comité de los Estados miembros de la Agencia Europea de Sustancias y Mezclas Químicas (ECHA):

a. Los miembros son nombrados por el Consejo de Administración de la Agencia tras la designación de un candidato por parte de cada Estado miembro

b. El mandato de sus miembros es de cuatro años renovables

c. Participa en el procedimiento de evaluación del expediente

d. Participa en el procedimiento de restricción

118. Conforme al procedimiento de armonización de la clasificación y etiquetado de sustancias, la Agencia Europea de Sustancias y Mezclas Químicas envía a la Comisión Europea:

a. Un dictamen del Comité de evaluación del riesgo químico de la Agencia

b. Un dictamen del Comité de evaluación del riesgo químico y del Comité Socio económico de la Agencia

c. Un dictamen del Comité de evaluación del riesgo químico de la Agencia junto con los comentarios de las partes interesadas

d. Un dictamen del Comité de evaluación del riesgo químico y del Comité Socio económico de la Agencia, junto con los comentarios de las partes interesadas

119. Qué figura NO está definida en el Reglamento (CE) nº 1907/2006, de 18 de diciembre de 2006, relativo al registro, la evaluación y la restricción de las sustancias y mezclas químicas (REACH):

a. Usuario intermedio

b. Proveedor

c. Usuario profesional

d. Distribuidor

120. La Ley 8/2010, de 31 de marzo, por la que se establece el régimen sancionador previsto en los Reglamentos (CE) relativos al registro, a la evaluación, a la autorización y a la restricción de las sustancias y mezclas químicas (REACH) y sobre la clasificación, el etiquetado y el envasado de sustancias y mezclas (CLP), que lo modifica, designa al Servicio de Información Toxicológica del Instituto Nacional de Toxicología y Ciencias Forenses como:

a. El organismo responsable de recibir la información pertinente a que se refiere el artículo 45.1 del Reglamento (CE) nº 1272/2008 (CLP)

b. El organismo responsable de la toxicovigilancia en nuestro país, de conformidad con el artículo 45 del Reglamento (CE) nº 1272/2008 (CLP)

c. Autoridad competente para el Reglamento (CE) nº 1272/2008 (CLP)

d. Ninguna de las respuestas anteriores es correcta

121. La evaluación del riesgo para salud humana NO implica:

a. Identificación de peligros

b. Valoración de la relación dosis – respuesta

c. Obtención de los valores PEC/PNEC correspondientes

d. Evaluación de la exposición

122. El método de ensayo B.44. para el cálculo de la absorción cutánea in vivo tiene como ventaja:

a. La no utilización de sustancias radiomarcadas para conseguir unos resultados fiables

b. No existen diferencias de permeabilidad de la especie preferida (rata) respecto a la piel humana

c. Permite determinar fácilmente la fase de absorción precoz

d. Utiliza un sistema fisiológica y metabólicamente intacto

123. Niveles de los usuarios profesionales y vendedores de productos fitosanitarios según el artículo 18 del RD 1311/2012 por el que se establece el marco de actuación para conseguir un uso sostenible de los productos fitosanitarios:

a. Básico, cualificado y piloto aplicador

b. Básico, cualificado, fumigador y técnico especialista

c. Básico, técnico especialista y fumigador

d. Básico, cualificado, fumigador y piloto aplicador

124. Los estudios de Residuo Foliar Desprendible (DFR):

a. Es la cantidad de residuo de producto fitosanitario que puede ser transferido desde la superficie foliar al trabajador durante el contacto con la superficie tratada

b. Las formulaciones en polvo humectable son consideradas peor caso

c. Los estudios llevados a cabo en invernadero se consideran peor caso

d. Todas las anteriores son verdaderas

125. Sobre la evaluación de la equivalencia técnica de sustancias activas biocidas, es FALSO:

a. La persona que plantee establecer dicha equivalencia técnica presentará una solicitud a la Agencia Europea de Sustancias y Preparados Químicos (ECHA)

b. El solicitante deberá pagar las tasas indicadas por la ECHA en un plazo no superior a 30 días

c. El solicitante no tiene la oportunidad de presentar comentarios antes de que la ECHA tome una decisión al respecto

d. En su caso, la ECHA podrá consultar a la autoridad competente del Estado miembro que actuó como autoridad competente evaluadora para la evaluación de la sustancia activa

126. NO es un objetivo del método de ensayo para la determinación de la toxicidad crónica (método EU B.30, OCDE TG 452):

a. La caracterización de la relación dosis-respuesta

b. La identificación de los órganos diana

c. La búsqueda e identificación de un rango de dosis para la realización de ensayos de toxicidad para la reproducción

d. La identificación del nivel máximo sin efectos adversos observados (NOAEL)

127. Indique la respuesta FALSA. Según el Reglamento (CE) nº 1272/2008 sobre clasificación, etiquetado y envasado de sustancias y mezclas (CLP), para la clasificación en la clase de peligro de toxicidad específica en determinados órganos tras exposición única (STOT SE), se incluyen:

a. Los efectos letales

b. Los efectos significativos para la salud que pueden provocar alteraciones funcionales, aunque sean reversibles

c. Los efectos significativos para la salud que pueden provocar alteraciones funcionales irreversibles

d. Los efectos significativos para la salud que pueden provocar alteraciones funcionales, aunque sean retardados

128. Conforme al Reglamento (UE)283/2013, dentro de los requisitos aplicables a los expedientes que han de presentarse para la aprobación de las sustancias activas químicas fitosanitarias, la Sección 1 del expediente, destinada a la identidad de la sustancia activa, debe incluir:

a. Su aspecto (estado físico y color)

b. Función

c. Productor de la sustancia activa

d. Ámbito de utilización previsto

129. Según el RD 3349/1983, los plaguicidas para uso en la industria alimentaria y los plaguicidas de uso ambiental deben inscribirse en el Registro Oficial de:

a. La Agencia Española de Medicamentos y Productos Sanitarios

b. La Dirección General de Salud Pública, Calidad e Innovación del Ministerio de Sanidad, Consumo y Bienestar Social

c. La Dirección General de Sanidad de la Producción Agraria del Ministerio de Agricultura, Pesca y Alimentación

d. La Agencia Española de Consumo, Seguridad Alimentaria y Nutrición

130. El Reglamento (UE) 528/2012 sobre la comercialización y el uso de biocidas establece:

a. 22 tipos de productos biocidas divididos en 4 grupos principales

b. 21 tipos de productos biocidas divididos en 4 grupos principales

c. El tipo de producto 14 son los productos empleados para la desinfección del agua potable

d. En el Anexo I recoge las sustancias activas de bajo riesgo divididas en 6 categorías

131. Entre los objetivos de los estudios de carcinogénesis, NO está:

a. La identificación del órgano o los órganos diana de la carcinogénesis

b. La determinación del tiempo que tardan en aparecer las neoplasias

c. Identificar alteraciones cromosómicas en las células germinales

d. La caracterización de la relación dosis-respuesta tumoral

132. Sobre el anexo VIII del Reglamento (CE) nº 1272/2008 sobre clasificación, etiquetado y envasado de sustancias y mezclas (CLP) es FALSA:

a. No estaba incluido en el texto legislativo que fue aprobado y publicado en 2008

b. En ningún caso se aplica a mezclas que estén clasificadas exclusivamente como gases a presión

c. Incluye la definición de 'mezcla para un uso industrial' como mezcla destinada a ser utilizada únicamente en instalaciones industriales

d. No permite en ninguna circunstancia remitir una única presentación para más de una mezcla (presentación en grupo)

133. Conforme a la siguiente definición, 'nivel de dosis más alto en el que no hay aumentos estadísticamente significativos en la frecuencia o severidad de los efectos toxicológicamente relevantes que se observan entre la población expuesta y sus controles apropiados', ¿a qué parámetro toxicológico nos estamos refiriendo:

a. NOEL   b. NOAEL

c. LOAEL   d. DNEL

134. En qué caso deberá presentarse el informe de seguridad química junto con la solicitud de registro conforme al Reglamento (CE) nº1907/2006 (REACH):

a. Cuando el solicitante de registro fabrique la sustancia en cantidades anuales iguales o superiores a 1 tonelada

b. Cuando la sustancia se clasifique como peligrosa conforme al Reglamento (CE) nº 1272/2008 (CLP)

c. Siempre forma parte de la solicitud de registro

d. Cuando el solicitante de registro fabrique la sustancia en cantidades anuales iguales o superiores a 10 toneladas

135. Según el Reglamento (UE) nº 547/2011, ¿qué información NO podrá indicarse en un prospecto aparte que acompañe al envase si en éste no hay espacio suficiente:

a. Instrucciones para el almacenamiento en condiciones adecuadas y la eliminación segura del producto fitosanitario y del envase

b. Información sobre primeros auxilios

c. Cuando sea necesario, la fecha de caducidad en condiciones de almacenamiento normales

d. Las instrucciones y condiciones de uso y la dosificación, con inclusión, cuando proceda, de la dosis máxima por hectárea y por aplicación y del número máximo de aplicaciones anuales; la dosificación, expresada en unidades métricas, para cada uso contemplado en las condiciones de autorización

136. Conforme al Reglamento (UE) Nº 528/2012, de 22 de mayo de 2012, relativo a la comercialización y el uso de los biocidas (texto consolidado), y dentro de la definición de nanomaterial, ¿a qué nos referimos con la siguiente descripción: 'una partícula compuesta de partículas fuertemente ligadas o fusionadas' :

a. Partícula

b. Aglomerado

c. Conglomerado

d. Agregado

137. De acuerdo al Reglamento (UE) nº 528/2012, una sustancia activa se aprobará si cabe esperar que al menos uno de los biocidas que contienen esa sustancia activa cumple los criterios establecidos en el artículo 19, apartado 1, letra b) por un periodo inicial:

a. No superior a 10 años

b. No superior a 5 años

c. No superior a 7 años

d. Superior a 5 años

138. El RD 1311/2012, de 14 de septiembre, por el que se establece el marco de actuación para conseguir un uso sostenible de los productos fitosanitarios, regula las denominadas aplicaciones aéreas. Indique la FALSA:

a. El órgano competente de la comunidad autónoma pondrá a disposición del público la información pertinente sobre las aplicaciones aéreas, haciendo referencia en cualquier caso a la zona, fecha y momento del tratamiento, así como al producto fitosanitario utilizado

b. Las aplicaciones de productos fitosanitarios mediante drones no se consideran aplicaciones aéreas conforme a la definición del RD 1311/2012

c. Las aplicaciones aéreas serán autorizadas por el órgano competente de la comunidad autónoma donde vaya a realizarse dicha aplicación aérea

d. Los tratamientos se realizarán con productos fitosanitarios autorizados para el cultivo y plaga de que se trate, y aprobados específicamente para aplicación aérea por el Ministerio de Agricultura, Alimentación y Medio Ambiente (actualmente de Agricultura, Pesca y Alimentación), previa evaluación específica de los riesgos que supone dicho tipo de aplicación

139. Sobre las autorizaciones de la Unión de productos biocidas:

a. Pueden concederse para cualquier tipo de producto

b. Se podrán solicitar para aquellos biocidas que tengan condiciones de uso similares en toda la Unión

c. Solo podrán concederse para los tipos de producto 14, 15, 17, 20 y 21

d. La evaluación de la solicitud se realiza por la Agencia Europea de Sustancias y Mezclas Químicas (ECHA)

140. El sistema de toxicovigilancia de la Red Nacional de Vigilancia, Inspección y Control de Productos Químicos está coordinado por:

a. El Instituto Nacional de Toxicología y Ciencias Forenses

b. La Agencia Española de Medicamentos y Productos Sanitarios

c. La Agencia Española de Consumo, Seguridad Alimentaria y Nutrición

d. La Dirección General de Salud Pública, Calidad e Innovación del Ministerio de Sanidad, Consumo y Bienestar Social

141. Sobre los elementos obligatorios del etiquetado, conforme al artículo 17 del Reglamento (CE) n.º 1272/2008 (CLP), el número de Teléfono del organismo encargado de recibir la información relativa a la respuesta sanitaria en caso de urgencia:

a. Es obligatorio en toda SUSTANCIA clasificada como peligrosa y contenida en envase

b. Es obligatorio en todas las MEZCLAS clasificada como peligrosa y contenida en envase

c. Es obligatorio tanto en sustancias como mezclas

d. No está entre los elementos obligatorios establecidos en dicho artículo

---

142. Sobre el proceso de identificación de sustancias de alta peligrosidad (SVHC) establecido en el artículo 59 del Reglamento (CE) nº 1907/2006, de 18 de diciembre de 2006, relativo al registro, la evaluación y la restricción de las sustancias y mezclas químicas (REACH), es FALSO:

a. Se aplica a las sustancias carcinógenas, mutágenas en células germinales o tóxicas para la reproducción de categorías 1A o 1B una vez incluidas en el anexo VI del Reglamento CLP

b. Se aplica a las sustancias que sean PBT con arreglo a los criterios establecidos en el anexo XIII del Reglamento

c. Los expedientes de identificación pueden ser elaborados por la ECHA y por los Estados Miembros

d. Los expedientes de identificación se elaboran de conformidad con el anexo XV

---

143. El Reglamento (UE) nº 546/2011, de 10 de junio de 2011, por el que se aplica el Reglamento (CE) nº 1107/2009 del Parlamento Europeo y del Consejo en lo relativo a los principios uniformes para la evaluación y autorización de los productos fitosanitarios, establece los principios específicos relativos a la identidad de un microorganismo que actúa como sustancia activa en un producto fitosanitario, así como del propio producto fitosanitario. Indique la FALSA:

a. La identidad del microorganismo será a nivel de especie

b. En el caso de que el microorganismo sea mutante o haya sido modificado genéticamente, se indicarán las diferencias específicas existentes con respecto a otras cepas de la misma especie

c. Se verificará el depósito de la cepa en una colección de cultivos reconocida internacionalmente

d. Los Estados miembros evaluarán la información cuantitativa y cualitativa detallada que se haya facilitado sobre la composición del producto fitosanitario, como la relativa al microorganismo que contenga, los metabolitos o toxinas relevantes, el medio de cultivo residual, los coformulantes y los contaminantes microbianos presentes

---

144. La renovación de la aprobación de una sustancia activa fitosanitaria, conforme al Reglamento (CE) nº 1107/2009, será presentada a un Estado miembro por un productor de la sustancia activa, con copia a los demás Estados miembros, la Comisión y la Autoridad, a más tardar:

a. Seis meses antes de que expire la aprobación

b. Un año antes de que expire la aprobación

c. 550 días antes de que expire la aprobación

d. Tres años antes de que expire la aprobación

---

145. Qué medidas de mitigación del riesgo pueden establecerse para reducir la exposición de los residentes y transeúntes a un producto fitosanitario, conforme a lo establecido en la Guidance on the assessment of exposure of operators, workers, residents and bystanders in risk assessment for plant protection products, publicada en 2014, y su calculador: (señale la opción FALSA):

a. Uso de boquillas de baja deriva con al menos una reducción de la deriva de un 50 %

b. Uso de tractor con cabina cerrada

c. Dejar una banda seguridad de al menos 5 metros en el perímetro del campo tratado

d. Aumentar el volumen de caldo

---

146. sobre los proyectos REACH EN-FORCE, es FALSO:

a. Son proyectos de inspección de control de cumplimiento coordinados por el Foro de intercambio de información relativa al cumplimiento de la normativa

b. Las inspecciones son llevadas a cabo por las autoridades nacionales de los Estados miembros

c. La temática de los proyectos es seleccionada por el Consejo de Administración de la Agencia Europea de Sustancias y Mezclas Químicas

d. Al final de cada proyecto se elabora un informe final del proyecto

---

147. El enfoque de mezcla completa para la estimación de la exposición acumulativa de productos fitosanitarios:

a. Se usa para la identificación de peligros y la caracterización de productos químicos múltiples cuando hay datos toxicológicos disponibles para la mezcla en sí

b. Se utiliza para la identificación y caracterización de múltiples productos químicos cuando no hay datos de toxicidad disponibles para una mezcla suficientemente similar compuesta de componentes químicos similares en proporciones similares y se puede usar como sustituto

c. Evalúa los datos de riesgo para posibles pares de sustancias químicas con el fin de determinar el comportamiento binario cualitativo (BINWOE) teniendo en cuenta los efectos de cada producto químico sobre su toxicidad respectiva

d. Se usa para la identificación de peligros y la caracterización de productos químicos y asume que los productos químicos individuales comparten un órgano diana similar / modo de acción / mecanismo de acción y se comportan como concentraciones o diluciones entre sí que difieren solo en sus potencias toxicológicas

---

148. [ANULADA] Los estudios de toxicidad crónica tendrán una duración de, al menos, cuántos meses:

a. 6   b. 12   c. 18   d. 24

---

149. [ANULADA] NO es un método para la determinación de la toxicidad y otros efectos sobre la salud de acuerdo con el Reglamento (CE) nº 440/2008 de la Comisión:

a. Ensayo de mutación inversa en bacterias

b. Recombinación mitótica — Saccharomyces cerevisiae

c. Ensayo de resistencia eléctrica transcutánea

d. Ensayo de reproducción en Daphnia magna

---

150. [ANULADA] Las mutaciones genéticas de células somáticas:

a. Se consideran pequeños cambios en la secuencia de ADN confinados a un único gen

b. Las clases generales son sustituciones de bases y alteraciones cromosómicas

c. Dentro de la sustitución de bases podemos encontrar tres tipos: transiciones, transversiones y trisomías

d. Pueden ser cromosómicas o cromatídicas

151 A	189 C	227 C	265 B
152 B	190 C	228 C	266 C
153 C	191 C	229 C	267 A
154 A	192 D	230 A	268 D
155 D	193 D	231 D	269 C
156 D	194 A	232 A	270 B
157 C	195 A	233 D	271 D
158 D	196 D	234 A	272 A
159 D	197 B	235 A	273 D
160 C	198 B	236 A	274 D
161 C	199 D	237 B	275 D
162 A	200 B	238 C	276 C
163 C	201 A	239 A	277 C
164 A	202 B	240 A	278 C
165 D	203 A	241 C	279 B
166 C	204 B	242 D	280 A
167 B	205 D	243 A	281 B
168 B	206 B	244 D	282 A
169 A	207 C	245 A	283 C
170 B	208 B	246 D	284 A
171 A	209 B	247 B	285 D
172 C	210 B	248 C	286 A
173 A	211 B	249 B	287 B
174 A	212 B	250 D	288 B
175 A	213 D	251 C	289 C
176 D	214 A	252 B	290 D
177 A	215 B	253 D	291 B
178 B	216 C	254 B	292 B
179 D	217 A	255 C	293 B
180 C	218 C	256 B	294 A
181 A	219 B	257 C	_
182 C	220 D	258 D	295 D
183 C	221 D	259 B	296 D
184 B	222 B	260 A	297 A
185 C	223 C	261 D	298 C
186 D	224 B	262 A	299 A
187 A	225 B	263 B	300 C
188 D	226 A	264 A	

151. En el registro de medicamentos mediante procedimiento centralizado:

a. La comercialización del medicamento se autoriza por la Comisión Europea tras el dictamen favorable emitido por la Agencia Europea del Medicamento

b. La comercialización del medicamento se autoriza por las respectivas autoridades reguladoras nacionales tras el dictamen favorable emitido por la Agencia Europea del Medicamento

c. La comercialización del medicamento se autoriza previamente por un Estado Miembro que actúa como Estado Miembro de Referencia y después dicha autorización es aceptada por el resto de Estados Miembros

d. El medicamento no requiere ser evaluado por las agencias reguladoras nacionales ni por la Agencia Europea del Medicamento si ya ha sido previamente aprobado en la FDA (Food and Drug Administration)

152. Evolocumab y alirocumab son:

a. Oligonucleótidos antisentido indicados en melanoma

b. Anticuerpos monoclonales indicados en hipercolesterolemia

c. Inmunoglobulinas poliméricas indicadas en inmunodeficiencia combinada severa

d. Anticuerpos monoclonales indicados en esclerosis múltiple

153. Señale la opción FALSA con respecto a la flecainida:

a. Es un antiarrítmico del grupo IC

b. Bloquea los canales de sodio

c. Se absorbe muy mal por vía oral, por lo cual su uso está limitado a la vía intravenosa en situaciones de urgencia

d. Es eficaz en taquicardias supraventriculares y para revertir la fibrilación auricular a ritmo sinusal

154. Sobre la estructura y el contenido del expediente de registro de un medicamento, es FALSO:

a. En el Módulo 3 se incluyen los informes de los estudios pre-clínicos

b. Los resúmenes de seguridad pre-clínica se incluyen en el Módulo 2

c. La ficha técnica y prospecto propuestos se incluyen en el Módulo 1

d. La información administrativa regional o nacional se proporciona en el Módulo 1

155. Xofigo (dicloruro de radio-223) está indicado para:

a. Alivio del dolor óseo en pacientes con múltiples metástasis esqueléticas osteoblásticas dolorosas

b. Detección de la recurrencia del cáncer de próstata

c. Diagnóstico de la enfermedad de Alzheimer

d. Tratamiento de pacientes adultos con cáncer de próstata

156. Las siguientes son medidas estadísticas de centralización, EXCEPTO:

a. La media

b. La moda

c. La mediana

d. Rango intercuartílico

157. El Plan de Gestión de Riesgos:

a. No es necesario presentarlo para los medicamentos genéricos

b. Se actualiza cada 5 años

c. Incluye información relevante sobre riesgos identificados y potenciales

d. Contiene 8 partes

158. Sobre la artritis reumatoide y su tratamiento. Indique la FALSA:

a. La artritis reumatoide es una enfermedad autoinmune que implica la acumulación y activación de sub-poblaciones celulares como los linfocitos T y B

b. La patogénesis exacta de la enfermedad se desconoce

c. La remisión de la enfermedad es el objetivo principal del tratamiento de la enfermedad

d. La prevalencia de la enfermedad es de alrededor el 10% de la población

159. Las siguientes reacciones metabólicas son de fase I, excepto:

a. N-desalquilación

b. Epoxidación

c. Desulfuración

d. Acetilación

160. Sobre la evaluación preclínica de la fotoseguridad de los medicamentos, es FALSO:

a. Si una molécula es suficientemente fotoreactiva, puede producir una reacción fototóxica a concentraciones alcanzadas en plasma o en fluido intersticial
b. Con el fin de reducir el uso de animales según los principios de las 3R, generalmente se deberá considerar un método in vitro validado antes de realizar ensayos en animales
c. La unión, retención o acumulación de un compuesto en un tejido es un punto crítico para una reacción foto-tóxica
d. Uno de los test más ampliamente usados para evaluar la foto-toxicidad es el 3T3 NRU-PT

161. Si al calcular el coeficiente de correlación de dos variables X e Y, se tiene r=-0,2 ocurre:

a. La pendiente de la recta de regresión es pequeña
b. La pendiente de la recta de regresión es grande
c. X e Y están poco relacionadas, aunque cuando X decrece, Y tiene tendencia a crecer
d. El modelo lineal de la regresión explica el 20% de la varianza de una variable cualquiera en función de la otra

162. Es una proteína de transporte activo de fármacos:

a. Glucoproteína P
b. Tirosina hidroxilasa
c. Tubulina
d. ARN polimerasa

163. Qué hay que hacer cuando en un estudio de bioequivalencia con un producto de liberación modificada se observa 'dose-dumping' (liberación rápida exagerada de una cantidad significativa de principio activo):

a. Autorizarlo si el ratio de AUC entra dentro de los márgenes de bioequivalencia, independientemente de los valores de Cmax
b. Realizar estudios de eficacia y seguridad
c. Analizar las causas y reformular en caso necesario
d. Repetir el estudio con una muestra mayor

164. Cuál de los siguientes agentes alquilantes es una nitrosourea:

a. Carmustina
b. Cisplatino
c. Ciclofosfamida
d. Procarbazina

165. Sobre la evaluación preclínica de medicamentos, indique a qué tipo de medicamentos NO aplicaría los principios de la guía 'ICH guideline S6 (R1) – preclinical safety evaluation of biotechnology-derived pharmaceuticals':

a. Anticuerpos monoclonales
b. Péptidos de síntesis química
c. Proteínas recombinantes
d. Vitaminas

166. Sobre el desarrollo de medicamentos para el tratamiento y prevención de la diabetes mellitus, señale la opción FALSA de entre las siguientes:

a. El objetivo principal de los estudios confirmatorios terapéuticos con el medicamento a ensayar es demostrar un efecto favorable sobre el control sanguíneo de la glucosa
b. La medida de la hemoglobina glicosilada (HbA1C) es la más ampliamente aceptada de todas para el control a largo plazo de la glucosa sanguínea en pacientes con diabetes
c. La hemoglobina glicosilada refleja la concentración media de glucosa en los últimos 2 años
d. La reducción de la hemoglobina glicosilada (HbA1C) se sabe que disminuye el riesgo a largo plazo de desarrollar complicaciones microvasculares

167. Según la guía 'ICH guideline S2 (R1) on genotoxicity testing and data interpretation for pharmaceuticals intended for human use', señale la opción adecuada para evaluar el potencial genotóxico de un medicamento de síntesis química:

a. Ensayo de mutación reversa bacteriana y test de micronúcleos en ratón
b. Ensayo de mutación reversa bacteriana, ensayo de micronúcleos en células de mamíferos y test de micronúcleos en ratón
c. Dos ensayos in vivo: test de micronúcleos y ensayo de rotura de cadena (ensayo cometa)
d. Ensayo de mutación reversa bacteriana y ensayo de micronúcleos en células de mamíferos

168. En las estrategias de tratamiento farmacológico en la hipertensión arterial pulmonar, es FALSO:

a. Uno de los objetivos principales es reducir la morbimortalidad asociada a la enfermedad, incluyendo una reducción de las hospitalizaciones
b. Uno de los objetivos secundarios del tratamiento es aumentar la resistencia vascular pulmonar
c. El sildenafilo es un fármaco de primera línea en esta enfermedad
d. Los pacientes que desarrollan insuficiencia cardiaca derecha congestiva mejoran con diuréticos

169. Sobre los diseños adaptativos:

a. Las modificaciones del diseño del estudio debe ser limitadas, estar pre-especificadas y científicamente justificadas
b. La apertura del ciego en el análisis intermedio es fundamental para adaptar el diseño y conseguir al final un estudio positivo
c. Se recomienda publicar los resultados intermedios como medida de transparencia durante el ensayo
d. No es necesario controlar el error tipo I

170. Respecto a la modificación en la distribución de fármacos en el organismo durante el embarazo ¿cuál de los siguientes procesos NO tiene lugar:

a. Disminución de la albúmina plasmática
b. Aumento de la unión a proteínas
c. Aumento del agua corporal total
d. Disminución de la unión a proteínas

171. Indique la opción FALSA sobre los ensayos clínicos controlados con placebo:

a. El uso de un grupo de control con placebo implica que el grupo control no reciba ningún tratamiento
b. El propósito de estos ensayos no es sólo controlar el efecto 'placebo' o mejoría en un sujeto al pensar que está tomando un medicamento
c. En un ensayo controlado con placebo, los sujetos asignados al grupo control reciben tratamiento de apariencia idéntica al grupo tratado sin el fármaco de prueba
d. Los ensayos confirmatorios pueden estar controlados con placebo, aunque existan otras terapias farmacológicas autorizadas

172. Sobre la resistencia bacteriana al efecto de determinados antibióticos que ejercen algunas bacterias, es FALSO:

a. La aparición de la resistencia adquirida es como consecuencia de la capacidad de las bacterias de evolucionar y adaptarse al medio en que habitan
b. La principal causa de aparición de cepas resistentes a los antibióticos ha sido el abuso y la mala utilización de los mismos
c. Una mutación que confiere resistencia no implica necesariamente un cambio genético en la bacteria
d. Uno de los mecanismos generales de resistencia a antibióticos es por modificación enzimática del antibiótico

173. Sobre los análisis intermedios:

a. La responsabilidad de monitorizar los resultados de los análisis intermedios de eficacia y seguridad puede ser del El Comité Independiente de Monitorización de Datos o del promotor
b. No podrán realizarse análisis intermedios si estos no estaban descritos en el protocolo antes de comenzar el ensayo clínico
c. El investigador debe tener acceso a todos los resultados del análisis intermedio
d. Los análisis intermedios no requieren ningún control sobre el error tipo I (α)

174. Como variable primaria de eficacia en ensayos clínicos con medicamentos para la pérdida de peso se utiliza una pérdida de peso de al menos el:

a. 5% al cabo de un año
b. 5% al cabo de 6 meses
c. 3% al cabo de un año
d. 3% al cabo de 6 meses

175. En qué apartado de la ficha técnica se encuentra las 'advertencias y precauciones especiales de empleo':

a. 4.4   b. 4.6   c. 4.2   d. 5.3

176. Sobre el desarrollo de medicamentos de terapia génica y en relación a los estudios pre-clínicos previos a la primera administración en humanos, es FALSO:

a. En los estudios de prueba de concepto, se recomienda la utilización de modelos animales homólogos para explorar el efecto clínico en investigación

b. Se deben realizar estudios de biodistribución del medicamento en órganos diana y no diana según el anexo A de la Guía de Toxicidad a dosis repetida (CPMP/SWP/1042/99)

c. Las dosis de los estudios deberán ser lo más parecido posible a las que se vayan a administrar en el ensayo clínico con márgenes apropiados de seguridad

d. No podrán realizarse estudios combinados en los que se evalúen parámetros de biodistribución y toxicidad al mismo tiempo

177. En los estudios para evaluar la toxicidad potencial de los medicamentos para la reproducción, es FALSO:

a. Los estudios deben realizarse en animales mamíferos, siempre un roedor

b. El objetivo de estos estudios es revelar cualquier efecto de una o más sustancias sobre la reproducción de los mamíferos

c. En general la vía o vías de administración a usar en los estudios serán similares a las previstas a usar en clínica

d. Uno de los estudios está diseñado para evaluar el potencial teratogénico del medicamento

178. Sobre las revisiones sistemáticas y metaanálisis:

a. Son sinónimos

b. Puede haber revisiones sistemáticas sin meta-análisis y meta-análisis sin revisión sistemática

c. Todos los meta-análisis se incluyen dentro de una revisión sistemática, pero no todas las revisiones sistemáticas incluyen un meta-análisis

d. Todas las revisiones sistemáticas incluyen un meta-análisis, pero no todos los meta-análisis se incluyen dentro de una revisión sistemática

179. Sobre los objetivos principales de la evaluación de la seguridad pre-clínica de los productos biotecnológicos, es FALSO:

a. Identificar la dosis inicial segura en humanos y esquemas de escalada de dosis posteriores

b. Identificar dosis seguras en humanos según la indicación terapéutica prevista

c. Identificar potenciales órganos diana de toxicidad y estudiar si esa toxicidad es reversible

d. Identificar parámetros de eficacia para evaluar en clínica

180. Sobre las eritropoyetinas:

a. Están contraindicadas en pacientes en quimioterapia

b. Tienen como inconveniente el no poder administrarse por vía subcutánea

c. Se utilizan, entre otras indicaciones, para aumentar el rendimiento de sangre autóloga en programas de predonación

d. La hipotensión es una de las reacciones adversas más frecuentes

181. Un medicamento huérfano según la UE es aquel producto destinado a una indicación cuya prevalencia no exceda los:

a. 5 casos por cada 10.000 habitantes

b. 10 casos por cada 10.000 habitantes

c. 5 casos por cada 100.000 habitantes

d. 10 casos por cada 100.000 habitantes

182. Señale la opción FALSA en relación al Sistema Español de Farmacovigilancia:

a. Lleva funcionando desde hace más de 30 años

b. Está integrado por 17 centros autonómicos de farmacovigilancia y la Agencia Española de Medicamentos y Productos Sanitarios

c. Los laboratorios farmacéuticos también forman parte del mismo

d. Se basa en las notificaciones espontáneas por parte de profesionales sanitarios o ciudadanos, notificadas directamente o a través de los laboratorios farmacéuticos

183. A qué se debe el sesgo de selección:

a. A falta de sinceridad en los individuos de la muestra

b. A la diferencia existente entre diversas muestras

c. A la diferencia entre la población de estudio y la población objetivo

d. A no usar la técnica de respuesta aleatorizada

184. De acuerdo a la guía Europea de investigación aplicable de la Agencia Europea de Medicamentos, qué variable NO se recomienda como variable principal en estudios confirmatorios en cáncer:

a. Supervivencia global

b. Tiempo hasta fallo del tratamiento

c. Supervivencia libre de progresión

d. Tasa de curación

185. Sobre el salbutamol, señale la respuesta FALSA:

a. Es un beta 2 adrenérgico utilizado en el asma intermitente leve

b. Se puede administrar por vía oral, inhalatoria o parenteral

c. Está contraindicado en el tratamiento de las crisis asmáticas moderadas o graves

d. Puede producir taquicardia

186. En los ensayos clínicos pivotales de eficacia de los fármacos anti-anginosos se considera como variable principal:

a. El estudio del dolor anginoso

b. La calidad de vida relacionada con la salud

c. La morbi-mortalidad

d. El cambio en la medida de la capacidad total de ejercicio desde la línea base

187. La interacción del anticoagulante oral acenocumarol con la cimetidina ocasiona:

a. Potenciación del efecto anticoagulante

b. Disminución del efecto anticoagulante

c. Ulcera gastroduodenal

d. Hipertricosis

188. De acuerdo al RD 1090/2015, de 4 de diciembre, por el que se regulan los ensayos clínicos con medicamentos, los Comités de Ética de la Investigación con medicamentos y el Registro Español de Estudios clínicos, cuál de las siguientes funciones NO corresponde a los Comités de Ética:

a. Evaluar los aspectos metodológicos, éticos y legales de estudios clínicos con medicamentos o productos sanitarios y emitir el dictamen correspondiente

b. Evaluar las modificaciones sustanciales de los estudios clínicos autorizados y emitir el dictamen correspondiente

c. Realizar un seguimiento del estudio clínico, desde su inicio hasta la recepción del informe final

d. Exigir al promotor una modificación de cualquier aspecto del ensayo debidamente justificado

189. En qué módulo de las Buenas Prácticas de Farmacovigilancia se incluyen las medidas de minimización de riesgos:

a. IV   b. VI   c. XVI   d. III

190. Señale la opción FALSA en relación a las funciones del Comité de Medicamentos de Uso Humano de la AEMPS:

a. Velar por la eficiencia y transparencia en los procedimientos de autorización de medicamentos de uso humano

b. Informar preceptivamente los procedimientos de autorización, modificación relevante, suspensión o revocación de medicamentos de uso humano llevados a cabo desde la Agencia, por cualquiera de los procedimientos en vigencia

c. Con carácter facultativo, a solicitud del Director de la Agencia, emitirá informes sobre los procedimientos relacionados con los medicamentos de uso humano salvo para los medicamentos genéricos

d. Coordinar los comités y grupos de trabajo en los procedimientos de evaluación y utilidad terapéutica de los medicamentos de uso humano

191. De acuerdo a la guía ICH S8 'Immunotoxicity Studies for Human Pharmaceuticals', uno de los siguientes hallazgos en los estudios de toxicidad NO indicaría un riesgo potencial de inmunotoxicidad:

a. Leucopenia en animales tratados con dosis que suponen un nivel de exposición sistémica el doble del que se va a alcanzar en humanos con la dosis terapéutica

b. Mayor incidencia de infecciones en los grupos de animales tratados con la dosis alta que con la dosis media

c. Disminución del peso del timo en animales tratados con la dosis máxima tolerada

d. Disminución del número de folículos linfoides en algunos animales de todos los grupos de tratamiento

192. En la evaluación clínica de un agente antibacteriano, es FALSO:

a. En la evaluación de la respuesta a un nuevo agente antibacteriano, la variable de eficacia primaria preferida es la respuesta microbiológica siempre y cuando sea adecuada según la indicación terapéutica objeto del estudio

b. En todos los casos se debe evaluar la concordancia entre los resultados clínicos y microbiológicos

c. Siempre que sea posible, el reclutamiento de los pacientes no debe basarse únicamente en los hallazgos clínicos

d. Se considera un requisito absoluto que el paciente a seleccionar tenga tanto fiebre como recuento elevado en células blancas antes del reclutamiento

193. Sobre la evaluación del riesgo medioambiental de un medicamento:

a. En la fase I, la estimación de la exposición al medioambiente se basará en la sustancia activa, vía de administración, forma farmacéutica y metabolismo

b. En la fase I, la estimación de la exposición al medioambiente se basará en la sustancia activa y metabolismo únicamente

c. En la fase I, el cálculo del PEC (concentración prevista en medioambiente) se restringe al compartimento acuático y terrestre

d. En la fase I, el cálculo del PEC se restringe al compartimento acuático

194. El piroxicam es un AINE inhibidor no selectivo de la COX y estructuralmente se deriva del:

a. Ácido enólico
b. Ácido acético
c. Ácido antranílico
d. Ácido paraaminofenol

195. En qué apartado de la información administrativa del dosier de registro (CTD) de un medicamento se incluye la información relativa a los ensayos clínicos llevados a cabo fuera de la UE:

a. Módulo 1.9   b. Módulo 1.7
c. Módulo 1.6   d. Módulo 1.3

196. El Procedimiento Centralizado NO es obligatorio para una solicitud de un medicamento:

a. Que ha obtenido la condición de medicamento huérfano

b. Desarrollado por medio de técnica del ADN recombinante

c. Indicado para el tratamiento de la diabetes

d. Para los medicamentos que, sin pertenecer a las categorías mencionadas anteriormente, representen, no obstante, una innovación terapéutica

197. Tenemos un estudio que describe las indicaciones en las que se utilizan los antiácidos y antiulcerosos en atención primaria. Qué tipo de estudio es:

a. Estudio de inducción a la prescripción
b. Estudio de prescripción-indicación
c. Estudio sobre hábitos de prescripción
d. Estudio de intervención por indicación

198. En el tratamiento de la hipertensión arterial y en particular en pacientes con nefropatía diabética, no se recomienda el uso de la terapia combinada de:

a. Inhibidores de la renina con IECAS
b. IECA con ARA II
c. ARA-II con inhibidores de renina
d. Aliskiren con agonistas de canales del calcio

199. NO se considera un factor intrínseco de un medicamento:

a. Inhibición enzimática
b. Solubilidad
c. Velocidad de disolución
d. Concentración del fármaco

200. Elija la opción INCORRECTA de las siguientes afirmaciones en relación con los agentes antimicrobianos:

a. Los agentes antimicrobianos bactericidas producen la muerte de los microorganismos responsables del proceso infeccioso

b. La tetraciclina es un agente bactericida

c. Que un fármaco sea bacteriostático o bactericida depende principalmente de su mecanismo de acción pero contribuyen otros factores

d. El concepto de bacteriostático o bactericida no es absoluto, puesto que un antibiótico puede comportarse de una u otra forma en determinadas condiciones

201. NO es un objetivo de los ensayos clínicos de fase I:

a. Evaluar la relación dosis-respuesta
b. Evaluar la tolerancia del medicamento
c. Caracterizar la farmacocinética del medicamento
d. Estudiar las interacciones con otros medicamentos

202. Sobre la evaluación del beneficio-riesgo de un medicamento:

a. Es un proceso sencillo, basado en la evaluación de los resultados principales publicados en revistas de impacto y en la opinión de expertos

b. Si los beneficios son mayores que los riesgos, se suele recomendar la autorización del nuevo medicamento

c. El aumento estadísticamente significativo en efectos adversos con la nueva terapia es sinónimo de beneficio-riesgo negativo

d. No existe ningún proyecto de la Agencia Europea del Medicamento para establecer la metodología a seguir en la evaluación del beneficio-riesgo de los medicamentos

203. Cuál de las siguientes formas farmacéuticas NO puede solicitar una bioexención por el Sistema de Clasificación Biofarmacéutico (BCS):

a. Comprimidos gastrorresistentes
b. Solución oral
c. Comprimidos recubiertos con película
d. Cápsulas duras

204. Sobre la evaluación clínica de un medicamento para el tratamiento de una infección por VIH, es FALSO:

a. Los estudios confirmatorios deberán diseñarse para reclutar una muestra representativa de pacientes

b. La farmacocinética de un nuevo medicamento anti-retroviral durante el embarazo deberá estudiarse si es posible que se vaya a administrar durante el mismo, en particular deberán estudiarse los posibles cambios durante el primer trimestre de embarazo

c. La investigación in vitro de un nuevo medicamento para el tratamiento del VIH deberá incluir entre otros, estudios para caracterizar el mecanismo de acción del mismo

d. La investigación in vitro de un nuevo medicamento para el tratamiento del VIH deberá incluir entre otros, estudios sobre el potencial de efectos aditivo/sinérgicos o antagonistas que puedan aparecer cuando se administre con otros medicamentos antirretrovirales

205. Cuál de los siguientes factores NO es relevante para determinar la necesidad de realizar estudios in vivo de carcinogenicidad:

a. Fase del desarrollo clínico: ensayo clínico fase I, II, III o registro del medicamento
b. Exposición sistémica
c. Esperanza de vida del paciente
d. Vía de administración del medicamento

206. Cuál de las siguientes variables es subrogada:

a. Mortalidad
b. Niveles de hemoglobina glicosilada en diabetes
c. Calidad de vida
d. Exacerbaciones en asma

207. Señale la opción FALSA en cuanto a las recomendaciones sobre el desarrollo clínico del factor VIII recombinante o derivado del plasma:

a. El ensayo clínico requerido para solicitar la autorización de comercialización debe incluir al menos 100 pacientes
b. La cohorte inicial debe incluir al menos 12 pacientes ≥12 años
c. El ensayo clínico en niños <12 años puede comenzar cuando estén disponibles los datos de farmacocinética, eficacia y seguridad de al menos 50 pacientes ≥12 años, tratados durante 50 días
d. El ensayo clínico requerido para solicitar la autorización de comercialización debe incluir al menos 25 niños <6 años

208. Sobre la capacidad de eliminación de fármacos por el organismo, cuál de los siguientes procesos se ve más alterado (disminuido) en el anciano:

a. Metabolismo por glucuronidación
b. Excreción renal
c. Metabolismo por acetilación
d. Metabolismo por el citocromo CYP3A

209. Los parámetros farmacocinéticos primarios de un estudio de bioequivalencia en dosis única para una formulación de liberación prolongada son:

a. Cmax, AUC0-t y t1/2
b. Cmax, AUC0-t y AUC0-∞
c. Cmax, AUC0-t y Cmax ss
d. Cmax, AUC0-t y tmax

210. Según el perfil farmacológico, la venlafaxina (fármaco utilizado en el tratamiento de la depresión) se considera que es un:

a. Agonista selectivo de los receptores MT1 y MT2
b. Inhibidor selectivo de la recaptación de la serotonina y noradrenalina
c. Inhibidor selectivo de la recaptación de la noradrenalina
d. Inhibidor tricíclico

211. Según la guía sobre la investigación de la bioequivalencia para poder ampliar el intervalo de confianza al 90% de Cmax más allá del límite establecido de bioequivalencia de 80-125%, los fármacos altamente variables deben demostrar con un diseño replicado:

a. La variabilidad intra-individual para Cmax del test es >30%
b. La variabilidad intra-individual para Cmax de la referencia es >30%
c. La variabilidad intra-individual para AUC0-t del test es >30%
d. La variabilidad intra-individual para AUC0-t de la referencia es >30%

212. Sobre el Reglamento 1901/2006 sobre medicamentos para uso pediátrico:

a. A efectos del citado Reglamento población pediátrica se define como aquel sector de la población cuya edad se encuentra entre el nacimiento y los 16 años
b. El plan de investigación pediátrica es aquel programa de investigación y desarrollo destinado a garantizar que se generen los datos necesarios para determinar las condiciones en las que un medicamento puede ser autorizado para su administración a la población pediátrica
c. Los miembros del Comité Pediátrico serán nombrados por un período de cuatro años, renovable
d. El Comité Pediátrico elegirá a su presidente entre sus miembros, para un mandato de tres años renovable dos veces

213. Cuál de los siguientes antivirales es un análogo sintético de nucleósidos:

a. Foscarnet
b. Ritonavir
c. Oseltamivir
d. Ribavirina

214. Cuál de los siguientes fármacos NO presenta una alta unión a proteínas plasmáticas:

a. Atenolol
b. Valproato
c. Diazepam
d. Ácido acetilsalicílico

215. Cuál de los siguientes anticoagulantes NO es un inhibidor directo de la trombina:

a. Bivalirudina
b. Apixabán
c. Dabigatrán
d. Argatrobán

216. En el contexto de la regulación pediátrica europea, cuál de las siguientes razones es suficiente para conceder un aplazamiento para iniciar un estudio en pediatría con un nuevo medicamento:

a. Que el laboratorio considere que no está preparado para iniciar los estudios
b. Que el Comité Pediátrico estime que va a ser difícil que el CHMP emita una opinión positiva para la indicación pediátrica
c. Que el Comité Pediátrico considere que es apropiado realizar estudios en adultos antes de iniciar los estudios en la población pediátrica
d. Que el Comité Pediátrico estime que los estudios en niños llevarán menos tiempo que los estudios en adultos

217. Según la clasificación de Vaugham-Williams de medicamentos anti-arrítmicos, la procainamida se considera un fármaco de Clase:

a. IA
b. IB
c. IC
d. III

218. Qué fármaco NO se considera un anticolinérgico:

a. Galantamina
b. Tacrina
c. Memantina
d. Donepezilo

219. En la estructura del Comité de Evaluación de Medicamentos de Uso Humano hay 'vocales':

a. 11 por razón de su cargo
b. 10 por razón de su cargo
c. 10 nombrados por el Consejo Rector
d. 12 nombrados por el Consejo Rector

220. Según la Guía de la EMA, sobre la evaluación de los tratamientos para las dislipemias, es FALSO:

a. En pacientes con hipercolesterolemia, es aceptable una variable primaria de reducción relativa del colesterol LDL, si la indicación se restringe al efecto hipolipemiante
b. No es aceptable el uso de placebo en estudios en monoterapia en pacientes de alto riesgo cardiovascular para demostrar disminución de la mortalidad
c. Se recomienda que el efecto sobre la morbilidad y la mortalidad cardiovascular, se mida mediante una variable compuesta de eventos cardiovasculares mayores
d. En la actualidad, debido al avance de las técnicas de imagen, demostrar un beneficio sobre el daño vascular es suficiente para registrar un medicamento para el tratamiento de las dislipemias en adultos

221. El 'riesgo relativo' y 'odds ratio':

a. Son sinónimos:
b. La interpretación de la importancia clínica de un riesgo relativo u odds ratio determinado se puede hacer correctamente sin conocer el riesgo típico de los sucesos sin tratamiento
c. Se pueden calcular en cualquier estudio, incluso cuando no haya sucesos (eventos) en el grupo control
d. Para ambos, un valor de 1 indica que los efectos estimados son los mismos para las intervenciones objeto de comparación

222. Qué opción NO corresponde a una limitación de los metanálisis:

a. Heterogeneidad de los estudios
b. Pueden disminuir la potencia estadística de las pruebas de significación
c. Sesgo de selección
d. Sesgo de publicación

223. NO es un inhibidor de la síntesis proteica al unirse a la subunidad 50S del ribosoma:

a. Cloranfenicol
b. Eritromicina
c. Rifampicina
d. Clindamicina

224. Sobre el diseño de los estudios de toxicidad a dosis repetida:

a. El análisis toxicocinético sólo debe realizarse en los animales que han recibido el tratamiento, no en el grupo control
b. El análisis histopatológico de órganos y tejidos debe realizarse en todos los grupos de animales roedores
c. El análisis histopatológico de órganos y tejidos debe realizarse en todos los grupos de animales no roedores
d. El registro electrocardiográfico debe realizarse en la especie roedora y en la no roedora

225. Sobre los estudios para evaluar el potencial carcinogénico de un medicamento:

a. Deben realizarse siempre antes de la comercialización del mismo siempre que la duración prevista en clínica de manera continua vaya a ser superior a un mes
b. No siempre serán necesarios, dependerá entre otros factores de la duración de la administración prevista en clínica
c. Se necesitan ser completados antes de la realización de cualquier ensayo clínico en fase II
d. La vía de administración del medicamento utilizada en los estudios de carcinogenicidad debe ser la intravenosa independientemente de la vía prevista en clínica, para así garantizar exposición sistémica suficiente

226. Qué hormona sexual tiene como mecanismo de acción la inhibición reversible de la aromatasa:

a. Letrozol   b. Exemestano
c. Aminoglutetimida   d. Mifepristona

227. Sobre el valor predictivo negativo:

a. Es la probabilidad que un individuo enfermo de un resultado negativo en la prueba
b. Es la probabilidad de que para un sujeto sano se obtenga un resultado negativo
c. Es la probabilidad de que un sujeto con un resultado negativo en la prueba esté realmente sano
d. Se estima dividiendo el número de verdaderos positivos entre el total de pacientes con un resultado positivo en la prueba

228. Sobre la escopolamina butilbromuro, es FALSO:

a. Tiene efecto espasmolítico
b. Está contraindicada en casos de íleo paralítico
c. Mejora los síntomas en pacientes con hipertrofia prostática
d. La sequedad de boca es uno de sus efectos adversos

229. Respecto a las variables principales de los ensayos clínicos confirmatorios señale la respuesta FALSA:

a. La variable principal puede ser compuesta
b. La variable principal condiciona el tamaño de la muestra
c. La variable principal siempre es de eficacia ya que el objetivo principal de los ensayos confirmatorios es proporcionar evidencias científicas sólidas sobre la eficacia del tratamiento
d. Las medidas de la calidad de vida relacionadas con la salud son un ejemplo de variable principal

230. Sobre la guía del Comité de Medicamentos de Uso Humano (CHMP) sobre estudios en dislipemia:

a. Es aceptable una variable primaria de reducción relativa del colesterol LDL supuesto que la indicación se restrinja al efecto hipolipemiante
b. La variable principal de los estudios debe incluir eventos cardiovasculares mayores independientemente de la indicación que se solicite
c. Es aceptable el uso de placebo en estudios en monoterapia en pacientes de alto riesgo cardiovascular para demostrar disminución de la mortalidad
d. Es suficiente la inclusión de pacientes de bajo riesgo cardiovascular en los estudios principales, dado que el efecto puede extrapolarse a los pacientes de alto riesgo

231. Sobre los análisis de sensibilidad en ensayos clínicos, es FALSO:

a. Juegan un papel importante en evaluar la robustez de los resultados
b. Pueden ser pre-especificados o post-hoc (a posteriori)
c. Pueden incluir el utilizar diferentes métodos de análisis de los datos y diferentes definiciones de la variable principal del estudio
d. No incluyen el utilizar diferentes métodos de imputación de los «missing data» (datos faltantes)

232. Sobre el enalapril, es FALSO:

a. Sirve para aumentar la proteinuria en diabéticos
b. Disminuye la presión arterial
c. Es un profármaco
d. La tos seca es uno de sus efectos adversos más reconocibles

233. Entre los 7 nodos de evaluación dentro de la estructura de la Red de Evaluación de Medicamentos del SNS, NO está:

a. Sistema nervioso central
b. Oncología
c. Antiinfecciosos
d. Enfermedades neurodegenerativas

234. Las especies animales y la duración mínima de los estudios toxicológicos de dosis repetidas recomendados en la guía ICH M3 (R2) 'Non-Clinical Safety Studies for the Conduct of Human Clinical Trials and Marketing Authorization for Pharmaceuticals' (R2)' para apoyar la realización de un ensayo clínico en el que el medicamento se administre una vez al día durante 3 meses son:

a. Estudios en dos especies (roedora y no roedora) de 3 meses de duración
b. Estudios en dos especies (roedora y no roedora) de 1 mes de duración
c. Estudios en una especie roedora de 6 meses de duración
d. Estudios en una especie no roedora de 9 meses de duración

235. Sobre el Grupo de Coordinación de Reconocimiento Mutuo y Descentralizado (CMDH), es FALSO:

a. Se reúne formalmente cada dos meses en la Agencia Europea de Medicamentos
b. Hay un representante por cada Estado miembro de la UE
c. Tiene como una de las tareas solucionar las discrepancias surgidas en los procedimientos de reconocimiento mutuo o descentralizado antes de llegar a arbitraje al Comité de la EMA correspondiente
d. Promueve la armonización de las fichas técnicas de los medicamentos autorizados en la UE por los procedimientos de Reconocimiento Mutuo, Descentralizado y Nacional

236. Sobre el etiquetado y prospecto de medicamentos:

a. No es necesario incluir el nombre en Braille en el etiquetado de medicamentos para administración exclusiva por profesionales sanitarios
b. Se recomienda el uso de itálicas, salvo para términos en latín
c. El tamaño mínimo de letra es «Times New Roman» de 40 puntos
d. Está estrictamente prohibido combinar prospectos de diferentes dosis o formas farmacéuticas de un medicamento

237. Sobre estudios confirmatorios con medicamentos utilizados en el control del peso, según la guía aplicable de la Agencia Europea de Medicamentos, es FALSO:

a. La reducción del peso corporal es la variable principal recomendada
b. El uso de placebo no es ético dado el elevado número de terapias farmacológicas disponibles para el control de peso
c. El impacto de la pérdida de peso en la reducción del riesgo de desarrollar diabetes se considera una variable secundaria de importancia
d. Se recomienda no excluir a los pacientes con factores de riesgo cardiovascular para que la población sea representativa

238. NO es una medida de dispersión:

a. Coeficiente de variación
b. Varianza
c. Percentil
d. Rango intercuartílico

239. En estudios de farmacología de seguridad con medicamentos:

a. Uno de los objetivos principales de estos estudios es identificar las propiedades farmacodinámicas no deseables de una sustancia que puedan tener relevancia para la seguridad en humanos
b. El objetivo principal de estos estudios es investigar el mecanismo de acción del efecto farmacodinámico principal del medicamento
c. Deben hacerse exclusivamente en ensayos 'in vitro'
d. Los estudios de farmacología de seguridad se realizan generalmente tras administración repetida de la sustancia

240. Un paciente está en tratamiento con diazepam, presentando ineficacia al haber añadido tratamiento con rifampicina, lo cual ha obligado a aumentar la dosis de diazepam. Cuál es el tipo de interacción más probable en este caso:

a. Farmacocinética

b. Farmacodinámica por aumento de receptores

c. Farmacodinámica por antagonismo farmacológico

d. Fisicoquímica

---

241. Señale la opción FALSA en relación a la evaluación pre-clínica del potencial genotóxico de los medicamentos:

a. La dosis máxima recomendada para el test de mutación en bacterias es de 5000 µg/placa

b. En el caso del inicio de un ensayo clínico fase II, debe realizarse antes la batería completa de genotoxicidad

c. Se deberá realizar la batería completa de genotoxicidad antes del inicio de un ensayo clínico fase I

d. En general, se considera suficiente la realización de un test de mutación génica para la realización de cualquier ensayo clínico de dosis única

---

242. Cuál de los siguientes fármacos está autorizado para aumentar el número de plaquetas en la púrpura trombocitopénica inmune:

a. Argatroban   b. Antitrombina III

c. Filgrastim   d. Eltrombopag

---

243. Qué prueba corresponde a un Test no paramétrico:

a. Test de la suma de rangos de Wilcoxon

b. Test de correlación de Pearson

c. Test de la T de Student

d. Test ANOVA

---

244. Sobre los estudios clínicos de eficacia en mujeres de nuevos anticonceptivos esteroideos, es FALSO:

a. La duración de los estudios de eficacia debe ser de 6 meses a un año o más

b. Para cualquier nuevo contraceptivo, al menos 400 mujeres deben haber completado un año de tratamiento

c. Para anticonceptivos de larga duración, el estudio debe tener una duración que cubra la duración prevista de la eficacia

d. Para anticonceptivos de larga duración previstos para ser usados durante más de tres años, el número de mujeres que completen tal duración debe ser de al menos 400

---

245. Sobre los Biobancos contemplados en la ley de investigación biomédica:

a. La autorización de su creación requerirá que su organización, objetivos y medios disponibles justifiquen su interés biomédico

b. Será competencia del Ministerio de Sanidad y de la Consejería de Sanidad de la Comunidad Autónoma correspondiente la creación de bancos nacionales de muestras biológicas que se estimen convenientes en razón del interés general

c. Para la constitución de otros biobancos será precisa la autorización previa del Ministerio de Sanidad

d. La persona física o jurídica, pública o privada, que ostente la titularidad de un biobanco será el responsable del mismo junto con el responsable de Sanidad de la Comunidad Autónoma correspondiente

---

246. Para demostrar bioequivalencia con el medicamento innovador, un medicamento genérico de liberación prolongada debe realizar el/los siguiente(s) estudio(s):

a. Un estudio en dosis única en ayunas, otro con alimentos y otro en dosis múltiple si no hay acumulación

b. Solo es necesario un estudio con comida

c. Solo es necesario un estudio en dosis múltiple

d. Un estudio en dosis única en ayunas, otro con alimentos y otro en dosis múltiple si hay acumulación

---

247. El número de casos positivos de COVID-19 es una variable:

a. Nominal   b. Discreta

c. Ordinal   d. Continua

---

248. Sobre el prasugrel:

a. Es un análogo de la prostaciclina

b. No necesita metabolizarse para tener efecto antiplaquetario

c. Se elimina principalmente por vía renal

d. Su mayor ventaja es que produce menos sangrados que el clopidogrel

---

249. Cuál de los siguientes anticuerpos monoclonales está autorizado para el tratamiento de cáncer colorectal metastásico y cáncer de células escamosas de cabeza y cuello:

a. Ipilimumab   b. Cetuximab

c. Rituximab   d. Alemtuzumab

---

250. Para medir la utilización de medicamentos se emplea usualmente una unidad de medida que se define como 'la dosis promedio de mantenimiento en adultos para la indicación principal del principio activo considerado', ¿de qué medida se trata:

a. Dosis unitaria

b. Dosis efectiva media

c. Número necesario a tratar

d. Dosis diaria definida

---

251. Respecto a los medicamentos utilizados para trastornos de la motilidad digestiva:

a. Los procinéticos disminuyen la motilidad del tubo digestivo

b. La cisaprida es el procinético más utilizado en la actualidad por presentar el mejor perfil de seguridad del grupo

c. El granisetrón es un antiemético que se puede administrar por vía oral o por vía parenteral

d. La domperidona es el antiemético de elección en pacientes con prolongación del intervalo QT

---

252. Un estudio farmacoeconómico muestra que el tratamiento con un nuevo inhalador para asma en comparación con el inhalador de referencia tiene un coste incremental de 300 euros por cada paciente adicional que se consigue mantener con buen control del asma. Se trata de un estudio de:

a. Minimización de costes

b. Coste-efectividad

c. Coste-valor

d. Coste-beneficio

---

253. Sobre el valsartán:

a. Es un inhibidor de la enzima de conversión de angiotensina

b. No se debe combinar con diuréticos

c. Está contraindicado en todo el rango de edad de la población pediátrica

d. Está indicado en hipertensión, infarto de miocardio reciente e insuficiencia cardiaca

---

254. Cuándo se debe hacer ajuste del error tipo I (α) en un ensayo clínico:

a. Ensayos clínicos diseñados para demostrar que la eficacia de la combinación fija de dos medicamentos es superior a la eficacia de cada uno de los medicamentos en monoterapia

b. Ensayos clínicos de dosis-respuesta diseñados para identificar una o varias posibles dosis terapéuticas

c. Ensayos clínicos con dos variables primarias que requieran significación estadística para las dos variables

d. Análisis de la variable primaria en diferentes subgrupos de la población

---

255. Qué antineoplásico NO se utiliza en el mieloma múltiple:

a. Pomalidomida   b. Lenalidomida

c. Irinotecán   d. Melfalán

---

256. Los fármacos agonistas parciales se caracterizan por:

a. Tener afinidad por los receptores y una actividad intrínseca =1

b. Tener afinidad por los receptores y una actividad intrínseca <1

c. Tener afinidad por los receptores y una actividad intrínseca >1

d. Unirse a un receptor celular por otro punto de unión distinto al del principio activo principal

257. De entre los siguientes fármacos indicados para la hipertensión arterial pulmonar uno fue retirado por toxicidad hepática aguda con desenlace mortal:

a. Bosentán
b. Macitentán
c. Sitaxentán
d. Ambrisentán

258. En el caso de que el acondicionamiento primario de un medicamento esté preparado para cortarse en unidades. Qué información de las siguientes opciones NO es obligatorio que figure en cada unidad:

a. Identificación del producto
b. Fecha de caducidad
c. Número de lote
d. Nombre del fabricante

259. De acuerdo a la guía 'ICH S10 on Photosafety Evaluation of Pharmaceuticals', indique que propiedad de una molécula NO está relacionada con el riesgo de fototoxicidad:

a. Distribución a tejidos expuestos a la luz (ej. la piel)
b. Resultado positivo del test Ames
c. Resultado positivo del ensayo de captación del rojo neutro (neutral red uptake-NRU) en la línea celular 3T3
d. Coeficiente de Extinción Molar (MEC) >1000 L mol-1 cm-1 a longitudes de onda entre 290 y 700 nm (espectro UV-visible)

260. Sobre los métodos de imputación de 'missing data' (datos faltantes) en ensayos clínicos:

a. Existe una variedad importante de métodos de imputación de «missing data» que, aplicados al mismo ensayo clínico, pueden dar lugar a conclusiones diferentes
b. Los «missing data» no suponen una fuente de sesgos en ensayos clínicos
c. El proceso de imputación de los datos debe ir destinado a favorecer la demostración de superioridad del fármaco experimental
d. El método de «Baseline Observation Carried Forward (BOCF)» consiste en asignar el valor de la última observación disponible

261. De los siguientes tipos de expedientes, ¿cuál NO se trata de un expediente abreviado:

a. Genérico
b. Híbrido
c. Biosimilar
d. Uso bien establecido

262. De acuerdo a la Ley Orgánica 3/2018, de 5 de diciembre, de Protección de Datos Personales y garantía de los derechos digitales, el deber de confidencialidad y de secreto profesional de los responsables y encargados del tratamiento de datos, se mantendrán:

a. Aun cuando hubiese finalizado la relación del obligado con el responsable o encargado del tratamiento
b. Hasta que finalice la relación del obligado con el responsable o encargado del tratamiento
c. Hasta un año después de que finalice la relación del obligado con el responsable o encargado del tratamiento
d. Hasta diez años después de que finalice la relación del obligado con el responsable o encargado del tratamiento

263. La técnica de difusión en gradiente o epsilómetro se utiliza para:

a. Confirmar la sinergia de dos o más antibióticos
b. Determinar la concentración mínima inhibitoria de microorganismos (CMI)
c. Determinar la cinética de la muerte bacteriana
d. Determinar si el antimicrobiano es bactericida o bacteriostático

264. Cuando el resultado de la evaluación de una solicitud de autorización de comercialización de un medicamento por procedimiento nacional sea desfavorable, el Departamento de Medicamentos de Uso Humano de la AEMPS informará al interesado para:

a. En un plazo de quince días, pueda efectuar las alegaciones y presentar la documentación que considere oportuna
b. En un plazo de treinta días, pueda efectuar las alegaciones y presentar la documentación que considere oportuna
c. En un plazo de tres meses, pueda efectuar las alegaciones y presentar la documentación que considere oportuna
d. Retire la solicitud de autorización de comercialización sin tener otras opciones

265. Señale la opción FALSA sobre el análisis por intención de tratar de un ensayo clínico:

a. Los participantes que no cumplan los criterios de inclusión pueden ser excluidos del análisis
b. Los participantes que no asistan a una consulta de seguimiento serán excluidos del análisis
c. Los participantes que no tomen la medicación pueden ser excluidos del análisis
d. Los participantes que reciban el medicamento equivocado serán incluidos en el análisis

266. Señale la opción FALSA sobre los ensayos clínicos de no inferioridad:

a. El objetivo de los ensayos de no inferioridad es demostrar que un nuevo tratamiento no es menos eficaz (no es inferior) que el tratamiento estándar
b. La definición del margen de no inferioridad se basa en una combinación entre el criterio clínico y el análisis estadístico de la mejor evidencia de eficacia disponible del tratamiento que se utiliza como comparador frente a placebo
c. Cuánto más amplio es el margen de no inferioridad, mayor debe ser el tamaño muestral del ensayo para concluir la no inferioridad
d. Los ensayos de no inferioridad son útiles para fármacos que no se espera que sean más eficaces que el tratamiento estándar, pero que presentan potenciales ventajas en seguridad, posología o coste

267. Indique qué fármaco está indicado en osteoporosis postmenopáusica:

a. Raloxifeno
b. Clomifeno
c. Tamoxifeno
d. Danazol

268. Respecto a la farmacocinética en niños en comparación con la de adultos:

a. El niño se puede considerar un «adulto en miniatura»
b. La excreción renal está disminuida en niños sanos a partir de los 2 años
c. La absorción percutánea está muy disminuida en el neonato y lactante, particularmente si la piel está edematosa o quemada
d. El volumen de distribución es mayor en neonatos que en adultos debido a su mayor proporción de agua corporal

269. Señale la opción FALSA en relación a los betabloqueantes:

a. La determinación de sus niveles plasmáticos no es útil como guía de la terapia
b. Reducen la demanda de oxígeno por el miocardio
c. Disminuyen la tolerancia al ejercicio en pacientes con angina de esfuerzo
d. Disminuyen la frecuencia cardiaca

270. Sobre los estudios Fase III:

a. El criterio fundamental para elegir el tratamiento control será frente al que sea más fácil demostrar superioridad
b. Es imprescindible que las variables y tiempo de estudio reflejen de forma adecuada el efecto del fármaco
c. El objetivo es mostrar diferencias estadísticamente significativas, independientemente de su relevancia clínica
d. Se elegirán cuidadosamente los criterios de inclusión/exclusión que más favorezcan la demostración de eficacia y seguridad del nuevo fármaco

271. Cuál de los siguientes fármacos se retiró del mercado en 2013 por motivos de seguridad:

a. Caspofungina b. Rituximab
c. Celecoxib d. Tetrazepam

272. En cuanto a los fármacos utilizados en el tratamiento de la colitis ulcerosa:

a. El vedolizumab es un bloqueante de la integrina 4 7 ::::::

b. El vedolizumab es un inhibidor de interleukinas

c. La mesalazina tiene mayores reacciones adversas que la sulfasalazina

d. La loperamida está indicada en los casos más graves

273. El índice DAS28 se utiliza para medir:

a. El dolor
b. Calidad de vida relacionadas con la salud
c. El riesgo cardiovascular de personas que han sufrido
d. La actividad de la artritis reumatoide

274. Cuál de los siguientes compuestos es un profármaco oral de 5-fluorouracilo:

a. Pentostatina
b. Citarabina
c. Mercaptopurina
d. Capecitabina

275. Cuál de los siguientes antineoplásicos biológicos NO está indicado en el tratamiento del melanoma:

a. Ipilimumab b. Nivolumab
c. Pembrolizumab d. Pertuzumab

276. Sobre el valor predictivo positivo:

a. Es la probabilidad de que un individuo sano de un resultado positivo en la prueba

b. Es la probabilidad de que un individuo enfermo de un resultado positivo en la prueba

c. Es la probabilidad de que un sujeto con un resultado positivo en la prueba esté realmente enfermo

d. Se estima dividiendo el número de verdaderos positivos entre el total de pacientes enfermos

277. El diagnóstico diferencial para un paciente con EPOC según las guías clínicas GOLD es:

a. FEV1 / CVF > 0,73
b. FEV1 / CVF > 0,70
c. FEV1 / CVF < 0,70
d. FEV1 / CVF < 0,73

278. Cuál de los siguientes antidiabéticos actúa independientemente de la insulina:

a. Semaglutida b. Repaglinida
c. Dapaglifozina d. Glicazida

279. De acuerdo a los principios de Buena Práctica Clínica, es FALSO:

a. Los derechos, la seguridad y el bienestar de los sujetos de un ensayo son las consideraciones más importantes y deberán prevalecer sobre los intereses de la ciencia y de la sociedad

b. El cuidado médico que reciben los sujetos y las decisiones médicas tomadas en su nombre serán siempre responsabilidad del promotor

c. Los ensayos clínicos deberán estar científicamente justificados y estar descritos en un protocolo claro y detallado

d. La información clínica y no clínica disponible sobre un medicamento en investigación deberá ser suficiente para avalar el ensayo clínico propuesto

280. Señale la opción INCORRECTA en relación a los principios generales de la Declaración de Helsinki sobre los fundamentos y requisitos éticos en los ensayos clínicos:

a. El objetivo principal de la investigación médica es generar nuevos conocimientos, y este objetivo debe tener primacía sobre los derechos y los intereses de la persona que participa en la investigación

b. Se debe asegurar compensación y tratamiento apropiados para las personas que son dañadas durante su participación en la investigación

c. La investigación médica debe realizarse de manera que reduzca al mínimo el posible daño al medio ambiente

d. El progreso de la medicina se basa en la investigación que, en último término, debe incluir estudios en seres humanos

281. Señale la opción FALSA sobre los siguientes anticuerpos monoclonales con acción antitumoral:

a. Nivolumab se une al receptor de muerte programada 1 (PD-1) y bloquea su interacción con PD-L1 y PD-L2

b. Ipilimumab bloquea de manera selectiva la interacción de PD-L1 con PD1

c. Durvalumab bloquea de manera selectiva la interacción de PD-L1 con PD1

d. Pembrolizumab se une al receptor de la muerte celular programada-1 (PD-1) y bloquea su interacción con los ligandos PD-L1 y PD-L2

282. El grupo de coordinación de procedimientos de reconocimiento mutuo y descentralizado (CMDh) está compuesto por un representante por Estado Miembro nombrado por:

a. Un periodo renovable de 3 años
b. Un periodo no renovable de 3 años
c. Un periodo de 4 años
d. Un periodo de 5 años

283. En relación al Comité de medicamentos huérfanos según el reglamento 141/2000 CE sobre medicamentos huérfanos:

a. Este Comité emite un dictamen en el plazo de sesenta días tras la recepción de la solicitud

b. Ayuda al Consejo de Europa sobre la aplicación de una política de medicamentos huérfanos de la UE

c. Se encarga de examinar las solicitudes de declaración de medicamentos como medicamentos huérfanos que se le presenten con arreglo a lo dispuesto en el presente Reglamento

d. Asiste al Parlamento en sus contactos internacionales sobre cuestiones relacionadas con los medicamentos huérfanos

284. Indique la opción FALSA en referencia al análisis de ensayos clínicos:

a. La no inferioridad se demuestra cuando no hay diferencias estadísticamente significativas entre los dos tratamientos

b. El plan de análisis estadístico debe establecerse a priori

c. El análisis por intención de tratar incluye a todos los pacientes asignados a cada grupo, independientemente de que hayan incumplido el protocolo

d. La equivalencia se demuestra cuando los límites del intervalo de confianza de la diferencia entre ambos tratamientos no sobrepasa los límites considerados como clínicamente relevantes

285. La realización de cuál de los siguientes estudios NO sería necesaria para la evaluación preclínica de un medicamento de terapia génica:

a. Prueba de concepto
b. Biodistribución
c. Toxicidad a dosis repetida si se van a administrar varias dosis del medicamento en humanos
d. Test in vitro de micronúcleos

286. De acuerdo al Anexo 1 del RD 1345/2007, en un expediente de registro de un medicamento, la evaluación del riesgo medio-ambiental se incluye en:

a. Módulo 1.6 del expediente
b. Módulo 1.6 y 2.3 del expediente
c. Módulo 3 del expediente
d. Módulo 5 del expediente

287. El diseño de un ensayo clínico de eficacia de un medicamento antiasmático aliviador (reliever) suele llevar como comparador de elección un:

a. Corticoesteroide inhalado
b. Agonista beta 2 de acción corta (SABA)
c. Corticoesteroide acción sistémica
d. Agonista beta adrenérgico de acción larga (LABA)

288. Un estudio sobre la eficacia de un medicamento llega a la conclusión de que este es mejor que el placebo con una significación p=0.02, es decir::

a. Con toda seguridad, el tratamiento es mejor que el placebo
b. Si el tratamiento no fuese eficaz, existe menos del 5% de probabilidad de observar unas muestras tan contrarias a dicha hipótesis como las obtenidas
c. El tratamiento es un 95% más efectivo que el placebo
d. La probabilidad de que el placebo sea mejor que el fármaco es menor de 5%

289. Sobre los estudios de toxicidad a dosis repetida en animales necesarios para comercializar un medicamento en España, es FALSO:

a. En general, deberán llevarse a cabo en dos especies de animales mamíferos una de las cuales deberá ser no-roedor
b. La duración de los estudios de toxicidad a dosis repetida dependerá de la duración prevista en el ser humano del medicamento en cuestión
c. Se realizarán en las especies animales elegidas en base a la similitud con el ser humano con respecto al perfil de toxicidad aguda
d. Normalmente, utilizarán el mismo número de machos y hembras

290. Sobre la osteoporosis y su tratamiento, es FALSO:

a. El objetivo del tratamiento farmacológico es la disminución de la incidencia de fracturas
b. El tratamiento con terapia hormonal sustitutiva ha mostrado reducir el riesgo de fracturas pero incrementa el riesgo de otras enfermedades como las cardiovasculares
c. La reducción absoluta del riesgo de fracturas y por tanto el beneficio esperado del tratamiento será diferente dependiendo del riesgo basal para las fracturas
d. La incidencia de fracturas osteoporóticas no se incrementa con la edad, sino con el peso corporal principalmente

291. El papel de los corticoides inhalados en asma moderada-severa es:

a. Ninguno
b. Tratamiento de mantenimiento a largo plazo
c. Tratamiento de segunda línea tras montelukast
d. Tratamiento de tercera línea tras omalizumab y montelukast, por ese orden

292. En la evaluación de un dosier de registro de un medicamento biosimilar, es FALSO:

a. Su principio activo debe tener misma posología y vía de administración que el medicamento de referencia
b. Se pretende incrementar la eficacia del medicamento de referencia (bio-better)
c. Debe contener un módulo 3 completo
d. Si solo se realiza el estudio de eficacia en una indicación, se permite una extrapolación de indicaciones si se justifica adecuadamente

293. Señale la opción FALSA en relación al Comité de Medicamentos de Uso Humano de la Agencia Europea de Medicamentos:

a. Es el responsable de la evaluación de los medicamentos de uso humano presentados por Procedimiento Centralizado
b. El Comité es responsable de la evaluación de las modificaciones o extensiones (variaciones) de las autorizaciones de comercialización ya otorgadas por cualquier procedimiento de registro
c. Su evaluación se basa en un estudio exhaustivo científico de los datos presentados
d. El Comité determina si un medicamento cumple con los requerimientos de calidad, seguridad y eficacia y si tiene un balance beneficio-riesgo positivo

294. Según la guía de la EMA de evaluación clínica de medicamentos antineoplásicos, indique el diseño del ensayo clínico fase II recomendado para demostrar la eficacia de la combinación de dos medicamentos antineoplásicos no citotóxicos, si uno de ellos (B) no tiene actividad antitumoral por si solo o esta es mínima, pero en un estudio preclínico se demuestra que B mejora la actividad antitumoral del otro compuesto (A):

a. Ensayo clínico aleatorizado de tres brazos AB vs. A vs. tratamiento de referencia
b. Ensayo clínico aleatorizado de cuatro brazos AB vs. A vs. B vs. tratamiento de referencia
c. Ensayo clínico aleatorizado de tres brazos AB vs. B vs. tratamiento de referencia
d. Ensayo clínico aleatorizado de dos brazos AB vs. B

295. [ANULADA] Tipo de estudio fármaco-económico donde tanto los costes implicados como los resultados clínicos obtenidos son medidos en unidades físicas:

a. Análisis de minimización de riesgos
b. Análisis coste-beneficio
c. Análisis coste-utilidad
d. Análisis coste-efectividad

296. [ANULADA] Se puede considerar sinónimo de 'reacción adversa':

a. Efecto colateral
b. Efecto secundario
c. Acontecimiento adverso
d. Efecto indeseable

297. [ANULADA] La guía de la EMA de evaluación clínica de medicamentos para el tratamiento del tromboembolismo venoso recomienda que la variable primaria de los ensayos confirmatorios de no inferioridad para el tratamiento del tromboembolismo venoso sea una variable compuesta. Cuál de los siguientes factores NO forma parte de esta variable compuesta:

a. Recurrencia de trombosis venosa superficial sintomática
b. Recurrencia de trombosis venosa profunda sintomática
c. Muerte asociada a tromboembolismo venoso
d. Recurrencia de edema pulmonar sintomático, no mortal

298. [ANULADA] Con respecto al contenido del plan de gestión de riesgos de un medicamento, indique cuál de los siguientes epígrafes NO está incluido en la parte VI de 'Resumen del Plan de Farmacovigilancia':

a. Estudios que son condición de la autorización de comercialización
b. Lista de riesgos importantes e información no disponible
c. Poblaciones no estudiadas en ensayos clínicos
d. Resumen de los riesgos importantes

299. [ANULADA] Es un requisito obligatorio de un medicamento autorizado por Procedimiento Centralizado:

a. Tener el mismo nombre en todos los países de la UE
b. El titular lo deberá comercializar en todos los países de la UE
c. Haber presentado la solicitud de comercialización en la Agencia Española de Medicamentos y Productos Sanitarios
d. Que el titular de la autorización de comercialización del medicamento esté establecido en España

300. [ANULADA] Sobre los medicamentos biosimilares, es FALSO:

a. Un biosimilar es un medicamento biológico que contiene una versión de la sustancia activa de un medicamento original biológico (medicamento de referencia) ya autorizado en el Espacio Económico Europeo
b. La posología y la vía de administración del biosimilar debe ser la misma que la del medicamento de referencia
c. Si se ha demostrado biosimilaridad en una indicación, la extrapolación a otras indicaciones del producto de referencia es aceptable sin necesidad de estudios adicionales
d. Cualquier desviación con respecto al medicamento de referencia en cuanto a dosis, forma farmacéutica, formulación, excipientes o presentación requiere justificación

301 **D**	339 **A**	377 **C**	415 **C**
302 **C**	340 **B**	378 **D**	416 **D**
303 **D**	341 **A**	379 **C**	417 **B**
304 **B**	342 **B**	380 **C**	418 **D**
305 **A**	343 **D**	381 **C**	419 **B**
306 **B**	344 **C**	382 **D**	420 **B**
307 **C**	345 **A**	383 **D**	421 **B**
308 **D**	346 **D**	384 **B**	422 **B**
309 **C**	347 **D**	385 **C**	423 **D**
310 **B**	348 **C**	386 **A**	424 **A**
311 **A**	349 **D**	387 **C**	425 **C**
312 **C**	350 **D**	388 **A**	426 **B**
313 **C**	351 **B**	389 **B**	427 **D**
314 **C**	352 **B**	390 **D**	428 **D**
315 **B**	353 **A**	391 **D**	429 **D**
316 **A**	354 **C**	392 **D**	430 **C**
317 **C**	355 **C**	393 **B**	431 **C**
318 **C**	356 **C**	394 **D**	432 **B**
319 **A**	357 **D**	395 **C**	433 **C**
320 **A**	358 **C**	396 **C**	434 **B**
321 **B**	359 **A**	397 **B**	435 **B**
322 **A**	360 **A**	398 **D**	436 **B**
323 **A**	361 **D**	399 **B**	437 **B**
324 **D**	362 **C**	400 **A**	438 **D**
325 **B**	363 **B**	401 **C**	439 **A**
326 **C**	364 **D**	402 **B**	440 **B**
327 **C**	365 **A**	403 **B**	441 **D**
328 **D**	366 **C**	404 **C**	442 **C**
329 **C**	367 **D**	405 **C**	443 **B**
330 **B**	368 **C**	406 **B**	444 **A**
331 **B**	369 **C**	407 **A**	445 **D**
332 **B**	370 **A**	408 **A**	446 **D**
333 **C**	371 **D**	409 **D**	447 **D**
334 **C**	372 **B**	410 **C**	__
335 **B**	373 **A**	411 **B**	448 **B**
336 **A**	374 **B**	412 **C**	449 **D**
337 **C**	375 **A**	413 **A**	450 **C**
338 **A**	376 **C**	414 **B**	

301. En la formulación de productos cosméticos se podría utilizar una sustancia clasificada como CMR 1A, evaluada y considerada segura por el Comité Científico de Seguridad de los Consumidores:

a. Cuando no hay otra alternativa adecuada
b. Cuando se cumplen los requisitos de seguridad alimentaria
c. Cuando se solicita excepción para un uso particular en una categoría de productos con exposición conocida
d. Cuando se cumplen lo expuesto en todas las respuestas anteriores

302. El RD 1591/2009, de 16 de octubre, por el que se regulan los productos sanitarios, traspone la Directiva 93/42/CEE y además incluye aspectos de la legislación nacional española, entre los que se encuentran:

a. La obligación de que los productos incluyan el marcado CE en su etiquetado
b. La obligación de que los agrupadores de productos sanitarios que lleven marcado CE efectúen una declaración conforme a la verificación de la compatibilidad de dicha agrupación
c. La necesidad de obtención de licencia previa de funcionamiento para determinadas actividades y las instalaciones en que se llevan a cabo
d. La obligación para los fabricantes de productos sanitarios de la clase I, a medida y agrupadores de productos sanitarios de notificar a la autoridad competente la dirección del domicilio social y la descripción de los productos de que se trate

303. La técnica analítica más frecuente utilizada para investigar la potencia de los anticuerpos irregulares es:

a. Técnica enzimática
b. Técnica de elución
c. Titulación de anticuerpos
d. Coombs indirecto

304. Durante el proceso de evaluación del riesgo de productos sanitarios en cuya elaboración se utilizan tejidos de origen animal, procedentes de especies bovinas, que no pueden resistir un proceso de inactivación o eliminación de agentes transmisibles sin sufrir una degradación inaceptable el fabricante deberá:

a. Seleccionar otra opción de tejido procedente de otra especie
b. Apoyarse principalmente en el control del origen
c. Aplicar un análisis de la literatura científica
d. No realizar el proceso de inactivación del tejido y hacer una investigación clínica con el producto en pocos pacientes

305. La fabricación por procesado aséptico de productos sanitarios previstos para ser estériles:

a. Se utiliza como método alternativo si el producto no puede esterilizarse terminalmente en su recipiente sellado final
b. Es el método de elección en el caso de productos sanitarios líquidos
c. No se puede llevar a cabo en productos termolábiles
d. No se puede utilizar en productos sanitarios líquidos

306. Este símbolo del etiquetado de un producto sanitario indica:

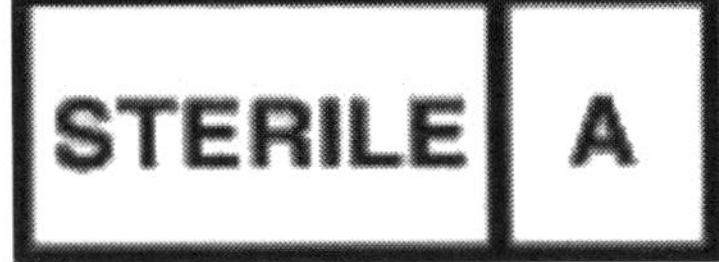

a. Estéril
b. Esterilizado utilizando técnicas de procesado aséptico
c. Producto de clase A estéril
d. Esterilizado utilizando vapor de agua

307. La certificación de Buenas Prácticas de Fabricación de Productos Cosméticos:

a. Es obligatoria para fabricantes establecidos en la UE
b. Es obligatoria para fabricantes establecidos en España
c. Es una certificación voluntaria
d. Solo emitirla la Agencia Española de Medicamentos y Productos Sanitarios

308. Un producto sanitario de 'uso a corto plazo' está destinado a utilizarse de forma continua entre:

a. Treinta minutos y quince días
b. Cinco días y quince días
c. Sesenta minutos y siete días
d. Sesenta minutos y treinta días

309. Indique la FALSA. Cuando una autoridad competente determine que un producto cosmético, comercializado conforme a la reglamentación vigente, plantea un riesgo grave para la salud humana:

a. Adoptará todas las medidas provisionales oportunas para garantizar que se restrinja su disponiblidad
b. Adoptará la cláusula de salvaguardia
c. Adoptará el procedimiento centralizado de notificación
d. Comunicará inmediatamente a la Comisión y a las autoridades competentes de los demás Estados miembros las medidas adoptadas y toda la información que motive la decisión

310. NO es un criterio común relativo a las reivindicaciones de productos cosméticos:

a. Cumplimiento de la legislación
b. Transparencia
c. Honradez
d. Veracidad

311. Cuál de estos ensayos granulométricos es un método estático:

a. Microscopía
b. Mediante la balanza de sedimentación
c. Métodos centrífugos
d. Elutriación

312. El Reglamento 2017/745 sobre los productos sanitarios, indica que los importadores de productos sanitarios deben:

a. Estar designados, mediante un mandato, por el fabricante del producto importado
b. Mantener a disposición de las autoridades una copia de la documentación técnica de los productos importados
c. Indicar en los productos importados o su embalaje o en un documento que acompañe al producto, su nombre comercial registrado o marca registrada, domicilio social y dirección
d. Comprobar que el fabricante del producto importado dispone de un sistema de seguimiento poscomercialización

313. La persona responsable de un producto cosmético:

a. Podrá ser el fabricante, aunque se encuentre fuera del territorio comunitario
b. No podrá en ningún caso ser una persona designada por el importador, aunque se encuentre en territorio comunitario
c. El fabricante podrá, por mandato escrito, designar como persona responsable a una persona establecida en la Comunidad, que aceptará por escrito
d. En ningún caso puede ser el importador

314. Según la última versión del Manual de productos frontera y clasificación, una lámpara ultravioleta germicida con la indicación de disminuir la carga microbiológica en los quirófanos:

a. Es un producto sanitario
b. Es un accesorio
c. No es un producto sanitario
d. Es un producto del anexo XVI Reglamento 2017/745, de 5 de abril de 2017, sobre los productos sanitarios

315. La norma armonizada para demostrar la conformidad de los productos sanitarios activos con los requisitos de compatibilidad electromagnética es:

a. UNE EN ISO 13485
b. UNE EN ISO 60601-1-2
c. UNE EN ISO 14971
d. UNE EN ISO 62304

316. Las actividades de fabricación, e importación de productos repelentes de insectos en España requieren:

a. Autorización de actividades previa emitida por la Agencia Española de Medicamentos y Productos Sanitarios (AEMPS)
b. Presentación de declaración responsable de cumplimiento de requisitos ante la AEMPS
c. Presentación de una declaración responsable de cumplimiento de requisitos ante la Comunidad Autónoma
d. Licencia previa de funcionamiento emitida por la Comunidad Autónoma

317. En la validación de un proceso de esterilización de un producto sanitario, la etapa que se efectúa ya sea con equipo descargado o utilizando materiales de ensayo apropiados, para demostrar la capacidad del equipo para aplicar el proceso de esterilización que se ha definido es la:

a. Cualificación de la instalación
b. Cualificación microbiológica
c. Cualificación operacional
d. Cualificación del funcionamiento

318. Según lo indicado en el Reglamento 2017/745, de 5 de abril de 2017, sobre los productos sanitarios, en las declaraciones UE de conformidad de los productos sanitarios deberá aparecer:

a. El identificador de producción UDI-PI
b. En las declaraciones UE de conformidad no tiene que aparecer el UDI
c. El identificador de producto UDI-DI básico
d. El UDI-PI básico

319. En cuanto al margen de seguridad (MOS), en el ámbito de los productos cosméticos:

a. Debe ser como norma general mayor o igual a 100
b. Debe ser como norma general mayor o igual a 600
c. Debe ser como norma general mayor o igual a 300
d. Nos indica la dosis mínima de un ingrediente que produce efectos adversos

320. Señale la opción FALSA para los productos sanitarios implantables activos, de acuerdo a lo establecido en el Reglamento 2017/745, de 5 de abril, relativo a los productos sanitarios:

a. Su evaluación clínica debe estar basada en los resultados de al menos tres investigaciones clínicas
b. Estarán diseñados para minimizar los riesgos de la utilización de una fuente de energía
c. Llevarán un código identificativo con el tipo de producto y año de fabricación, legible sin necesidad de una intervención quirúrgica
d. Estarán diseñados para minimizar riesgos asociados a la utilización de equipos quirúrgicos de alta frecuencia

321. El proceso intermitente para la obtención industrial de polímeros en el que la pasta viscosa se introduce en un molde a presión, enfriándose y solidificándose se denomina:

a. Comprensión
b. Moldeo por inyección
c. Mecanizado
d. Extrusión

322. Sobre la eficacia de protectores solares:

a. En un protector solar, un factor de protección solar 10 corresponde a una categoría 'protección baja' que se indicará en la etiqueta
b. Los protectores solares pueden reivindicar que presentan una protección al 100 % frente a la radiación UV
c. La eficacia del protector solar no depende de la cantidad empleada
d. Los factores de protección solar por encima de 50 aumentan sustancialmente la protección frente a la radiación UV

323. Según la definición de distribuidor del Reglamento 1223/2009:

a. Es una persona física o jurídica
b. Es la persona responsable del producto
c. Es el fabricante material del producto
d. Es el que realiza la introducción en el mercado del producto

324. Indicar la opción FALSA. El informe sobre la seguridad de un producto cosmético contendrá obligatoriamente:

a. El uso normal y razonablemente previsible del producto

b. Efectos no deseados y efectos graves no deseados

c. Datos sobre la exposición a las sustancias contenidas en el producto cosmético

d. Un informe de clasificación CLP conforme al Reglamento 1272/2008, de 16 de diciembre, sobre clasificación, etiquetado y envasado de sustancias y mezclas

325. Cuál de los siguientes ensayos es apropiado para determinar la activación del sistema del complemento durante el proceso de evaluación de las interacciones con la sangre de un filtro de retención de leucocitos:

a. Tiempo de tromboplastina parcial

b. Generación de C3 convertasa

c. Determinación de fibrinógeno

d. Hemólisis

326. En España, la prescripción médica es necesaria para la venta al público de productos de autodiagnóstico:

a. Para la determinación de glucemia

b. Para el diagnóstico de VIH

c. Para la determinación de Helicobacter pylori

d. Para el diagnóstico de la fertilidad

327. De acuerdo al Reglamento 1223/2009, de 30 de noviembre, sobre los productos cosméticos, en los productos cosméticos está permitido el uso de:

a. Sustancias sujetas a restricción que no se utilicen con arreglo a las restricciones establecidas en el anexo III del citado reglamento

b. Sustancias enumeradas en el anexo II del citado reglamento

c. Nanomateriales utilizados como colorantes, filtros ultravioletas o conservantes

d. Sustancias clasificadas como sustancias CMR de la categoría 2, salvo que hayan sido evaluadas por el Comité Científico de Seguridad de los Consumidores (CCSC) y consideradas seguras para su uso en productos cosméticos

328. El algodón hidrófilo para uso sanitario:

a. Debe ser puro, sin mezclas de otras fibras

b. Sus fibras son cilíndricas y con pelos laterales

c. Tiene poca capacidad de retención de líquidos

d. No debe contener ninguna materia colorante

329. Según el Reglamento 2017/745, de 5 de abril de 2017, sobre los productos sanitarios, es FALSO que los paneles de expertos:

a. Valoran la evaluación clínica en los ámbitos médicos pertinentes

b. Dan opinión sobre la evaluación del funcionamiento de determinados productos sanitarios de diagnóstico in vitro

c. Evalúan a los organismos notificados

d. Están constituidos por asesores designados por la Comisión Europea

330. Según la Orden SCO/3269/2006, el Registro Oficial de Establecimientos y Servicios Biocidas (ROESB), será gestionado por la:

a. Agencia Española de Medicamentos y Productos Sanitarios

b. Autoridad sanitaria competente de cada Comunidad Autónoma

c. Dirección General de la Producción Agraria

d. Dirección General de Consumo

331. La norma UNE EN ISO 14644-1: 2016 'Salas limpias y locales anexos controlados', clasifica las salas en base a:

a. Presión diferencial entre las salas

b. Concentración de partículas

c. Velocidad del flujo del aire

d. UFC (Unidades Formadoras de Colonias)/m3

332. Requieren de licencia previa de funcionamiento de instalaciones de productos sanitarios otorgada por la Agencia Española de Medicamentos y Productos Sanitarios todas las empresas con sede social en España:

a. Fabrican productos sanitarios a medida

b. Importan productos sanitarios

c. Venden productos sanitarios

d. Exportan productos sanitarios

333. El período recomendado para revalidar el ciclo de esterilización elegido para un producto sanitario es:

a. Anual

b. Cada cinco años

c. Se debe determinar según la naturaleza del proceso y según los datos disponibles del mismo

d. No es necesario revalidar en caso de procesos validados siguiendo una norma UNE EN ISO

334. Una vez presentada la Declaración responsable de actividades de fabricación de productos cosméticos ante la Agencia Española de Medicamentos y Productos Sanitarios (AEMPS):

a. No se podrán iniciar las actividades de fabricación de productos cosméticos hasta que la instalación no se haya autorizado por la AEMPS

b. No se podrán iniciar las actividades de fabricación de productos cosméticos hasta que la AEMPS no haya comprobado documentalmente dicha Declaración y su conformidad

c. Se podrán iniciar las actividades de fabricación de productos cosméticos desde la fecha de su presentación

d. No se podrán iniciar las actividades de fabricación de productos cosméticos hasta que la instalación no haya sido inspeccionada por las autoridades competentes

335. Cuál de los siguientes criterios NO es prioritario para la adopción de medidas de control de riesgos de productos sanitarios:

a. La relación beneficio-riesgo

b. La relación coste-beneficio

c. La seguridad

d. Los conocimientos de los usuarios potenciales

336. Según lo indicado en el Reglamento 2017/745, de 5 de abril de 2017, sobre los productos sanitarios, en un procedimiento de evaluación coordinada de las investigaciones clínicas de productos sanitarios:

a. El promotor envía una solicitud única que se transmitirá a todos los Estados miembros en que vaya a realizarse la investigación clínica

b. Ante la falta de acuerdo sobre el estado que actuará como coordinador, esta función recaerá en el Estado miembro donde esté ubicada la sede social del promotor

c. El estado miembro coordinador designará al Estado miembro evaluador que será el encargado de evaluar la solicitud y remitirá su decisión a los demás estados

d. En el caso de productos de clase III, los plazos para emitir el informe final de evaluación se prorrogarán en 120 días más

337. El expediente de información sobre el producto cosmético se mantendrá durante:

a. Los cinco años siguientes a la fecha en la que el último lote del producto cosmético se introdujo en el mercado

b. Los tres años siguientes a la fecha en la que el último lote del producto cosmético se introdujo en el mercado

c. Los diez años siguientes a la fecha en la que el último lote del producto cosmético se introdujo en el mercado

d. Los dos años siguientes a la fecha en la que el último lote del producto cosmético se introdujo en el mercado

338. Los productos sanitarios implantables activos se pueden vender exclusivamente a:

a. Profesionales o centros sanitarios
b. Profesionales, centros sanitarios o particulares en el caso de venta en farmacia
c. Hospitales
d. Hospitales o particulares si disponen de receta médica

339. En cuanto a implementación de la legislación relativa a los productos sanitarios, una de las diferencias entre las Directivas 93/42/CEE, 98/79/CE y 90/385/CEE y los nuevos Reglamentos (UE) 2017/745 y (UE) 2017/746 es:

a. Que los nuevos Reglamentos resultan de aplicación directa en todos los países miembros de la UE
b. Que los nuevos Reglamentos pueden aplicarse según los requerimientos en cuanto a materia sanitaria de cada país miembro de la UE
c. Que los nuevos Reglamentos no pueden aplicarse sin transponerse previamente al acervo legislativo nacional de cada estado miembro
d. Ninguna de las anteriores es correctas

340. El Reglamento 2017/745 sobre los productos sanitarios, indica que los fabricantes de productos sanitarios de clase I deben mantener la documentación técnica a disposición de las autoridades , a partir de la introducción en el mercado del último producto cubierto por la declaración UE de conformidad, durante cuántos años:

a. 5   b. 10   c. 15   d. 20

341. Tal como establece el Reglamento 1223/2009, 30 de noviembre, sobre los productos cosméticos, los productos cosméticos podrán contener:

a. Filtros ultravioletas enumerados en el anexo VI de dicho Reglamento y usados con arreglo a las condiciones establecidas en dicho anexo
b. Colorantes distintos de los enumerados en el anexo IV de dicho Reglamento
c. Sustancias sujetas a restricción que no se utilicen con arreglo a las restricciones establecidas en el anexo III de dicho Reglamento
d. Conservantes distintos de los enumerados en el anexo V de dicho Reglamento

342. La fabricación de un producto de cuidado personal en España requiere:

a. Disponer de una licencia sanitaria de fabricación emitida por la Agencia Española de Medicamentos y Productos Sanitarios (AEMPS)
b. Presentación previa de una Declaración Responsable de actividades de fabricación de productos de cuidado personal ante la AEMPS
c. Notificación previa a la Dirección General de Salud Pública del inicio de las actividades de fabricación
d. Disponer de una licencia sanitaria de fabricación emitida por la Dirección General de Salud Pública

343. Sobre la calidad microbiológica de un cosmético:

a. No es necesario incluir la calidad microbiológica en la evaluación de seguridad de ningún producto cosmético, ya que son productos seguros
b. Las especificaciones microbiológicas son iguales para todos los tipos de cosméticos
c. Los productos de bajo riesgo microbiológico son siempre todos los productos cosméticos que presentan un porcentaje de etanol menor del 20%
d. Los límites microbiológicos son más restrictivos en productos que se aplican en mucosas

344. Cuál de los siguientes programas informáticos NO es un producto sanitario:

a. El destinado a proporcionar información para la toma de decisión con fines terapéuticos
b. El destinado a observar los procesos fisiológicos para la monitorización de pacientes
c. Un programa informático destinado a mejorar la calidad de la comunicación entre los pacientes y los cuidadores
d. El destinado a facilitar la concepción estimando el periodo de ovulación mediante un algoritmo con la temperatura basal

345. Los símbolos incluidos en la norma UNE EN ISO 15223-2013 sobre símbolos a utilizar en etiquetas, etiquetado y la información a suministrar:

a. Pueden utilizarse para sustituir la leyenda con la información esencial para la utilización segura y apropiada que debe acompañar a los productos sanitarios
b. Son obligatorios en el etiquetado de los productos sanitarios que utilizan etiquetado electrónico
c. No deben utilizarse si el producto no se acompaña de instrucciones de uso
d. No se pueden utilizar en los productos sanitarios implantables activos

346. La etiqueta e instrucciones de uso de productos sanitarios implantables activos que se comercialicen en España tiene que presentarse:

a. Al menos en inglés
b. En español y en el idioma que haya aprobado el Organismo Notificado
c. En el idioma que elija el fabricante
d. Al menos en español

347. Los productos sanitarios para diagnóstico in vitro según el Reglamento (UE) 2017/746 se clasifican teniendo en cuenta:

a. Únicamente el riesgo de los productos
b. El riesgo en cuanto a potencial población afectada y gravedad de las patologías a diagnosticar por el producto
c. El tipo de sujeto que utilizará el producto
d. La finalidad prevista y el riesgo inherente de los productos

348. Indique la opción FALSA. Sobre los ensayos de toxicidad a dosis repetidas:

a. Se pueden utilizar para determinar el NOAEL
b. Se pueden utilizar para determinar el LOAEL
c. Se pueden utilizar para determinar la DL50
d. Generalmente existe una exposición diaria a la sustancia durante 28, 90 días, 1 año o incluso más tiempo

349. Señale el procedimiento de evaluación de la conformidad que NO es aplicable a la evaluación de la conformidad de un equipo de autodiagnóstico para la medición de glucemia:

a. Garantía de calidad total
b. Examen CE de tipo cumplimentado con garantía de calidad de la producción
c. Examen CE de tipo cumplimentado con verificación CE
d. Examen CE de diseño cumplimentado con declaración CE de conformidad

350. En materia de vigilancia de productos sanitarios, indique a quien corresponde llevar a cabo una Acción Correctiva de Seguridad en Campo (FSCA):

a. A la Agencia Española de Medicamentos y Productos Sanitarios
b. A las autoridades sanitarias de las CC AA
c. Al punto nacional de la red de vigilancia europea de productos sanitarios
d. Al fabricante del producto sanitario

351. Indicar la opción FALSA. Respecto a los datos que sustentan la reivindicación de un determinado producto cosmético:

a. La pertinencia y relevancia pueden ser evaluadas por las autoridades como parte de sus actividades de vigilancia del mercado

b. Las afirmaciones claramente exageradas que el usuario final medio no pueda considerar literales (hipérbole), así como las afirmaciones abstractas deben ser también justificadas

c. Debe de garantizar que los elementos de prueba sigan siendo aplicables cuando cambie la formulación del producto

d. La persona responsable puede consultar a un experto que proporcione la justificación apropiada de dicha reivindicación

352. Según el Reglamento 2017/746, de 5 de abril, relativo a los productos sanitarios para diagnóstico in vitro (PSDIV), es FALSO:

a. El análisis de riesgos es un requisito general aplicable a todos los PSDIV

b. Los reactivos de diagnóstico in vitro que se usen en centros sanitarios deben tener un periodo de caducidad de dos años

c. El funcionamiento del PSDIV deberá comprobarse con el personal y en los entornos de uso previstos

d. Los datos del funcionamiento del PSDIV deberán incluir el funcionamiento analítico y el funcionamiento clínico

353. Según el manual MEDDEV 2.14/1 revisión 2 sobre productos IVD frontera y clasificación, los kits con la indicación de uso para diagnóstico in vitro junto a los productos sanitarios de diagnóstico in vitro que contengan no pueden incluir:

a. Medicamentos

b. Productos alimenticios

c. Productos sanitarios de acuerdo a la Directiva 93/42/CEE

d. Ninguna de las anteriores es correcta

354. Cuál de los siguientes procedimientos de evaluación de la conformidad NO está contemplado en el Reglamento 2017/745, de 5 de abril, sobre productos sanitarios:

a. Sistema completo de gestión de la calidad

b. Sistema de garantía de calidad de la producción

c. Sistema de garantía de calidad de producto

d. Verificación de lotes

355. El mantenimiento requerido para la seguridad y correcto funcionamiento de los equipos médicos que se instalan en España es establecido por:

a. Los servicios de mantenimiento de los centros sanitarios

b. Las autoridades sanitarias de las CC AA

c. El fabricante del equipo

d. El Organismo Notificado 0318

356. Sobre los materiales textiles utilizados para la fabricación de productos sanitarios, es FALSO:

a. El algodón hidrófilo se obtiene de la fibra vegetal obtenida de la especie de la planta herbácea Gossypium

b. El tejido no tejido es ampliamente utilizado para la fabricación de los productos sanitarios de cobertura quirúrgica

c. La principal limitación para el uso de las gasas de algodón de tejido rectilíneo es su baja resistencia a la tracción

d. Las aplicaciones médicas principales de las gasas de algodón están relacionadas con su poder de absorción y compresión

357. La venta al público por correspondencia o por procedimientos telemáticos de los productos sanitarios de autodiagnóstico:

a. Está permitida sin condiciones

b. Está prohibida en todos los casos

c. Está prohibida, excepto si se efectúa por las oficinas de farmacia, con la intervención de un farmacéutico y su asesoramiento, para los productos en los que es necesaria la correspondiente prescripción

d. Está prohibida, excepto si se efectúa por las oficinas de farmacia, con la intervención de un farmacéutico y su asesoramiento, para los productos en los que no es necesaria la correspondiente prescripción

358. El uso en productos cosméticos de sustancias clasificadas como carcinógenas, mutágenas o tóxicas para la reproducción de la categoría 2 (CMR 2):

a. Está prohibido salvo que cumpla con los requisitos de la seguridad alimentaria

b. Está prohibido salvo que no se disponga de alternativas adecuadas

c. Está prohibido salvo si ha sido evaluada por el Comité Científico de Seguridad de los Consumidores y considerada segura para uso en cosméticos

d. No está prohibido su uso en productos cosméticos

359. La realización de auditoría del sistema de calidad a un cliente, al cual el organismo de certificación ha prestado servicios de consultoría previamente, constituye una amenaza a la:

a. Imparcialidad

b. Competencia

c. Transparencia

d. Responsabilidad

360. Cuál de los siguientes métodos le parece seguro para transformar los derivados de sebo que son utilizados en la fabricación de productos sanitarios:

a. Destilación a 200 °C

b. Esterilización por vapor 124°C, 30 minutos

c. Acidificación con HCl 12 M

d. Congelación a -180ºC

361. Sobre la protección solar:

a. La radiación UVA es la radiación solar en el espectro 290-320 nm

b. La radiación UVB es la radiación solar en el espectro 320-400 nm

c. Un producto de protección solar tiene finalidad exclusiva de proteger la piel de la radiación UVA, pero no obligatoriamente de la radiación UVB

d. El grado mínimo de protección de los productos de protección solar debe ser un factor 6 de protección solar frente a la radiación UVB

362. En la publicidad de los productos sanitarios dirigida al público se prohíbe cualquier mención que haga referencia a una autoridad sanitaria o a recomendaciones de personas que por su notoriedad puedan incitar a su utilización, excepto en el caso de:

a. Publicidad de productos de autodiagnóstico

b. Publicidad de productos de clase I

c. Publicidad promovida por las Administraciones públicas

d. Publicidad de productos no financiados por el SNS

363. En el Reglamento 1223/2009, de 30 de noviembre, sobre los productos cosméticos, las sustancias prohibidas para su uso en cosméticos se enumeran en el Anexo:

a. III   b. II   c. I   d. IV

364. La seguridad de un producto sanitario en lo que se refiere a su potencial para transmitir un agente infeccioso de encefalopatía espongiforme transmisible (EET), NO está condicionada por:

a. La cantidad de tejido de origen animal necesaria para su fabricación

b. La especie animal que sea fuente del material de partida

c. La vía de administración del producto

d. El procedimiento de evaluación de la conformidad elegido por el fabricante

365. Según el Reglamento 1223/2009 el muestreo y el análisis de los productos cosméticos se llevarán a cabo:

a. De manera fiable y reproducible

b. En laboratorios acreditados en ISO-EN-UNE 22176:2007

c. En laboratorios acreditados en ISO-EN-UNE 17025:2009

d. En laboratorios que pertenezcan a la red de laboratorios oficiales de control de productos cosméticos (OCCL)

366. Tal como establece el artículo 32 del Reglamento 1223/2009, de 30 de noviembre de 2009 sobre los productos cosméticos, la Comisión Europea estará asistida por el:

a. Comité Científico de Protección Cosmética
b. Comité Científico de garantías de los Consumidores
c. Comité Permanente de Productos Cosméticos
d. Comité Científico de Seguridad Cosmética

367. Indique la opción FALSA. Sobre la evaluación de la seguridad de los productos de higiene personal:

a. Consta de memoria técnica, toxicológica y analítica
b. Los ensayos se deben realizar en laboratorios que cumplan las Buenas Prácticas de Laboratorios (BPL)
c. En el caso de productos para tatuaje deben presentar un certificado de cumplimento de las especificaciones establecidas en la Resolución del consejo de Europa ResAP (20018) 1
d. En el caso de productos solares deben presentar un certificado de cumplimento de las especificaciones establecidas en la Resolución del consejo de Europa ResAP (20018) 1

368. Los cosméticos destinados a niños menores de 3 años:

a. No presentarán nunca conservantes
b. Podrán presentar bajas concentraciones de sustancias con actividad disruptora endocrina
c. No presentarán sustancias que sean alérgenos potentes
d. Podrán contener sustancias con propiedades carcinógenas, mutágenas o tóxicas para la reproducción (CMR)

369. El Sistema Español de Cosmetovigilancia es una estructura que coordina:

a. La Dirección General de Salud Pública
b. Las autoridades sanitarias de las CC AA
c. La Agencia Española de Medicamentos y Productos Sanitarios
d. El Ministerio de Consumo

370. Sobre el comercio exterior de productos sanitarios y cosméticos, la inspección farmacéutica en los controles en frontera debe tener en cuenta cuando los productos tienen origen en Suiza y Turquía ya que no procedería la inspección a su importación:

a. Sólo en el caso de que se trate de productos sanitarios
b. Si que procedería la inspección ya que se trata de terceros países
c. Sólo aplicaría si se tratase de una exportación
d. Ninguna de las tres es correcta

371. El factor de protección UVA es:

a. La cantidad de energía necesaria para generar un eritema
b. La radiación solar en el espectro 320-400 nm
c. La radiación solar en el espectro 290-320 nm
d. El cociente entre la dosis mínima de UVA necesaria para inducir un oscurecimiento pigmentario persistente de la piel protegida por un producto de protección solar y la dosis mínima de UVA necesaria para inducir el oscurecimiento mínimo de la misma piel sin proteger

372. En cuanto a la modificación de los anexos del Reglamento 1223/2009:

a. Los anexos no se han modificado desde la publicación del Reglamento
b. Los anexos podrán ser modificados periódicamente con el fin de ser adaptados al progreso técnico
c. La Comisión modifica los anexos II, VI y VII, sin consulta previa al Comité Científico de Seguridad de los Consumidores
d. El único anexo que se puede modificar es el II

373. En el diseño del proceso de fabricación de un producto sanitario estéril para tomar la decisión de realizar las últimas fases del proceso entre un área clasificada y un área controlada se debe tener en cuenta:

a. El bioburden del producto tras el proceso de acondicionamiento primario
b. Si el método de esterilización a aplicar es por óxido de etileno
c. El tipo de acondicionamiento primario elegido
d. Es una decisión que sólo depende de las instalaciones de las que dispone el fabricante

374. La plataforma informática de registro de biocidas de la Agencia Europea de sustancias y mezclas químicas (ECHA) que permite el intercambio de información entre los solicitantes, las autoridades competentes, la ECHA y la Comisión se llama:

a. EUDRAVIGILANCE
b. R4BP
c. RAPEX
d. ICSMS

375. Es un conservante permitido en el uso de productos cosméticos:

a. 2-Fenoxietanol
b. Linalool
c. Limoneno
d. Geraniol

376. Sobre etapa de limpieza, dentro del reprocesado de productos sanitarios reutilizables, es FALSO:

a. La limpieza automatizada se puede llevar a cabo en una lavadora desinfectadora
b. Si la fase de limpieza no se lleva a cabo correctamente y no es eficaz puede comprometer a la fase de esterilización
c. No está permitido que se lleve a cabo de modo manual
d. El fabricante del producto reutilizable debe validar el método de limpieza recomendado

377. Para demostrar la conformidad de un producto sanitario, el requisito esencial de evaluación clínica es aplicable a:

a. Productos de clase III e implantables
b. Productos innovadores
c. Todos los productos
d. Productos destinados a uso por profanos

378. Según el Manual del Grupo de Trabajo en Productos Cosméticos (Subgrupo productos frontera) sobre el alcance de la aplicación del Reglamento 1223/2009:

a. Los productos vaginales pueden ser considerados productos cosméticos, si tienen una función de mantener el buen estado
b. Los productos que se aplican por vía nasal pueden ser considerados productos cosméticos, si tienen una función de mantener el buen estado
c. Los productos aplicados por vía tópica, destinados a aliviar el dolor articular pueden ser productos cosméticos
d. Las pelucas no se consideran producto cosmético

379. Los conservantes en cosméticos NO se utilizan para:

a. Garantizar la seguridad microbiológica de los cosméticos para su uso por el consumidor
b. Mantener la calidad y las especificaciones previstas del producto
c. Prevenir la contaminación microbiana por un uso inadecuado del producto
d. Confirmar una manipulación higiénica y de alta calidad

380. Sobre los productos cosméticos destinados exclusivamente a niños menores de tres años:

a. Deben tener un sistema de cierre de seguridad
b. Indicarán en el etiquetado, 'mantener fuera del alcance de los niños'
c. Según el Reglamento 1223/2009, debe realizarse una evaluación de la seguridad específica de estos productos
d. Todas son verdaderas

381. NO es una autoridad competente en materia de productos cosméticos:

a. La Agencia Española de Medicamentos y Productos Sanitarios

b. La inspección farmacéutica de las Áreas de Sanidad y Política Social de las Delegaciones del Gobierno en las CC AA (CCAA)

c. Las autoridades de consumo de las CCAA

d. Las autoridades sanitarias de la administración local

382. De acuerdo a la norma armonizada UNE EN ISO 21534: 2009 Implantes quirúrgicos no activos, el pulido de las superficies metálicas debe realizarse con un material exento de:

a. Titanio   b. Vanadio
c. Carbono   d. Hierro

383. Indicar la opción FALSA. Respecto a la eficacia de productos biocidas, la norma UNE EN 14885: 2019 especifica las normas europeas a ensayar en los productos:

a. Antisépticos de lavado higiénico de las manos

b. Desinfectantes químicos de superficies de ámbito hospitalario

c. Antisépticos de frotado higiénico de las manos

d. Repelentes de insectos de uso humano

384. Cuando un producto cosmético, cuyo expediente de información se custodie en España, presente un riesgo para la salud humana:

a. La Agencia Española de Medicamentos y Productos Sanitarios (AEMPS) utilizará el Sistema de intercambio rápido de información sobre productos químicos (SIRIPQ) para transmitirlo a la Comisión

b. La persona responsable o el distribuidor, según proceda, informará inmediatamente de ello a la AEMPS sobre la no conformidad y las medidas correctoras adoptadas

c. La persona responsable retirará el producto del mercado, pero no tiene la obligación de informar a la AEMPS

d. La AEMPS utilizará el Sistema de intercambio rápido de información sobre productos cosméticos (SIRIPC) para transmitirlo a la Comisión

385. En el etiquetado de productos cosméticos este símbolo indica:

a. No es un símbolo adecuado para productos cosméticos

b. Plazo después de la apertura

c. Fecha de duración mínima

d. Referencia a información adjunta o unida

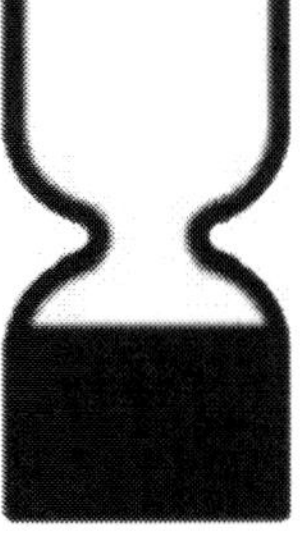

386. En el caso de productos cosméticos cuya duración mínima exceda de treinta meses:

a. La indicación de la fecha de duración mínima no es obligatoria

b. La indicación de la fecha de duración mínima es obligatoria

c. No es necesario indicar el plazo después de la apertura durante el cual el producto es seguro y puede utilizarse sin daño al consumidor

d. No existen productos cosméticos cuya duración mínima exceda de treinta meses

387. La autorización previa por parte de las autoridades competentes de los estudios de funcionamiento de productos sanitarios para diagnóstico in vitro:

a. Es requerida en la Directiva 98/79/CE

b. Es requerida en el Reglamento (UE) 2017/746 y en la Directiva 98/79/CE

c. Es requerida en el Reglamento (UE) 2017/746 en determinados casos

d. Es requerida siempre según el Reglamento (UE) 2017/746

388. De acuerdo a la regla 11 de clasificación establecida en el Reglamento 2017/745, de 5 de abril, los programas informáticos cualificados como productos sanitarios pueden clasificarse como:

a. Clase I, IIa, IIb o III

b. Clase I

c. Clase I o IIa

d. Clase IIa o IIb

389. En España los ensayos en voluntarios humanos con productos cosméticos:

a. Son obligatorios para demostrar la seguridad del producto

b. No están prohibidos

c. Solo se pueden realizar bajo supervisión de un dermatólogo previamente autorizado

d. Requieren autorización por parte de la Agencia Española de Medicamentos y Productos Sanitarios

390. Según el Reglamento 2017/746, de 5 de abril de 2017, sobre los productos sanitarios para diagnóstico in vitro, los calibradores destinados a utilizarse con un producto sanitario para diagnóstico in vitro:

a. Se clasifican en la clase A

b. Se clasifican en la clase B

c. Se clasifican por si mismos por separado del producto sanitario para diagnóstico in vitro con el que se utilicen

d. Se incluyen en la misma clase que el producto sanitario para diagnóstico in vitro con el que se utilizan

391. Indique la opción FALSA. Según lo establecido en el Reglamento 1223/2009, son obligaciones de la persona responsable de productos cosméticos:

a. Cooperar con las autoridades en la eliminación de riesgos que planteen sus productos

b. Garantizar la seguridad del producto

c. Garantizar el cumplimiento del producto con la legislación vigente

d. Notificar todos los efectos no deseados de los que tengan conocimiento, relacionados con el uso de sus productos

392. Indique la opción FALSA. El Reglamento 1223/2009:

a. Prohíbe la realización de ensayos en animales de productos cosméticos acabados

b. Prohíbe la realización de ensayos en animales de ingredientes de productos cosméticos

c. Prohíbe la realización de ensayos en animales de ingredientes y combinaciones de ingredientes de productos cosméticos

d. Prohíbe la realización de estudios en humanos con productos cosméticos terminados

393. Sobre las siliconas señale la opción FALSA:

a. Tienen una estructura reticulada

b. Son polímeros inestables

c. Se utilizan ampliamente para productos sanitarios de implantación larga

d. Se utilizan para mejorar las propiedades del látex

394. Indique la respuesta FALSA. La actividad de fabricación de los siguientes productos está sometida al régimen de Declaración Responsable:

a. Pediculicidas

b. Tintas de tatuajes

c. Hidratantes vaginales

d. Plaguicidas de uso en higiene personal

395. Indicar la opción FALSA. Serán competencia de la Agencia Española de Medicamentos y Productos Sanitarios:

a. Biocidas para la higiene humana cuyas sustancias no han sido revisadas

b. Plaguicidas de uso en higiene personal cuyas sustancias no han sido revisadas

c. Los plaguicidas de uso ganadero cuyas sustancias no han sido revisadas

d. Desinfectantes de ambientes clínicos y quirúrgicos cuyas sustancias no han sido revisadas

396. Cuando un producto cosmético presente un riesgo grave para la salud derivado de un incumplimiento de la legislación, la Agencia Española de Medicamentos y Productos Sanitarios informará a la Comisión Europea y a las autoridades competentes de los demás Estados miembros de las medidas adoptadas mediante:

a. El 'Cosmetic Products Notification Portal (CPNP)'
b. El portal europeo para la notificación de efectos graves no deseados
c. El Sistema europeo de intercambio rápido de información (RAPEX)
d. El portal europeo de intercambio de reacciones adversas

397. Cuál de los siguientes procedimientos de evaluación de la conformidad NO está previsto en la Directiva 93/42/CEE, de 14 de junio, relativa de productos sanitarios:

a. Garantía de calidad de producto
b. Verificación de lotes
c. Examen CE de tipo
d. Verificación CE

398. Una de las obligaciones para los fabricantes como operadores económicos en el Reglamento (UE) 2017/745 es la de disponer de un sistema de gestión de la calidad que deberá:

a. Ser autorizado por la autoridad competente del país en que se encuentra ubicado el fabricante
b. Seguir la norma armonizada UNE EN ISO 13485 que esté en vigor en el momento
c. Seguir un diseño estandarizado para todos los fabricantes establecidos en la UE
d. Abarcar todas las partes y elementos de la organización del fabricante relativas a la calidad de los procesos, procedimientos y productos

399. El sistema de identificación único de los productos o UDI que introduce el Reglamento (UE) 2017/745 permitirá la identificación y facilitará la trazabilidad de los productos sanitarios que no sean:

a. Los recogidos en el Anexo XVI del Reglamento (UE) 2017/745
b. Productos sanitarios a medida y los de investigación
c. Productos sanitarios de clase I sin función de medición y no estériles
d. Ninguna de las anteriores es correcta

400. Sobre el Reglamento 2017/746, de 5 de abril, sobre productos sanitarios para diagnóstico in vitro es FALSO que:

a. Armoniza las normas relativas a la venta de segunda mano de los productos para diagnóstico in vitro
b. Introduce disposiciones para garantizar la transparencia y trazabilidad en lo que respecta a los productos sanitarios para diagnóstico in vitro
c. Excluye del alcance a los productos destinados exclusivamente a la investigación
d. Establece que los elementos destinados específicamente a sustituir componentes críticos de un equipo se considerarán un producto

401. Un depilatorio químico se considera:

a. Un producto de higiene
b. Un producto de estética
c. Un producto cosmético
d. Un producto de consumo

402. Según lo establecido en las 'Directrices para la Comunicación de Efectos Graves no Deseados', el plazo para notificar un efecto grave no deseado relacionado con un producto cosmético es de:

a. 20 días laborables
b. 20 días naturales
c. 5 días laborables
d. 5 días naturales

403. Los productos cosméticos están sometidos a control sanitario por la inspección farmacéutica en frontera:

a. Solo cuando están destinados a niños
b. En la importación
c. En la exportación
d. En la exportación y en la importación

404. Señale la respuesta FALSA. Según el Reglamento 2017/745, de 5 de abril de 2017, sobre los productos sanitarios, la base de datos europea sobre productos sanitarios (EUDAMED) incluirá entre otros, los sistemas electrónicos siguientes:

a. El sistema electrónico relativo a los organismos notificados y los certificados
b. El sistema electrónico de registro de productos
c. El sistema electrónico de coordinación de autoridades sanitarias y Comisión
d. El sistema electrónico de control de mercado

405. Señale la respuesta FALSA. Las Directrices y manuales europeos sobre frontera en productos sanitarios ofrecen la visión del grupo de trabajo de la Comisión Europea sobre casos:

a. En los que no está claro si un producto es producto sanitario, producto sanitario para diagnóstico in vitro o producto sanitario implantable activo de acuerdo a las definiciones incluidas en las directivas
b. En los que existe una dificultad para aplicar claramente las reglas de clasificación de los productos tal y como están establecidas en las directivas de productos sanitarios
c. En los que un producto sanitario está clasificado según las reglas recogidas en las directivas de productos sanitarios y por el estado del arte se hace necesario otorgarles una clasificación distinta
d. En los que según la interpretación de las reglas de clasificación establecidas en las directivas de productos sanitarios pueda otorgarse diferente clasificación a un producto

406. Uno de los tres organismos europeos de normalización es:

a. El Consejo Europeo de Normalización
b. El Comité Europeo de Normalización
c. La Comisión Europea de Normalización
d. La Conferencia Europea de Normalización

407. Cuáles de estos productos son productos de cuidado personal:

a. Parches transdérmicos anticelulíticos
b. Geles antisépticos de piel sana
c. Los aparatos e instrumental utilizados en el maquillaje permanente, semipermanente o en el tatuaje de la piel mediante técnicas invasivas
d. Repelentes de ectoparásitos

408. En productos cosméticos orales, la concentración de flúor máxima permitida es:

a. 0.15%　　　　　b. 0.00015%
c. 15%　　　　　　d. 2%

409. De acuerdo a la norma UNE EN ISO 10993-1: 2021 'Evaluación biológica de productos sanitarios', la evaluación biológica de un producto sanitario con contacto permanente en piel deberá incluir como mínimo datos de:

a. Citotoxicidad e inmunogenicidad
b. Sensibilización y toxicidad subcrónica
c. Inmunogenicidad, citotoxicidad y toxicidad aguda
d. Citotoxicidad, sensibilización e irritación

410. Los biocidas serán autorizados conforme al Reglamento 528/2012, de 22 de mayo, relativo a la comercialización y el uso de los biocidas, si el biocida:

a. Presenta una o varias sustancias activas recogidas en los listados de su Anexo IIIA

b. Presenta sustancias activas aún en revisión y no han sido aún aprobadas para el tipo de producto de que se trate

c. No produce en los organismos objetivo efectos inaceptables, como la aparición de resistencias

d. Es suficientemente eficaz, aunque produzca dolores innecesarios en vertebrados

411. La reacción en cadena de la polimerasa (PCR) es una técnica de laboratorio consistente en:

a. Amplificar secuencias de RNA

b. Amplificar secuencias de ADN

c. Activar proteínas enzimáticas

d. Eliminar interferones

412. Una empresa fabricante que dispone de un certificado de cumplimiento de la norma UNE EN ISO 13485 bajo acreditación ENAC:

a. Está autorizada para poner en el mercado los productos que fabrica

b. Está exenta de solicitar la evaluación de la conformidad a un organismo notificado

c. Tiene un sistema de calidad certificado que proporciona confianza a sus clientes

d. Fabrica productos sanitarios que son conformes con la legislación aplicable

413. Una bolsa pediátrica adhesiva de recolección de orina que se aplica pegándola sobre la piel del bebe para la obtención de una muestra de orina con el propósito de llevar a cabo un diagnóstico in vitro es:

a. Un producto sanitario

b. Un producto sanitario de diagnóstico in vitro

c. Un producto sanitario implantable

d. Material de laboratorio

414. Los requisitos para realizar las actividades de fabricación e importación de productos cosméticos se encuentran recogidos en el anexo:

a. I del Reglamento 655/2013

b. Del RD 85/2018

c. II del Reglamento 1223/2009

d. VI del Reglamento 1223/2009

415. Qué es RAPEX:

a. Un portal español para la notificación de efectos graves no deseados

b. Un portal europeo para la notificación de efectos graves no deseados

c. Un Sistema de la UE de intercambio rápido de información en materia de productos peligrosos no alimentarios

d. Un Sistema Europeo de intercambio de reacciones adversas graves

416. Elija la combinación de procedimientos de evaluación de la conformidad que es aplicable para la colocación del marcado CE en un producto de diagnóstico in vitro destinado a la determinación del grupo sanguíneo anti-Duffy:

a. Sistema de garantía de calidad total incluido examen CE de diseño junto con verificación de los productos elaborados

b. Examen CE de tipo junto con sistema de garantía de calidad de producto

c. Examen CE de tipo junto con examen CE de diseño

d. Examen CE de tipo junto con verificación CE

417. El margen de seguridad (MoS) de un ingrediente:

a. Se expresa como el cociente: Exposición sistémica del ingrediente (SED) / Nivel de efecto adverso no observado (NOAEL)

b. Se expresa como el cociente: Nivel de efecto adverso no observado (NOAEL) / Exposición sistémica del ingrediente (SED)

c. Expresa los niveles con mínimo efecto adverso observado

d. Expresa el nivel mínimo con efecto observado

418. El Reglamento 1272/2008, de 16 de diciembre, sobre clasificación, etiquetado y envasado de sustancias y mezclas, es aplicable en fase de producto terminado, a:

a. Medicamentos veterinarios

b. Productos cosméticos

c. Medicamentos de uso humano

d. Productos biocidas

419. Cuál de los siguientes productos de cuidado personal NO se considera producto de higiene:

a. Limpiador nasal

b. Mascarilla de abrasión de la piel por vía química

c. Limpiadores anales en el caso de hemorroides

d. Limpiadores oculares

420. Un gel hidroalcohólico cosmético para manos puede reivindicar en su etiquetado:

a. Manos seguras

b. Gel limpiador de manos

c. Higienizante

d. Lavado higiénico de manos

421. Las tintas para maquillaje permanente con finalidad estética:

a. No es obligatorio que sean estériles ya que su aplicación es más superficial que la de las tintas destinadas a tatuajes

b. Deberán de cumplir los requisitos establecidos en el Reglamento 2020/2081 que modifica el anexo XVII del Reglamento REACH para solicitar autorización de comercialización en España

c. No podrán presentar colorantes enumerados en el Anexo IV del Reglamento 1223/2009 de 30 de noviembre, sobre los productos cosméticos

d. Dentro de los productos de cuidado personal, se clasifican como productos de higiene cuya finalidad es la de crear un dibujo sobre la piel de forma permanente

422. Señale la afirmación FALSA:

a. Las técnicas de inmunohematología están basadas en la hemaglutinación de antígenos y anticuerpos

b. Las técnicas de hemaglutinación no se utilizan para la investigación de anticuerpos irregulares

c. La prueba de Coombs directa detecta anticuerpos unidos a la superficie de los glóbulos rojos

d. La prueba de Coombs indirecta detecta anticuerpos libres en suero

423. Los sistemas informáticos utilizados en los centros sanitarios para gestión de información clínica (CIS) de los pacientes:

a. Son productos sanitarios de clase I por la Regla 12 del Anexo IX de la Directiva 93/42/CEE

b. Son productos sanitarios de clase IIa por la Regla 10 del Anexo IX de la Directiva 93/42/CEE

c. Son productos sanitarios de clase IIa por la Regla 11 del Anexo VIII del Reglamento 2017/745

d. No son productos sanitarios

424. Los productos empleados para el control de los organismos nocivos invertebrados mediante repulsión o atracción para la higiene humana se corresponden con biocidas de Tipo de Producto:

a. 19   b. 1   c. 2   d. 4

425. Sobre la norma UNE EN ISO 14971: 2020 'Productos sanitarios. Aplicación a la gestión de riesgos de los productos sanitarios':

a. Cuando se aplica, se obtienen productos sanitarios sin riesgos

b. Es la referencia para toma de decisiones clínicas

c. No especifica los niveles de riesgo aceptables

d. Es la herramienta para la gestión de riesgos de procesos de los fabricantes

426. Respecto a las buenas prácticas de fabricación en cosméticos, indicar la afirmación FALSA:

a. Se presume la conformidad con buenas prácticas de fabricación cuando la fabricación se ajuste a las normas armonizadas pertinentes
b. El certificado de buenas prácticas de fabricación tiene un periodo de validez de 5 años
c. Es obligatorio que las personas físicas o jurídicas que realicen actividades de fabricación de productos cosméticos dispongan de programas de formación en buenas prácticas de fabricación
d. Las actuaciones inspectoras de comprobación de la Declaración responsable realizadas por la Inspección Farmacéutica podrán servir para verificar el cumplimiento de los principios de buenas prácticas de fabricación

427. La lista de ingredientes del etiquetado de un producto cosmético se ordenará por orden:

a. Alfabético creciente
b. Alfabético decreciente
c. Creciente de importancia ponderal
d. Decreciente de importancia ponderal

428. El Reglamento 1223/2009 de 30 de noviembre de 2009, sobre productos cosméticos, establece una serie de requisitos respecto a los tintes capilares:

a. Los productos destinados a teñir el pelo podrán contener colorantes destinados a teñir el pelo distintos de los enumerados en el anexo IV del citado reglamento
b. No existen restricciones respecto a sus colorantes en ningún anexo del citado reglamento
c. En su etiquetado no es obligatorio indicar los colorantes de oxidación como establece el artículo 19 del citado reglamento
d. En el caso de tintes capilares con colorantes de oxidación incluidos en el Anexo III del citado reglamento, deberá de indicarse en el etiquetado las condiciones de empleo y advertencias indicadas en dicho anexo

429. Respecto al etiquetado de un producto cosmético:

a. En la lista de ingredientes es obligatorio que aparezcan las sustancias técnicas subsidiarias utilizadas durante la mezcla, pero que ya no se encuentran en el producto acabado
b. En la lista de ingredientes no es necesario indicar los ingredientes presentes en forma de nanomateriales
c. En la lista de ingredientes es obligatorio que aparezcan las impurezas contenidas en las materias primas utilizadas
d. Los ingredientes de concentración inferior al 1% podrán mencionarse sin orden después de los que tengan una concentración superior al 1%

430. La primera opción en las medidas de control del riesgo a adoptar por los fabricantes de productos sanitarios para diagnóstico in vitro es:

a. Implementar medidas de protección
b. Implementar medias que no tengan un coste elevado
c. Eliminar riesgos por diseño
d. Proporcionar información de seguridad

431. El procesado aséptico de productos sanitarios líquidos requiere de un proceso de esterilización validado para:

a. Únicamente el propio producto sanitario y el recipiente que lo contendrá
b. Exclusivamente el proceso de llenado
c. Todos los componentes del equipo que entran en contacto con el material procesado asépticamente y todos los componentes del recipiente
d. El entorno ambiental donde se realizará el proceso que es lo único que se puede validar en este tipo de procesados

432. El Reglamento 722/2012, de 8 de agosto, requisitos particulares de productos sanitarios en cuya elaboración se utilicen tejidos de origen animal, NO resulta de aplicación a tejidos de:

a. Ciervo
b. Crustáceos
c. Gatos
d. Alces

433. Según el Reglamento 2017/746, de 5 de abril de 2017, sobre los productos sanitarios para diagnostico in vitro, y en relación con los productos sanitarios de diagnóstico in vitro no destinados a estudios de funcionamiento, deben elaborar un resumen sobre seguridad y funcionamiento los fabricantes de productos:

a. De las clases A, B, C y D
b. De las clases B, C y D
c. De las clases C y D
d. De autodiagnóstico

434. Indicar la opción FALSA. Tal como establece el RD 85/2018, de 23 de febrero, por el que se regulan los productos cosméticos, para la importación de productos cosméticos de terceros países:

a. Se aplicarán los controles y procedimientos previstos en la Orden SPI/2136/2011, de 19 de julio
b. La persona responsable de dichos cosméticos puede estar establecida fuera de la UE
c. La empresa importadora de dichos productos cosméticos debe haber presentado la declaración responsable de actividades de importación o disponer de autorización de actividades en vigor
d. Las características y condiciones de conservación y transporte de los productos cosméticos no podrán dar lugar a riesgos para la salud

435. El procedimiento para la designación de los organismos notificados establecido en el Reglamento de Ejecución nº 920/2013 relativo a la designación y supervisión de Organismos Notificados conforme a la Directiva 93/42/CEE y Directiva 90/385/CEE establece que en la evaluación in situ de un organismo notificado participen al menos:

a. La autoridad de designación y la autoridad competente del estado miembro en el que esté establecido el organismo notificado y un representante de la Comisión
b. La autoridad de designación del estado miembro en el que esté establecido el organismo notificado, la autoridad de designación de otros dos estados miembros y un representante de la Comisión
c. La autoridad competente del estado miembro en el que esté establecido el organismo notificado, la autoridad competente de otros dos estados miembros y un representante de la Comisión
d. La autoridad de designación de tres estados miembros que sean diferentes del país en el que está ubicado el organismo notificado y un representante de la Comisión

436. Indicar la opción FALSA. Antes de la introducción del producto cosmético en el mercado, la persona responsable notificará a la Comisión Europea, por medios electrónicos:

a. La categoría del producto cosmético
b. La autorización del producto cosmético concedida por la autoridad competente
c. El nombre y la dirección de la persona responsable donde el expediente de información sobre el producto esté disponible
d. El país de origen, en caso de importación

437. Respecto a los cosméticos usados en la higiene y cuidado bucal:

a. Los dentífricos fluorados cosméticos pueden contener hasta un 0,5 % de ión flúor, siempre que las reivindicaciones de la etiqueta sean propias de un cosmético
b. Los dentífricos fluorados cosméticos pueden contener hasta un 0,15 % de ión flúor siempre que las reivindicaciones de la etiqueta sean propias de un cosmético
c. Los dentífricos fluorados cosméticos pueden contener hasta un 0,3 % de ión flúor, siempre que las reivindicaciones de la etiqueta sean propias de un cosmético
d. No está permitido el uso de flúor en cosméticos de uso bucal

438. El ftalato de di-(2-etilhexilo) (DEHP) se utiliza en la fabricación de polímeros termoplásticos como el cloruro de polivinilo (PVC) como:

a. Deslizante
b. Estabilizante
c. Colorante
d. Plastificante

439. Cuál de las siguientes normas relativas a productos cosméticos está armonizada:

a. EN-ISO 22716:2007. Guía de buenas prácticas de fabricación

b. UNE-EN-ISO 24444.2011. Método de ensayo de protección solar

c. UNE-EN ISO 24442:2012. Determinación in vivo del SPF

d. Actualmente no hay ninguna norma armonizada en el ámbito de productos cosméticos

440. Es FALSO:

a. Una norma UNE es un documento técnico aprobado por un organismo de normalización reconocido

b. Una norma es un documento técnico de aplicación obligatoria

c. Las normas se elaboran en Comités Técnicos de Normalización (CTN)

d. La Asociación Española de Normalización (UNE), es el único Organismo de Normalización en España

441. NO es una competencia de los organismos notificados designados para productos sanitarios:

a. Informar a sus autoridades competentes de los certificados expedidos

b. Establecer los plazos para terminación de las operaciones de evaluación de la conformidad

c. Realizar las auditorías requeridas por los procedimientos de evaluación de la conformidad

d. Decidir sobre la clasificación de los productos sanitarios

442. En el control sanitario en fronteras de España, se realizará sistemáticamente a todos los productos sanitarios, cosméticos y productos de cuidado personal:

a. El control de identidad

b. El control físico

c. El control documental

d. La toma de muestra y análisis en laboratorio

443. Sobre el expediente de información sobre el producto:

a. Se redactará siempre en inglés

b. Contendrá una descripción del método de fabricación

c. Contendrá un listado de los distribuidores del producto

d. Estará disponible en las instalaciones del fabricante material del producto

444. La reivindicación 'tolerancia probada' significa que el producto ha sido:

a. Sometido a ensayos, bajo la supervisión de un profesional cualificado científicamente, con la intención de estudiar su tolerancia en un grupo concreto

b. Probado en humanos bajo la supervisión de un dermatólogo

c. Probado en humanos bajo la supervisión de un médico u odontólogo

d. Ninguna de las anteriores

445. Dentro de las técnicas analíticas utilizadas en microbiología clínica está la de las reacciones antígeno-anticuerpo. Cuál de las opciones NO es un método de detección de una unión antígeno-anticuerpo:

a. Precipitación

b. Aglutinación

c. Inmunocromatografía

d. pH

446. Sobre la utilización de la técnica de análisis modal de fallos y efectos (FMEA) a la gestión de riesgos de productos sanitarios:

a. Es un proceso deductivo y sistemático en el que se identifican las causas posibles de una situación no deseada

b. Es un método inductivo de análisis con el objetivo de identificar los peligros, las situaciones peligrosas y los episodios que pueden causar daño

c. Es una técnica basada en la determinación de los puntos de control críticos y la eficacia del control y seguimiento de los mismos

d. Es una técnica mediante la cual se identifican y evalúan sistemáticamente las consecuencias de un modo de fallo individual

447. Indique la opción FALSA. Una emulsión A/O ó en inglés W/O:

a. La fase continua es la fase lipofílica

b. La fase externa es la fase lipofílica

c. Es hidrófoba

d. Las gotitas oleosas de la preparación se sitúan dentro de la fase acuosa

448. [ANULADA] Una de las diferencias en la regulación de los productos sanitarios en la UE entre la Directiva 92/43/CEE y el nuevo Reglamento (UE) 2017/745 radica en el tipo de productos al que resultan de aplicación. Cuál de los productos que figuran a continuación no está recogido en el ámbito de ninguno de los documentos citados:

a. Lentes de contacto sin finalidad correctiva

b. Aparatos e instrumental utilizados para tatuar la piel mediante técnicas invasivas

c. Sillones de podología

d. Sustancias de relleno facial mediante inyección subcutánea

449. [ANULADA] Un proceso de esterilización para un producto sanitario reutilizable debidamente validado y adecuadamente controlado es garantía fiable de que el producto sanitario procesado mediante dicho proceso es estéril:

a. Si, si se realiza una revalidación completa del ciclo cada cinco años

b. Sí, si se controlan los parámetros del proceso diariamente

c. No, si no se monitorizan todos los parámetros del proceso

d. No, es el único factor que da garantía fiable de que el producto procesado mediante ese ciclo sea estéril

450. [ANULADA] Indique la opción FALSA. La homogenización de polvos:

a. Requiere un aporte de energía

b. Es una operación irreversible

c. Ocurre de forma espontánea

d. Todas son verdaderas

451 **D**	489 **B**	527 **B**	565 **D**
452 **A**	490 **D**	528 **D**	566 **D**
453 **A**	491 **B**	529 **B**	567 **B**
454 **A**	492 **D**	530 **D**	568 **C**
455 **A**	493 **D**	531 **C**	569 **C**
456 **C**	494 **C**	532 **D**	570 **B**
457 **C**	495 **A**	533 **B**	571 **C**
458 **C**	496 **B**	534 **D**	572 **D**
459 **B**	497 **A**	535 **C**	573 **A**
460 **D**	498 **A**	536 **B**	574 **A**
461 **C**	499 **C**	537 **B**	575 **A**
462 **D**	500 **A**	538 **B**	576 **A**
463 **D**	501 **D**	539 **B**	577 **B**
464 **B**	502 **C**	540 **B**	578 **A**
465 **B**	503 **C**	541 **C**	579 **C**
466 **A**	504 **B**	542 **A**	580 **C**
467 **B**	505 **C**	543 **B**	581 **B**
468 **A**	506 **B**	544 **A**	582 **C**
469 **B**	507 **A**	545 **C**	583 **A**
470 **C**	508 **C**	546 **D**	584 **D**
471 **C**	509 **A**	547 **C**	585 **B**
472 **B**	510 **A**	548 **C**	586 **C**
473 **A**	511 **A**	549 **A**	587 **D**
474 **C**	512 **B**	550 **C**	588 **A**
475 **C**	513 **B**	551 **A**	589 **D**
476 **B**	514 **A**	552 **D**	590 **C**
477 **D**	515 **A**	553 **B**	591 **C**
478 **B**	516 **B**	554 **A**	592 **D**
479 **B**	517 **B**	555 **D**	593 **A**
480 **C**	518 **D**	556 **A**	594 **A**
481 **B**	519 **D**	557 **D**	595 **D**
482 **B**	520 **A**	558 **A**	596 **B**
483 **D**	521 **A**	559 **C**	597 **A**
484 **B**	522 **A**	560 **A**	598 **A**
485 **A**	523 **D**	561 **C**	
486 **C**	524 **B**	562 **A**	
487 **A**	525 **D**	563 **B**	599 **D**
488 **B**	526 **A**	564 **D**	600 **C**

451. En la evaluación de un caso de sospecha de reacción adversa a un medicamento ¿qué entendemos por reexposición positiva:

a. El paciente sufre la reacción adversa solo con la segunda dosis del fármaco

b. El paciente tiene una mejora de su estado de salud tras exposiciones múltiples al fármaco que le había causado la reacción adversa

c. Después de haber sufrido la reacción adversa, el paciente mejora con la retirada del fármaco

d. Después de haber sufrido la reacción adversa, el paciente vuelve a tomar el mismo fármaco y el paciente sufre de nuevo la misma reacción adversa

452. Sobre la curva ROC (Receiver operating characteristic curve):

a. Se utiliza en la evaluación de las pruebas diagnósticas

b. Se utiliza para evaluar los criterios de aplicación de la regresión logística

c. Se utiliza típicamente en los modelos de supervivencia

d. Es una medida de frecuencia

453. Cuál de los siguientes signos y síntomas son sugestivos de una hiperglucemia inducida por antipsicóticos atípicos:

a. Poliuria, polidipsia, polifagia

b. Amenorrea, dismenorrea, hirsutismo

c. Fiebre, anemia, dolor abdominal

d. Afasia, apraxia, disartria

454. Se diseña un estudio de casos y controles de tipo hospitalario y la información se recoge mediante entrevista a los pacientes, usando un formulario específico diseñado previamente para los objetivos del estudio:

a. El estudio utiliza una fuente de información primaria

b. El estudio utiliza una fuente de información secundaria

c. El estudio utiliza una fuente de información terciaria

d. Las características del estudio eliminan la posibilidad de que haya un sesgo de memoria

455. Qué asociación fármaco-reacción adversa es FALSA:

a. Antipsicóticos atípicos-hipoglucemia

b. Sildenafilo-alteraciones de la visión

c. Colchicina-miopatía

d. Bifosfonatos-osteonecrosis del maxilar

456. Desde el punto de vista del diseño de los estudios farmacoepidemiológicos, un ensayo clínico de grupos paralelos se considera:

a. Un estudio transversal

b. Un estudio de cohortes dinámicas

c. Un estudio de cohortes cerradas

d. Un estudio de casos y controles de campo

457. Sobre los informes periódicos de seguridad, es FALSO:

a. Los realizan los titulares de autorización de comercialización en plazos preestablecidos que debe presentar a las agencias reguladoras

b. Si el medicamento es de registro centralizado o de reconocimiento mutuo su evaluación la realizará el Ponente o el Estado miembro de referencia respectivamente

c. Deben de presentarlos los titulares de la autorización de comercialización para todos los medicamentos comercializados

d. Los informes de medicamentos que contienen el mismo principio activo se evalúan simultáneamente

458. La proporción de pacientes hipertensos correctamente identificados por una nueva prueba es del 90%. Este valor representa:

a. La especificidad

b. El valor predictivo positivo

c. La sensibilidad

d. Verdaderos positivos

459. La información sobre facturación de recetas del SNS ¿qué tipo de datos contiene que pueden ser de utilidad en farmacovigilancia:

a. Datos sobre el coste global de los medicamentos para el SNS

b. Datos agregados sobre la utilización de medicamentos de interés en el SNS

c. Datos que permiten identificar a los pacientes polimedicados

d. Datos sobre las dosis diarias prescritas de medicamentos de interés a los pacientes del SNS

460. Un estudio de utilización de medicamentos de tipo descriptivo, qué finalidad tendría:

a. Estudiar la asociación entre la exposición a un fármaco y un acontecimiento adverso
b. Estudiar la efectividad de un fármaco en la prevención de una enfermedad
c. La detección de señales de farmacovigilancia
d. Estudiar la evolución del consumo de un determinado medicamento a lo largo del tiempo

461. Es una característica propia de los estudios ecológicos en farmacoepidemiología:

a. Su objetivo es evaluar los riesgos de los medicamentos sobre el medio ambiente
b. El diseño no es de tipo observacional
c. La unidad de análisis no es el paciente individual
d. Son robustos para analizar si la asociación entre la exposición y el evento es de tipo causal

462. En qué circunstancias las autoridades competentes NO pueden exigir un estudio de eficacia posautorización al titular de autorización de comercialización:

a. Cuando existan dudas de la eficacia del medicamento que solamente puedan resolverse después de la comercialización
b. Cuando los beneficios de un medicamento demostrados en los ensayos clínicos se ven afectados de forma significativa por el uso del medicamento en las condiciones de la vida real
c. Si existen incertidumbres con respecto a la eficacia de un medicamento para determinadas subpoblaciones
d. Cuando las autoridades competentes tienen interés en conocer la eficacia de un medicamento en indicaciones adicionales a las autorizadas

463. Señale la opción FALSA sobre los estudios de efectividad:

a. Amplían la validez externa de los ensayos clínicos
b. Necesitan incluir un número de sujetos mayor que en los ensayos clínicos
c. Las bases de datos de historias clínicas electrónicas son una buena fuente de información para su realización
d. Los criterios de selección de los pacientes son estrictos

464. Cuál de estas combinaciones de fármacos puede producir una interacción a nivel de la absorción por combinación química o quelación:

a. Opiáceos y anticolinérgicos
b. Sales de calcio y tetraciclinas
c. Fenitoína y paracetamol
d. Ciprofloxacino y carbamacepina

465. Sobre los estudios observacionales autocontrolados, es FALSO:

a. La serie de casos cruzados se asemeja analíticamente a un estudio caso-control mientras que la serie de casos autocontrolados se asemeja analíticamente a un estudio de cohortes
b. Son especialmente eficientes en el estudio de eventos crónicos o exposiciones crónicas
c. Las variables personales que no varían en el tiempo están ajustadas por diseño y no actúan como factores de confusión
d. Los estudios de casos cruzados se pueden analizar estadísticamente con la regresión logística condicional

466. Si en un estudio farmacoepidemiológico se realizan análisis de sus resultados diferentes al análisis principal con el fin de comprobar su robustez. Qué análisis se ha llevado a cabo:

a. de sensibilidad
b. de especificidad
c. multivariable
d. contrafactual

467. Cuál de las siguientes medidas de minimización de riesgos recomendaría en pacientes que inician tratamiento con agomelatina:

a. Monitorizar el aclaramiento de creatinina
b. Monitorizar la función hepática
c. Monitorizar la función plaquetaria
d. Monitorizar la función pulmonar

468. Las Buenas Prácticas de Farmacoepidemiología NO incluyen recomendaciones sobre:

a. Cómo notificar reacciones adversas
b. Cómo comunicar los resultados de los estudios
c. Información sobre protección de los sujetos
d. El tipo de diseño del estudio según su objetivo

469. Sobre las revisiones sistemáticas y los meta-análisis:

a. El procedimiento correcto es realizar primero el meta-análisis y después realizar la revisión sistemática
b. Es posible realizar una revisión sistemática sin hacer después un meta-análisis de los estudios seleccionados
c. Para realizar un meta-análisis no suele ser necesario realizar una revisión sistemática para seleccionar los estudios
d. En los meta-análisis en los que se analiza un resultado (end-point) de seguridad posautorización, solo deben seleccionarse estudios ya publicados

470. Qué medicamento puede producir un cuadro de trombosis con trombocitopenia similar al producido por heparina:

a. Zidovudina
b. Ciclosporina
c. Vacunas de vector viral frente a la COVID-19
d. Isoniazida

471. Cuál de los siguientes resultados de un estudio farmacoepidemiológico es un criterio a favor de que la asociación que se encuentre sea causal:

a. Riesgo relativo más cercano al valor uno
b. Presencia de una confusión residual
c. Plausibilidad biológica
d. El efecto ocurre antes de la exposición

472. NO es una base de datos de sospechas de reacciones adversas a medicamentos:

a. Vigibase
b. BIFAP
c. Eudravigilance
d. FEDRA

473. Cuál de los siguientes medicamentos puede producir reacciones psiquiátricas tras la retirada:

a. Inhibidores selectivos de la recaptación de serotonina (ISRS)
b. Inhibidores selectivos de la ciclooxigenasa 2 (COXIB)
c. Moduladores selectivos de los receptores de progesterona (SPRM)
d. Inhibidores de la enzima convertidora de angiotensina (IECA)

474. Respecto a la base de datos BIFAP, es FALSO:

a. Es una base de datos de base poblacional que incluye información registrada por profesionales sanitarios en su práctica clínica habitual
b. Incluye información de atención especializada registrada en el registro de altas hospitalarias (CMBD-AH) para un subconjunto de pacientes
c. Los estudios de investigación con BIFAP se llevan a cabo analizando las sospechas de eventos adversos a fármacos que los médicos registran en la historia clínica electrónica
d. Incluye información de millones de pacientes, lo que facilita el estudio de los riesgos en exposiciones a medicamentos poco frecuentes

475. Las cartas de seguridad dirigidas a los profesionales sanitarios:

a. Son comunicaciones individualizadas que las autoridades sanitarias envían directamente a los profesionales sanitarios para comunicar nueva información de seguridad importante
b. Su contenido y el tipo de profesional sanitario al que se dirige se decide a propuesta del Comité de Seguridad de Medicamentos de Uso Humano
c. En el soporte de envío figura la leyenda: 'contienen información sobre seguridad de medicamentos. Texto revisado por la Agencia Española de Medicamentos y Productos Sanitarios'
d. Se envían en el plazo de un mes desde la revisión del texto

476. Un cardiólogo de un hospital de Asturias sospecha un caso de reacción adversa a un medicamento ¿Dónde tendría que notificar el caso:

a. A la Dirección de su hospital
b. Al Centro de Farmacovigilancia de Asturias
c. A la Agencia Española de Medicamentos y Productos Sanitarios
d. A la Agencia Europea de Medicamentos

477. Cuál de las siguientes patologías NO se considera causa alternativa en un paciente que ha desarrollado agranulocitosis a los 7 días de iniciar tratamiento con metamizol:

a. Leucemia
b. VIH
c. Infección viral
d. Síndrome de secreción inadecuada de hormona antidiurética

478. Qué es la incidencia acumulada:

a. Una medida de dispersión
b. Una medida de frecuencia
c. Una medida de asociación
d. Una medida de tendencia central

479. Señale la opción INCORRECTA en relación con la realización de estudios en varias bases de datos sanitarias:

a. Aumenta la potencia estadística
b. Requiere que todas compartan el mismo diccionario médico
c. Facilita la cuantificación de riesgos poco frecuentes
d. No requiere que todas compartan la misma estructura de datos

480. Los estudios realizados con bases de datos sanitarias informatizadas:

a. Son menos eficientes que los estudios de campo
b. Son una alternativa a los ensayos clínicos para evaluar la eficacia de los medicamentos
c. Permiten estudiar reacciones adversas poco frecuentes
d. No permiten analizar grupos especiales de riesgo

481. La encefalopatía multifocal progresiva es una reacción adversa característica de:

a. Abiraterona
b. Natalizumab
c. Apixaban
d. Interferón beta

482. Son fármacos que pueden producir miocarditis y/o pericarditis:

a. Corticoides
b. Vacunas de ARN mensajero frente a la COVID-19
c. Inhibidores de la enzima convertidora de la angiotensina (IECA)
d. Diuréticos

483. En cuál de las siguientes medidas se utiliza como unidades del denominador el tiempo-persona:

a. Razón de incidencias
b. Incidencia notificada
c. Incidencia acumulada
d. Tasa de incidencia

484. Un estudio de calidad de vida ha codificado la intensidad del dolor de los pacientes en: no dolor; dolor leve, dolor moderado y dolor intenso. La variable ha sido medida en una escala:

a. Cualitativa nominal
b. Cualitativa ordinal
c. Cuantitativa continua
d. Discontinua

485. Qué combinación de fármacos se debe evitar por el riesgo aumentado de úlceras pépticas:

a. AINE-Bifosfonatos
b. AINE-Aminoglucósidos
c. AINE-Estatinas
d. AINE-Beta-bloqueantes

486. Es un factor de riesgo que precipita el desarrollo de reacciones adversas hepáticas medicamentosas:

a. Insuficiencia cardíaca
b. Neumonía
c. Alcoholismo
d. Edema

487. Los materiales de prevención de riesgos (materiales educativos):

a. Están disponibles en la página web de la Agencia Española de Medicamentos y Productos Sanitarios
b. Siempre están dirigidos a profesionales sanitarios
c. Su contenido es igual en todos los países de la UE
d. Están vigentes durante 10 años tras la autorización del medicamento

488. Está contraindicada su administración junto con inhibidores potentes del citocromo P450 2C8 (por ejemplo: Gemfibrozilo):

a. Riociguat
b. Selexipag
c. Diltiazem
d. Tadalafilo

489. Se ha realizado un estudio para analizar el efecto de la exposición a antipsicóticos sobre la presencia o ausencia de enfermedad cardiovascular, ajustado por potenciales variables confusoras. Qué técnica de análisis estadístico de las propuestas utilizaría:

a. Regresión múltiple
b. Regresión logística
c. Regresión de poisson
d. Análisis de la covarianza

490. Qué medida de minimización de riesgos recomendaría implementar si un riesgo identificado de un medicamento es aceptable en determinadas condiciones de uso:

a. Retirada inmediata del mercado
b. Retirada progresiva del mercado
c. Suspensión temporal de la comercialización
d. Restricción de la indicación y/ o introducción de contraindicaciones

491. Respecto a la Dosis Diaria Definida (DDD):

a. Permite calcular de un modo muy preciso la prevalencia del consumo real de un fármaco en una población
b. El cálculo del número de DDD consumidas posibilita los estudios comparativos entre diferentes poblaciones
c. Es la dosis diaria que se utiliza en la práctica clínica tanto en adultos como en niños
d. Es una medida más válida para los fármacos que se utilizan principalmente en patologías agudas y de corta duración

492. Cuál de los siguientes fármacos NO se asocia con efectos teratogénicos:

a. Ácido valproico
b. Retinoides orales (Acitretina, Alitretinoina, Isotretinoina)
c. Talidomida
d. Doxilamina

493. Los retinoides de administración oral:

a. No pueden utilizarse en mujeres con capacidad de gestación
b. Son medicamentos de primera elección para el tratamiento del acné
c. Producen insomnio
d. Están contraindicados en el embarazo

494. La retirada del mercado de los contrastes lineales con gadolinio fue motivada por:

a. Reacciones de hipersensibilidad
b. Tromboembolismo venoso
c. Formación de depósitos cerebrales de gadolinio
d. Accidente cerebrovascular

495. Cuál de los siguientes medicamentos produce hepatitis:

a. Agomelatina
b. Omeprazol
c. Olmesartán
d. Fluoxetina

496. La reacción adversa grave más importante asociada al tratamiento con el antipsicótico clozapina es:

a. Hemorragia gastrointestinal
b. Leucopenia y agranulocitosis
c. Hepatitis colestática
d. Nefritis intersticial

497. Al evaluar la relación beneficio-riesgo como consecuencia de un problema de seguridad, los resultados con menores sesgos serán los derivados de:

a. Ensayos clínicos
b. Series de casos
c. Notificación espontánea
d. Estudios observacionales

498. Sobre los planes de gestión de riesgos, es FALSO:

a. No son obligatorios para las solicitudes de autorización de determinados medicamentos
b. Incluyen un plan de farmacovigilancia para identificar nuevos problemas de seguridad, caracterizar mejor los que ya se conocen, confirmar o descartar riesgos potenciales, obtener datos en poblaciones con información limitada
c. El plan de farmacovigilancia debe ser proporcional a los riesgos del medicamento
d. Deben incluir un resumen que se hará público

499. Indique la FALSA:

a. Se consideran errores de medicación los fallos no intencionados en el proceso de prescripción, dispensación o administración de un medicamento
b. Los errores de medicación que ocasionan daños en el paciente se consideran reacciones adversas (excepto aquellos derivados del fallo terapéutico por omisión del medicamento) y por tanto deben notificarse a las autoridades competentes
c. Los errores de medicación en ningún caso se consideran reacciones adversas, con independencia de que ocasionen o no daño en el paciente
d. Los criterios STOPP-START recogen los errores más comunes de tratamiento y omisión en la prescripción en las personas de edad avanzada

500. El NNT o número de pacientes que deben recibir tratamiento para que uno de ellos presente el acontecimiento de interés se calcula:

a. Obteniendo el inverso de la reducción absoluta del riesgo
b. Obteniendo el inverso de la reducción relativa del riesgo
c. Dividiendo por dos la disminución del riesgo relativo
d. Dividiendo por dos la reducción absoluta del riesgo

501. NO es una función de la Agencia Española de Medicamentos y Productos Sanitarios en materia de farmacovigilancia:

a. Coordinar y evaluar el funcionamiento del Sistema Español de Farmacovigilancia de medicamentos de uso humano
b. Llevar a cabo las tareas de secretaría del Comité Técnico del Sistema Español de Farmacovigilancia
c. Administrar la base de datos FEDRA
d. Registrar en la base de datos FEDRA las sospechas de reacciones adversas notificadas por profesionales sanitarios y ciudadanos

502. Sobre el Plan de Gestión de Riesgos, señale la opción INCORRECTA:

a. Se presenta junto con la solicitud de autorización de comercialización
b. Contiene las especificaciones de seguridad y el plan de farmacovigilancia
c. Debe incluir medidas adicionales de minimización de riesgos
d. Es un documento que debe presentar el solicitante de la autorización de comercialización para todos los medicamentos

503. Qué diccionario médico se utiliza en la base de datos de sospechas de reacciones adversas europea EudraVigilance:

a. CIAP
b. CIE
c. MedDRA
d. SNOMED

504. Sobre la identificación y manejo de variables confusoras:

a. Los diagramas causales no son un elemento que pueda ayudar a identificar los potenciales factores confusores
b. Las potenciales variables confusoras se puede identificar comparando los cambios en el efecto de la variable de interés en un modelo estadístico con y sin el factor de confusión
c. Un factor, para ser considerado como confusor, tiene que estar relacionado con la enfermedad o con la exposición, pero no con ambos a la vez
d. Deben excluirse del modelo estadístico multivariante, aquellas variables que se demuestren que son confusoras

505. Está contraindicado en pacientes con hipertensión pulmonar asociada a neumonías intersticiales idiopáticas:

a. Hidroxicina
b. Fingolimod
c. Riociguat
d. Ritonavir

506. Las reacciones adversas a vacunas:

a. Son menos frecuentes cuando se administran junto con inmunoglobulinas
b. Pueden deberse a cambios en el proceso de fabricación
c. Nunca son graves, ya que se administran a personas sanas
d. No es necesario notificarlas, ya que se conocen al haber sido identificadas previamente

507. Entre los factores de riesgo de aparición de un tromboembolismo venoso durante el tratamiento con anticonceptivos orales se encuentra:

a. El tipo de progestágeno
b. La función renal
c. La administración concomitante de omeprazol
d. La dieta

508. Las siguientes reacciones adversas cutáneas tienen un mecanismo inmunológico, EXCEPTO:

a. Síndrome de Lyell
b. Eritema nodoso
c. Cloasma
d. Dermatitis exfoliativa

509. Todos los siguientes hechos afectan a la validez interna de un estudio EXCEPTO:

a. Selección de una muestra no representativa de la población general
b. Sesgo de Berkson
c. Confusión
d. Sesgo de memoria

510. Si un nuevo tratamiento aumenta la supervivencia de enfermos que padecen un determinado cáncer y las tasas de incidencia permanecen constantes, la prevalencia de dicho cáncer:

a. Aumentará
b. Disminuirá
c. No se modificará
d. Dependerá de la tasa de incidencia

511. Sobre los ensayos de clínicos de diseño cruzado:

a. Reclutan un número de pacientes inferior al de un diseño paralelo con objetivo similar
b. Cada paciente recibe una de las opciones del estudio
c. No emplean placebo
d. No suelen incluir periodos de lavado

512. En el análisis de una base de datos de sospechas de reacciones adversas a medicamentos se obtiene un valor de 3 del límite inferior del intervalo de confianza del ROR (reporting odds ratio) para la asociación entre empaglifocina y pancreatitis ¿Cuál es la interpretación de este resultado:

a. Este valor del ROR es un estimador no sesgado del riesgo relativo de sufrir una pancreatitis en pacientes expuestos a empaglifocina
b. Hay una desproporción estadísticamente significativa de los casos de pancreatitis asociados con empaglifocina en comparación con el resto de fármacos de la base de datos
c. La empaglifocina produce pancreatitis
d. Hay al menos 3 casos confirmados de pancreatitis asociados a empaglifocina en la base de datos

513. La razón de tasas de incidencia es:

a. Una medida de frecuencia de la enfermedad
b. Una medida de efecto relativo
c. Una medida de efecto absoluto
d. Una medida de exposición relativa

514. Se ha autorizado un nuevo antipsicótico, cuyo uso podría implicar un riesgo de arritmias cardiacas. En el contexto del plan de gestión de riesgos es una medida adicional de minimización de riesgos:

a. Requerir materiales de prevención de riesgos (materiales educativos)
b. Requerir la puesta en marcha de un Sistema de Farmacovigilancia al Titular de autorización de comercialización
c. Requerir que en la Ficha Técnica, se incluya como contraindicación el factor de riesgo más importante para la aparición de arritmias cardiacas
d. Requerir al laboratorio titular la utilización de un formato específico para recoger las notificaciones de arritmias

515. NO son medidas adicionales de minimización de riesgos:

a. Ficha técnica y prospecto
b. Programas de prevención de embarazo
c. Guías de prescripción para profesionales sanitarios
d. Cartas de seguridad dirigidas a los profesionales sanitarios

516. La Agencia Española de Medicamentos y Productos Sanitarios ha puesto en conocimiento del resto de los Estados miembros una señal de farmacovigilancia de un medicamento que solo está autorizado en España por procedimiento nacional. La autoridad responsable de validar y confirmar la señal es:

a. El Comité para la Evaluación de Riesgos en Farmacovigilancia Europeo
b. La Agencia Española de Medicamentos y Productos Sanitarios
c. El Comité de Medicamentos de Uso Humano Europeo
d. La Agencia Europea de Medicamentos

517. De las siguientes asociaciones fármaco-reacción adversa señale la FALSA:

a. Aliskirén-hiperpotasemia
b. Captopril-hipopotasemia
c. Hidroclorotiazida-hipercalcemia
d. Furosemida-hipocalcemia

518. Es una base de datos de historias clínicas ubicada en Europa:

a. Medicaid b. Kaiser
c. COMPASS d. Pharmo

519. Es una ventaja de los estudios caso-control:

a. Son especialmente útiles para medir los efectos de exposiciones infrecuentes en la población
b. Pueden estimarse incidencias de forma directa
c. Es un diseño que genera evidencia de mayor validez que los estudios de cohortes
d. Permiten valorar en el contexto de una determinada enfermedad, diferentes factores etiológicos simultáneamente

520. Son medidas adicionales del plan de farmacovigilancia:

a. Los estudios posautorización de seguridad
b. Los informes periódicos de seguridad
c. Los análisis de señales
d. La ficha técnica y el prospecto

521. En qué tipo de estudios se realizan los análisis de supervivencia:

a. Estudios de cohortes
b. Estudios de casos y controles
c. Estudios ecológicos de tendencias temporales
d. Estudios transversales

522. En los ensayos clínicos, cuál es una razón para elegir como acontecimiento de interés una variable subrogada:

a. Sucede antes que la variable clínica a la que sustituye
b. Es la variable con relevancia clínica
c. El objetivo principal del estudio es de seguridad
d. Es una medida directa de la calidad de vida relacionada con la salud

523. Sobre los factores de confusión:

a. Son típicos de los ensayos clínicos en los casos en los que se desvela el doble ciego
b. Son variables de resultado (end-points) en los estudios de seguridad con psicofármacos
c. Producen un sesgo en los resultados de aquellos estudios farmacoepidemiológicos en los que la muestra no es representativa de la población diana
d. Si no se controlan, pueden alterar los resultados de un estudio posautorización de seguimiento prospectivo

524. Respecto al valproato:

a. En España una de sus indicaciones es el tratamiento de migrañas
b. Produce trastornos del neurodesarrollo en hijos de madres tratadas durante el embarazo
c. A dosis bajas no es teratogénico
d. Está contraindicado en el tratamiento de las psicosis maniaco-depresivas

525. Un estudio epidemiológico que tiene como fin describir la distribución de una enfermedad y cuya unidad de estudio no son los individuos sino las poblaciones ¿de qué tipo de estudio se trata:

a. Estudio analítico
b. Estudio transversal
c. Ensayo comunitario
d. Estudio ecológico

526. Cuál de los siguientes fármacos puede producir fracturas vertebrales múltiples tras la suspensión del tratamiento:

a. Denosumab b. Alemtuzumab
c. Trastuzumab d. Rituximab

527. La base de datos BIFAP:

a. Contiene información aportada por médicos de atención primaria y de atención especializada
b. Permite realizar estudios de utilización de medicamentos
c. Únicamente pueden realizar estudios las CC AA que aportan datos y la Agencia Española de Medicamentos y Productos Sanitarios
d. Publica estadísticas sobre el consumo de medicamentos de acceso libre en su página web

528. Cuál es el objetivo de las pruebas diagnósticas que se emplean en la realización de cribados poblacionales:

a. La obtención de resultados muy específicos, aunque sea a costa de pérdida de sensibilidad
b. La demostración de que la muestra de un estudio es representativa de la población general
c. La selección de pacientes idóneos para participar en ensayos clínicos
d. La detección y tratamiento precoz de enfermedades

529. Un estudio farmacoepidemiológico que se realiza utilizando exclusivamente una base de datos con historias clínicas electrónicas de atención primaria ¿Qué tipo de fuente de información utiliza:

a. Una fuente de información primaria
b. Una fuente de información secundaria
c. Fuentes de información tanto primarias y secundarias
d. Un formulario de recogida de datos específico

530. Sobre las reacciones adversas de tipo B:

a. Están relacionadas con el mecanismo de acción del fármaco
b. Son predecibles
c. Son dosis dependiente
d. Un ejemplo son las reacciones adversas de tipo inmunológico

531. Es una característica de la Dosis Diaria Definida, variable que se usa en los estudios de utilización de medicamentos:

a. Es un valor estándar e igual para todos los fármacos de un mismo grupo terapéutico
b. Es un valor que es definido en cada estudio de utilización de medicamentos, dependiendo de la población de estudio
c. Es un valor de referencia internacional que publica la OMS
d. Es un valor que representa la dosis máxima diaria de un fármaco, de acuerdo con su Ficha Técnica

532. Respecto a la validez de los estudios, es FALSO:

a. Los sesgos de selección o información solo pueden evitarse o minimizarse en la fase de diseño del estudio
b. Los factores de confusión pueden controlarse en la fase de diseño y en la fase de análisis si se dispone de la información
c. La confusión por indicación es un problema frecuente en los estudios farmacoepidemiológicos
d. Los errores de clasificación no diferenciales de la exposición son impredecibles y no se sabe hacia dónde van a distorsionar la medida de asociación

533. Es una característica de los estudios de cohortes dinámicas:

a. Son siempre estudios que se realizan con fuentes primarias
b. Los pacientes pueden entrar y salir de la cohorte en distintos momentos y a lo largo del tiempo
c. La frecuencia el evento se analiza con la incidencia acumulada
d. No se pueden analizar mediante un análisis tipo supervivencia

534. Un estudio de casos y controles está anidado si:

a. Nace sin una hipótesis previa
b. Utiliza un modelo de nodos tipo grafo para el análisis
c. Se lleva a cabo con pacientes de un territorio, a partir de una localización geográfica de referencia
d. Se realiza dentro de una cohorte predefinida dentro de la población

535. Qué tipo de reacciones de hipersensibilidad están mediadas por inmunocomplejos circulantes:

a. I   b. II   c. III   d. IV

536. Qué medicamento produce fracturas atípicas:

a. Los inhibidores de la bomba de protones
b. Los bisfosfonatos
c. Los inhibidores de la enzima convertidora de la angiotensina
d. Las estatinas

537. Los registros de pacientes:

a. No permiten estudiar la historia natural de la enfermedad
b. Son especialmente útiles para identificar reacciones adversas de nuevos medicamentos tras tratamientos prolongados
c. Siempre se financian a través de instituciones públicas
d. Los integran sólo cohortes cerradas de pacientes

538. Las 'variables instrumentales en farmacoepidemiología' sirven para:

a. Medir la calidad de vida relacionada con la salud
b. Controlar sesgos por factores de confusión
c. Evaluar el efecto dosis-respuesta de los fármacos objeto del estudio
d. La variable de resultado común de los estudios incluidos en un meta-análisis

539. Un paciente está tomando de forma crónica omeprazol. NO constituye una sospecha de reacción adversa al medicamento:

a. El paciente se cae y sufre una fractura vertebral
b. El paciente confunde la dosis y se toma dos cápsulas al día en lugar de una
c. El paciente tiene una hipomagnesemia
d. El paciente tiene dolor epigástrico

540. La evaluación beneficio-riesgo tras la autorización debe de tener en cuenta:

a. El coste de las alternativas terapéuticas
b. La población candidata a recibir el tratamiento
c. Si el medicamento está financiado por el Sistema Nacional de Salud
d. Si el laboratorio titular fabrica el medicamento en España

541. Cuál de los siguientes fármacos es un inductor enzimático que produce interacciones medicamentosas metabólicas:

a. Ciprofloxacino   b. Claritromicina
c. Fenitoína   d. Ritonavir

542. El análisis de casos observados frente a casos esperados:

a. Se utiliza en la identificación de señales
b. Permite obtener riesgos relativos
c. Permite estimar incidencias de reacciones adversas
d. Permite obtener el riesgo atribuible

543. Señale la FALSA en relación a las Guías de Buenas Prácticas de Farmacovigilancia de la UE:

a. Se aplican a los titulares de autorizaciones de comercialización, a la Agencia Europea de Medicamentos y a las autoridades reguladoras en materia de farmacovigilancia de los Estados miembros de la UE
b. Se aplican a profesionales sanitarios
c. Contienen módulos sobre los principales procesos de farmacovigilancia
d. Contienen módulos sobre medicamentos específicos o determinados grupos de población

544. En un estudio epidemiológico se correlacionó el consumo de antiinflamatorios no esteroideos en distintos países en el año 2012 con la incidencia de hemorragia digestiva alta registrada en ese mismo año obtenida de bases de datos sanitarias informatizadas de dichos países. de qué tipo de estudio se trata:

a. Estudio ecológico
b. Estudio de corte trasversal
c. Estudio de cohortes
d. Estudio de caso-cohorte

545. Fuente de datos más adecuada para evaluar la efectividad de una restricción de indicación de un analgésico con la finalidad de minimizar el riesgo de aparición de infarto agudo de miocardio:

a. FEDRA
b. Datos de consumo con cargo al Sistema Nacional de Salud
c. BIFAP
d. Eudravigilance

546. Qué es una señal en farmacovigilancia:

a. Una reacción adversa que ocasiona la muerte o pone en peligro la vida
b. Una reacción adversa cuya naturaleza, gravedad o consecuencia no es coherente con la información descrita en la ficha técnica del medicamento
c. Un fallo no intencionado en el proceso de prescripción, dispensación o administración
d. Información procedente de una o varias fuentes que sugiere una posible nueva asociación causal o un nuevo aspecto de una asociación conocida entre un medicamento y un acontecimiento o agrupación de acontecimientos adversos, que se juzga suficientemente verosímil como para justificar acciones encaminadas a su verificación

547. Señale la FALSA en relación a los ensayos clínicos en fase III:

a. No son eficientes en detectar reacciones adversas infrecuentes
b. No son eficientes para detectar reacciones adversas de inicio retardado
c. Los criterios de inclusión de pacientes suelen ser amplios
d. Evalúan la eficacia de los tratamientos

548. Es el documento que contiene una descripción detallada del sistema de farmacovigilancia utilizado por el titular de la autorización de comercialización en relación con uno o varios medicamentos autorizados:

a. Informe periódico de seguridad
b. Plan de gestión de riesgos
c. Archivo maestro del sistema de farmacovigilancia
d. Procedimiento normalizado de trabajo

549. Quién es el responsable de la elaboración de los informes periódicos de seguridad:

a. El titular de autorización de comercialización
b. La autoridad competente del Estado miembro designado por el Grupo de Coordinación
c. La autoridad competente del Estado miembro designado por el Comité Europeo para la Evaluación de Riesgos en Farmacovigilancia
d. Si se trata de un medicamento autorizado únicamente en España, la elaboración se lleva a cabo por la Agencia Española de Medicamentos y Productos Sanitarios

550. Estándar de terminología que se utiliza para registrar las reacciones adversas en la base de datos de farmacovigilancia española FEDRA:

a. ICD-10
b. SNOMED
c. MedDRA
d. CIAP-2

551. Si tras el seguimiento durante 2 años de 5000 personas tratadas con un fármaco han aparecido 10 eventos adversos, qué valor tendrá la densidad de incidencia:

a. 10/10.000 personas-año de observación
b. 10/ 5000 personas-año de observación
c. 2/5000 personas-año de observación
d. No se puede calcular con los datos disponibles

552. Sobre las técnicas de imputación:

a. La imputación por medias no condicionadas es el procedimiento más adecuado
b. La imputación por regresión no es útil para variables continuas
c. La imputación simple utiliza el método de Monte Carlo
d. Permiten la estimación de valores perdidos

553. Sobre el diccionario MedDRA, es FALSO:

a. Es una terminología médica normalizada ampliamente utilizada en el ámbito de la regulación de los medicamentos
b. Un término preferido (preferred term-PT) solo puede formar parte de un único sistema de clasificación de órganos (system organ class-SOC)
c. Tiene una estructura jerárquica ordenada en 5 niveles de mayor a menor especificidad
d. El diccionario MedDRA no es el diccionario de referencia en las fuentes de información que se incluyen en BIFAP (Atención Primaria y Hospital)

554. Si la medida del efecto se expresa como Hazard Ratio (HR), el tipo de análisis estadístico que se ha llevado a cabo es:

a. Regresión de Cox
b. Regresión logística
c. Regresión lineal
d. Análisis de riesgos competitivos

555. El principal riesgo de un tratamiento prolongado con paracetamol con dosis altas es el de:

a. Hemorragias gastrointestinales
b. Alteraciones hematológicas
c. Nefrotoxicidad
d. Daño hepático

556. Cuál de los siguientes antiinflamatorios no esteroideos utilizado a dosis antiinflamatoria presenta en los estudios epidemiológicos un mayor incremento de riesgo cardiovascular:

a. Diclofenaco
b. Naproxeno
c. Ibuprofeno
d. Ketoprofeno

557. Los medicamentos siguientes pueden producir malformaciones congénitas, EXCEPTO:

a. Valproato
b. Micofenolato de mofetilo
c. Misoprostol
d. Amoxicilina

558. Según la normativa vigente de farmacovigilancia: cualquier respuesta nociva y no intencionada a un medicamento es:

a. Una reacción adversa
b. Una intoxicación medicamentosa
c. Un efecto secundario
d. Un efecto colateral

559. Las soluciones de hidroxietilalmidón:

a. No se consideran medicamentos
b. Su uso está indicado en pacientes con sepsis
c. Pueden producir daño renal
d. Son el tratamiento de primera elección para situaciones de hipovolemia

560. Como consecuencia de la reevaluación de la relación beneficio-riesgo de un medicamento motivada por nuevos datos de farmacovigilancia:

a. Puede imponerse como condición de la autorización la realización de un ensayo clínico
b. Pueden reevaluarse los resultados de un ensayo clínico ya realizado, pero no imponerse la realización de un nuevo ensayo clínico
c. Solamente puede imponerse la realización de un meta-análisis de los ensayos clínicos realizados, pero no la reevaluación de ensayos clínicos concretos
d. Solamente puede imponerse la realización de un nuevo ensayo clínico si se trata de una autorización en circunstancias excepcionales

561. Los síntomas de sequedad de boca son una reacción adversa característica de:

a. Benzodiazepinas
b. Antiarrítmicos
c. Antidepresivos tricíclicos
d. Mucolíticos

562. Una reacción adversa de tipo anticolinérgico producida por un antidepresivo tricíclico ¿qué tipo de reacción adversa es:

a. Reacción de tipo A ('augmented')
b. Reacción de tipo B ('bizarre')
c. Reacción de tipo C ('chronic')
d. Reacción de tipo D ('delayed')

563. Cuál de los siguientes medicamentos puede producir daño renal debido a que ejerce sus efectos inhibiendo la síntesis de prostaglandinas, lo que conduce a la vasoconstricción de la arteriola aferente del glomérulo renal:

a. Inhibidores de la enzima convertidora de angiotensina (IECA)
b. Antiinflamatorios no esteroideos (AINE)
c. Aminoglucósidos
d. Cisplatino

564. Indique una limitación de la notificación espontánea:

a. Es un método sencillo
b. Permite detectar reacciones adversas poco frecuentes
c. Abarca a todos los grupos de población y a todos los medicamentos desde el inicio de su comercialización
d. La tasa de notificación no es constante

565. En un estudio de casos y controles de campo, se comprueba que los controles recuerdan peor que los casos las exposiciones de interés. qué consecuencia puede tener este hecho para la validez del estudio:

a. Ninguna, el estudio es igualmente válido
b. Una confusión por indicación
c. Una falta de poder del estudio
d. Un sesgo de clasificación

566. Sobre el metanálisis:

a. La posible heterogeneidad de los estudios incluidos se puede visualizar usando el método conocido como gráfico en embudo (funnel plot)
b. El sesgo de publicación se puede cuantificar con el Índice 'I2' o la Q de Cochran
c. Cuando los resultados de los ensayos clínicos son muy heterogéneos se debe utilizar obligatoriamente el modelo de efectos fijos
d. Los metanálisis pueden ser de estudios observacionales

567. Cuál de las opciones es FALSA en relación a los estudios de cohortes:

a. BIFAP es un ejemplo de cohorte dinámica
b. En las cohortes dinámicas, la medida de frecuencia a utilizar es la incidencia acumulada
c. Son diseños ineficientes si se plantea un estudio con datos primarios y el evento es infrecuente o con un largo período de inducción
d. Permiten establecer claramente la secuencia temporal entre la exposición y la enfermedad

568. Un estudio informa que la mediana de supervivencia de los pacientes tratados con un fármaco es de 6 años. Cómo se interpreta este resultado:

a. No hay ningún paciente que sobreviva menos de 6 años
b. La mitad de los pacientes sobreviven aproximadamente 6 años
c. La mitad de los pacientes sobreviven más de 6 años
d. El resultado no da ninguna información

569. Cuál de los siguientes medicamentos puede producir accidentes cerebrovasculares debido a que aumentan el riesgo de que se formen coágulos sanguíneos:

a. Quinolonas
b. Benzodiacepinas
c. Anticonceptivos orales
d. Antidepresivos tricíclicos

570. Sobre los errores de medicación:

a. Deben comunicarse al Sistema Español de Farmacovigilancia
b. Los titulares de la autorización de comercialización deben analizarlos en los informes periódicos de seguridad
c. Se deben a confusiones en el etiquetado de los medicamentos
d. Se considera error de medicación cualquier uso no contemplado en la ficha técnica del medicamento

571. Sobre los estudios de casos y controles anidados:

a. Es un tipo de diseño que no puede hacerse con la base de datos BIFAP
b. Que los casos actúan como sus propios controles
c. Que la serie de controles se extrae de la misma cohorte de la que se extraen los casos
d. Las estimaciones de riesgo se expresan como Hazard Ratio

572. En un estudio donde el incremento relativo de enfermedad en personas expuestas es del 60% en comparación con personas no expuestas:

a. La medida de asociación (Riesgo relativo u Odds ratio) tiene el valor de 6
b. La medida de asociación (Riesgo relativo u Odds ratio) tiene el valor de 1,06
c. La medida de asociación (Riesgo relativo u Odds ratio) tiene el valor de 0,6
d. La medida de asociación (Riesgo relativo u Odds ratio) tiene el valor de 1,6

573. Qué tipo de estudio son los estudios de casos y controles:

a. Estudio analítico observacional
b. Estudio descriptivo observacional
c. Estudio analítico experimental
d. Estudio descriptivo experimental

574. Está contraindicada su administración junto con antineoplásicos, especialmente 5fluoropirimidinas, debido a una interacción potencialmente mortal:

a. Brivudina
b. Aciclovir
c. Valaciclovir
d. Famciclovir

575. Considerando que la prevalencia de espina bífida es de 1 caso por cada 1000 nacidos vivos, ¿Qué tipo de estudio sería el más válido y eficiente para estudiar la posible asociación entre la ocurrencia de espina bífida en el recién nacido y el uso de fármacos durante el embarazo:

a. Un estudio de casos y controles de base hospitalaria haciendo a los casos y los controles una entrevista sobre el uso de fármacos durante el embarazo
b. Un estudio de cohortes retrospectivo a partir de las historias clínicas de mujeres que han dado a luz en los hospitales seleccionados
c. Un estudio de cohorte prospectivo integrado por mujeres que estén planificando el embarazo
d. Un estudio de corte transversal en la población general de mujeres de edad comprendida entre 20 y 40 años

576. En un ensayo clínico que evalúa la eficacia de un nuevo tratamiento contra la infección por COVID-19, los investigadores concluyen que el nuevo tratamiento es eficaz, cuando en realidad NO es mejor que el placebo. En esta circunstancia, se ha cometido:

a. Un error tipo I
b. Un sesgo por confusión
c. Un error tipo II
d. Un sesgo del observador

577. NO debe utilizarse en niños menores de 12 años, ni en pacientes metabolizadores ultrarrápidos del CYP2D6, ni en mujeres durante la lactancia:

a. Trimetazidina
b. Codeína
c. Posaconazol
d. Glibenclamida

578. Sobre los estudios analíticos autocontrolados:

a. Son estudios en los que el grupo de comparación se constituye con información del propio paciente
b. Son estudios de tipo descriptivo
c. Son estudios en los que la medida de efecto es la calidad de vida valorada por el propio paciente
d. Son estudios no-clínicos en los que se estudian muestras obtenidas de los pacientes

579. Es una medida de frecuencia de la enfermedad:

a. Odds Ratio
b. Riesgo atribuible
c. Prevalencia
d. Especificidad

580. En qué consiste un ensayo clínico abierto:

a. No tiene grupo control
b. La asignación de los pacientes a los grupos de tratamiento no es aleatoria
c. La asignación de los pacientes a los grupos de tratamiento no es ciega
d. Se realiza mediante la definición de cohortes abiertas

581. Es un algoritmo que se utiliza para realizar el análisis de la relación de causalidad, entre la administración del medicamento y la generación de una reacción adversa:

a. Algoritmo de Markov
b. Algoritmo de Karch y Lasagna
c. Algoritmo de ROCK
d. Algoritmo de COBWEB

582. Cuál de los siguientes fármacos puede producir rotura de tendones:

a. Fentanilo
b. Losartán
c. Ciprofloxacino
d. Fluconazol

583. Señale la FALSA en relación a los arbitrajes derivados de datos de farmacovigilancia:

a. Es un procedimiento extrajudicial utilizado para resolver conflictos entre los titulares de autorización de comercialización y los pacientes que han experimentado una reacción adversa a un medicamento
b. Es un procedimiento utilizado para resolver problemas de seguridad y evaluar la relación beneficio-riesgo de un medicamento
c. Las situaciones por las que se puede iniciar un arbitraje incluyen consideración de suspensión o revocación de la autorización de comercialización de un medicamento
d. El procedimiento se inicia automáticamente si un Estado miembro procede a la retirada de un medicamento por motivos de seguridad

584. Señale NO es un criterio de causalidad de Bradford-Hill:

a. Fuerza de la asociación
b. Plausibilidad biológica
c. Especificidad entre una causa y un efecto
d. Asociación estadística

585. El Plan de Gestión de Riesgos:

a. Se actualiza anualmente
b. Describe los riesgos importantes identificados y potenciales
c. No es necesario presentarlo para los medicamentos genéricos
d. Desaparece tras la revalidación del medicamento

586. Qué es el riesgo relativo:

a. Una medida de dispersión
b. Una medida de frecuencia
c. Una medida de asociación
d. Una medida de tendencia central

587. Se produce por una reacción de hipersensibilidad tipo IV inducida por medicamentos:

a. Urticaria
b. Anemia hemolítica
c. Vasculitis
d. Síndrome de Stevens-Johnson

588. NO es un modelo de análisis estadístico multivariante:

a. Curvas de Kaplan-Meier
b. Modelos de Cox
c. Regresión logística
d. Modelos de Poisson

589. Señale la FALSA en relación a los planes de gestión de riesgos de los medicamentos biológicos:

a. Las especificaciones de seguridad deben incluir información sobre la inmunogenicidad y sus consecuencias clínicas
b. El plan de farmacovigilancia debe incluir medidas rutinarias para detectar señales específicas de lote
c. El plan de farmacovigilancia debe incluir medidas adicionales para asegurar la trazabilidad del medicamento
d. Las medidas adicionales de minimización de riesgos son acordadas en el Grupo de Coordinación en el caso de medicamentos autorizados por procedimiento centralizado

590. Señale la FALSA respecto a los estudios con múltiples bases de datos:

a. OHDSI (OMOP) y EU-ADR son ejemplos de proyectos que trabajan con modelos comunes de datos
b. En los estudios con múltiples bases de datos no es necesario que los datos de los pacientes de las distintas bases de datos estén centralizados en un único repositorio centralizado
c. Un requisito para participar en estudios con múltiples bases de datos es que todas las bases de datos utilicen el mismo diccionario de términos médicos
d. Los metadatos son muy útiles para describir las bases de datos y facilitar su identificación

591. Un ensayo clínico con aleatorización se diseñó para comparar 2 tratamientos distintos contra la neumonía. El objetivo de la aleatorización es:

a. Disminuir la probabilidad de que las diferencias observadas en los resultados clínicos sean debidas al azar
b. Aumentar el grado de cumplimiento del tratamiento por parte de los pacientes
c. Obtener grupos de tratamientos con características basales comparables
d. Seleccionar una muestra representativa de pacientes en el estudio

592. Cuál de los siguientes diseños está encaminado a la detección de señales de nuevas asociaciones entre fármacos y determinados acontecimientos adversos:

a. Análisis de series temporal interrumpidas
b. Meta-análisis de estudios con heterogeneidad significativa
c. Ensayos clínicos auto-controlados
d. Programas de vigilancia caso-control

593. La reactivación de la tuberculosis es una reacción adversa que puede aparecer durante el tratamiento con:

a. Infliximab
b. Fingolimod
c. Dimetilfumarato
d. Nivolumab

594. En un estudio de casos y controles de campo:

a. Los controles pueden ser pacientes ingresados por otro motivo en el mismo hospital que los casos
b. Los casos pueden ser pacientes que no hayan tenido la enfermedad en estudio
c. La incidencia de la enfermedad de interés entre los casos puede estimarse con los datos del propio estudio
d. Los controles no pueden haber estado expuestos al medicamento en estudio

595. Señale la FALSA en relación a la evaluación beneficio-riesgo de un medicamento:

a. Los informes periódicos de seguridad contienen información que permite evaluar los riesgos en contexto con los beneficios y el uso del medicamento
b. Para evaluar el riesgo se consideran entre otros aspectos la magnitud (probabilidad, gravedad, duración, reversibilidad) y el grado de fiabilidad de las pruebas realizadas
c. Se debe considerar la gravedad de la enfermedad para la que está indicado
d. El medicamento se debe evaluar sin considerar las alternativas terapéuticas

596. Base de datos que permite a las administraciones sanitarias españolas competentes en materia de farmacovigilancia disponer de forma telemática de toda la información sobre sospechas de reacciones adversas ocurridas en España:

a. REEC
b. FEDRA
c. BIFAP
d. EUDRAVIGILANCE

597. En los ensayos clínicos con frecuencia se analizan los datos según el principio de 'análisis por intención de tratar'. Señale la opción FALSA:

a. Se excluyen a los pacientes que abandonan el estudio por cualquier motivo antes de finalizar el estudio
b. Este tipo de análisis siempre obtiene resultados más conservadores, que son subestimaciones del efecto real
c. Mantiene la premisa inicial de la aleatoriedad
d. Se analizan los datos de todos los pacientes como pertenecientes al grupo al que fueron asignados, con independencia del tratamiento que hayan recibido

598. Se realiza un estudio de utilización de medicamentos con el fin de estudiar si una medida de minimización de riesgos en farmacovigilancia ha sido eficaz o no. Señale ¿cuál de los siguientes sería un método de análisis estadístico apropiado para dicho estudio:

a. Análisis de series temporales interrumpidas
b. Regresión de Cox
c. Análisis de la curtosis
d. Valor predictivo positivo

599. [ANULADA] Estrategia más apropiada para cuantificar reacciones adversas muy raras:

a. Estudio ecológico
b. Análisis de las bases de datos de sospechas de reacciones adversas
c. Estudio de cohortes
d. Estudio de casos y controles

600. [ANULADA] Las Decisiones derivadas de un arbitraje de seguridad en la UE:

a. Tiene que emitirlas el CHMP
b. No siempre son vinculantes para todos los países de la UE
c. En España se comunican a través de una nota informativa
d. Tiene que aprobarlas el Comité para la Evaluación de Riesgos en Farmacovigilancia europeo (PRAC)

601 B	646 A	691 C	736 C	781 C
602 D	647 C	692 D	737 C	782 B
603 C	648 C	693 D	738 D	783 C
604 B	649 D	694 C	739 D	784 D
605 A	650 C	695 B	740 D	785 A
606 A	651 C	696 C	741 D	786 C
607 B	652 D	697 D	742 A	787 B
608 B	653 C	698 C	743 D	788 B
609 A	654 C	699 B	744 D	789 A
610 A	655 A	700 C	745 C	790 B
611 D	656 A	701 A	746 C	791 B
612 D	657 D	702 D	747 A	792 B
613 C	658 C	703 C	748 C	793 D
614 A	659 A	704 D	749 B	794 C
615 D	660 C	705 C	750 C	795 C
616 C	661 B	706 C	751 A	796 B
617 B	662 A	707 D	752 A	797 B
618 D	663 B	708 A	753 B	798 A
619 C	664 D	709 D	754 A	799 D
620 A	665 C	710 D	755 D	800 B
621 C	666 C	711 D	756 A	801 D
622 B	667 B	712 D	757 C	802 D
623 D	668 B	713 C	758 B	803 B
624 B	669 A	714 A	759 D	804 D
625 C	670 C	715 A	760 A	805 A
626 C	671 D	716 B	761 B	806 A
627 A	672 A	717 D	762 B	807 D
628 C	673 B	718 A	763 C	808 B
629 B	674 D	719 C	764 C	809 B
630 C	675 C	720 A	765 C	810 B
631 D	676 C	721 D	766 C	811 A
632 A	677 A	722 A	767 B	812 C
633 A	678 A	723 C	768 C	813 B
634 D	679 B	724 C	769 C	814 D
635 B	680 C	725 C	770 C	815 D
636 C	681 A	726 C	771 B	816 B
637 B	682 A	727 B	772 D	817 D
638 C	683 D	728 B	773 C	818 D
639 C	684 C	729 A	774 D	819 A
640 C	685 A	730 D	775 C	820 A
641 B	686 B	731 B	776 C	821 A
642 B	687 A	732 B	777 B	822 D
643 C	688 B	733 B	778 C	823 C
644 A	689 D	734 B	779 C	824 C
645 B	690 B	735 A	780 B	825 D

601. Según informe del Comité Científico de AESAN sobre alergias alimentarias, y entendiendo como distintos los conceptos 'alergia alimentaria' e 'intolerancia alimentaria', qué compuesto NO puede considerarse como agente causante de intolerancia alimentaria:

a. Cafeína   b. Caseína
c. Serotonina   d. Etanol

602. Cuando los fabricantes de juguetes introducen sus juguetes en el mercado español NO tienen la obligación de:

a. Asegurarse de que sus juguetes se han diseñado y fabricado de conformidad con los requisitos normativos que les sean de aplicación
b. Garantizar que el juguete va acompañado de las instrucciones y de la información relativa a la seguridad al menos en castellano
c. Asegurarse de que sus juguetes llevan un número de tipo, lote, serie o modelo u otro elemento que permita su identificación
d. Garantizar que el juguete va acompañado de la indicación del contenido neto del producto, expresado en litros, centilitros, mililitros, kilogramos o gramos, según corresponda

603. Según el Reglamento Delegado (UE) 2016/128, de 25 de septiembre, en los alimentos destinados a usos médicos especiales será obligatorio indicar también lo siguiente en el etiquetado:

a. La mención 'debe tomarse con agua'
b. La mención 'tomar antes de las comidas'
c. Una mención de que el producto debe utilizarse bajo supervisión médica
d. La advertencia 'Mantener fuera del alcance de los niños'

604. Según la Norma UNE-EN ISO/IEC 17025 y en relación con las Auditorías internas, el laboratorio debe llevar a cabo auditorías internas:

a. No, porque para acreditarse según dicha Norma será objeto de auditorías externas
b. A intervalos planificados
c. En los períodos que le fije la Entidad Nacional de Acreditación (ENAC)
d. Inmediatamente a continuación de una auditoría externa desfavorable

605. Si tenemos dos conjuntos de datos de dos experimentos diferentes, para saber cuál de ellos presenta una mayor variabilidad, utilizaremos:

a. El coeficiente de variación
b. La incertidumbre
c. La desviación estándar
d. La comparación de las medias

606. En principio, y según los requisitos que establece la norma UNE-EN ISO/IEC 17025, cuál de estas informaciones debe incluir, al menos, un informe de ensayo:

a. Una declaración acerca de que los resultados se relacionan solamente con los ítems sometidos a ensayo o muestreo
b. La referencia a la Lista Pública de Ensayos (LPE) del laboratorio
c. La fecha de validación del método analítico utilizado
d. La identificación de los controles de calidad del ensayo

607. En la técnica de isoelectroenfoque (enfoque isoeléctrico) los analitos se separan por la diferencia de:

a. Su peso molecular
b. Sus puntos isoeléctricos
c. Su relación carga/masa
d. Sus movilidades electroforéticas

608. Teniendo en cuenta su efecto farmacológico, la toxina botulínica es una:

a. Hemotoxina
b. Neurotoxina
c. Enterotoxina
d. Citotoxina

609. La movilidad electroforética se define como:

a. La velocidad de desplazamiento por unidad de campo eléctrico
b. La velocidad de desplazamiento por unidad de masa molecular
c. La velocidad de desplazamiento por unidad de campo magnético
d. La velocidad de desplazamiento por unidad de carga de la molécula

610. Sobre la Comisión del Codex Alimentarius, es FALSO:

a. Celebra períodos de sesiones ordinarios tres veces al año

b. Fue establecida por la Organización de las Naciones Unidas para la alimentación y la agricultura (FAO) y la OMS (OMS)

c. Su finalidad es proteger la salud de los consumidores y promover prácticas leales en el comercio alimentario

d. Aprueba el Codex Alimentarius

611. Según la Norma ISO/IEC 17025 y en relación con el control de documentos del sistema de gestión, el laboratorio debe asegurarse de que:

a. No se pueden conservar documentos obsoletos

b. La identificación adecuada no aplica a los documentos obsoletos

c. El uso no intencionado de los documentos obsoletos no puede ser previsto

d. Los documentos obsoletos deben ser adecuadamente identificados

612. Sobre los contaminantes presentes en los productos alimenticios, una ingesta diaria tolerable (IDT o en inglés TDI), es FALSO:

a. Se expresa en µg/kg peso corporal/día

b. Se define como la cantidad de una sustancia que una persona puede ingerir diariamente a lo largo de toda su vida sin que suponga un riesgo para su salud

c. No todos los contaminantes tienen una IDT definida

d. Es un cociente de dos factores que evalúa la dosis con la que se observa por primera vez un efecto adverso leve pero mesurable

613. En principio, y según los requisitos que establece la norma UNE-EN ISO/IEC 17025, cuál de estas informaciones NO debe incluir, al menos, un informe de ensayo:

a. Un título

b. La identificación del método utilizado

c. La fecha de validación del método analítico utilizado

d. Las fechas de ejecución de la actividad del laboratorio

614. Desde que hay evidencia científica sólida de que el consumo de los ácidos grasos trans tiene relación con la aparición de enfermedades cardiovasculares se ha planteado la necesidad de reducir e incluso eliminar su presencia en los alimentos. La OMS recomienda un consumo de ácidos grasos trans en los alimentos inferior a un porcentaje del aporte energético alimentario diario igual a:

a. 1%   b. 2%   c. 3%   d. 5%

615. Cuál de las siguientes sustancias NO es un patrón de tipo primario en el análisis volumétrico:

a. Ácido benzoico

b. Ácido oxálico

c. Oxalato sódico

d. Permanganato potásico

616. Sobre los residuos de plaguicidas en alimentos y piensos, 'la menor concentración de residuo validada que se puede cuantificar y notificar en un seguimiento sistemático con métodos validados de control' es la definición, según la legislación vigente, de:

a. Límite de detección

b. Límite máximo de residuos

c. Límite de determinación

d. Límite de verificación

617. En la cromatografía de líquidos de alta resolución en 'fase normal', la primera causa de separación es:

a. El tamaño de las moléculas

b. Las interacciones polares

c. La hidrofobicidad

d. La viscosidad

618. Previamente a la celebración de un contrato de crédito al consumo y, en cualquier caso, antes de que el consumidor asuma ninguna obligación, el prestamista (o el intermediario de crédito) le deberá especificar la siguiente información, es FALSO:

a. La duración del contrato de crédito

b. El importe total del crédito y las condiciones que rigen la disposición de fondos

c. Una advertencia sobre las consecuencias en caso de impago

d. La identidad y el domicilio social de la empresa de servicios de inversión implicada en el contrato de crédito

619. Según la legislación aplicable, de entre las siguientes opciones señale la que se corresponde con la siguiente definición: 'la capacidad de seguir la traza de los OMG y los productos producidos a partir de OMG a lo largo de las cadenas de producción y distribución en todas las fases de su comercialización':

a. Identificador único

b. Comercialización

c. Trazabilidad

d. Operador

620. El desarrollo legislativo del Reglamento (UE) Nº 609/2013, de 12 de junio,relativo a los alimentos destinados a los lactantes y niños de corta edad, los alimentos para usos médicos especiales y los sustitutivos de la dieta completa para el control de peso, que complementa de forma específica los requisitos específicos de composición e información aplicables a los sustitutivos de la dieta completa para el control del peso es el:

a. Reglamento Delegado (UE) 2017/1798 de la Comisión

b. Reglamento Delegado (UE) 2016/128 de la Comisión

c. Reglamento de Ejecución (UE) 2014/828 de la Comisión

d. Reglamento Delegado (UE) 2016/127 de la Comisión

621. En el análisis instrumental, es habitual utilizar como función de calibración, una recta de regresión de y sobre x cuando existe una relación lineal entre la señal analítica (y) y la concentración (x). Sobre la recta de calibrado, es frecuente decir que un método es sensible cuando:

a. La pendiente de la recta es muy pequeña

b. Cuando la pendiente de la recta es tal que pequeños cambios en x se traducen en pequeños cambios en y

c. Cuando la pendiente de la recta es tal que pequeños cambios en x se traducen en grandes cambios en y

d. La recta pasa por el origen de coordenadas

622. Según el Reglamento (UE) Nº 609/2013 del Parlamento Europeo y del Consejo, relativo a alimentos para usos médicos especiales y los sustitutivos de la dieta completa para el control de peso, se entiende por lactante a un niño:

a. Menor de seis meses

b. Menor de doce meses

c. Menor de dieciocho meses

d. Menor de veinticuatro meses

623. NO sería un sistema de identificación y detección de especies animales en productos para alimentación basado en el análisis de proteínas:

a. Métodos inmunológicos

b. Métodos electroforéticos

c. Inmunoelectroforesis

d. PCR-Secuenciación

624. El Reglamento delegado (UE) 2016/128 de la Comisión, que complementa el Reglamento (UE) no 609/2013 del Parlamento Europeo y del Consejo en lo que respecta a los requisitos específicos de composición e información aplicables a los alimentos para usos médicos especiales, establece requisitos relativos a los plaguicidas en los alimentos para usos médicos especiales destinados a satisfacer las necesidades nutricionales de los lactantes y niños de corta edad, fijando un límite, como norma general, de:

a. 0.003 mg/kg por sustancia activa

b. 0,01 mg/kg por sustancia activa

c. 0.05 mg/kg por sustancia activa

d. 0.10 mg/kg por sustancia activa

---

625. Según las directrices generales de la norma internacional (ISO) de referencia para la preparación de muestras de ensayo, suspensión inicial y diluciones decimales para examen microbiológico, si en la preparación de la muestra para el análisis microbiológico de un alimento se llevan a cabo diluciones decimales seriadas, diga que afirmación de las siguientes es FALSA:

a. El tiempo entre el final de la preparación de la suspensión inicial (dilución primaria) y el momento en el que el inóculo entra en contacto con el medio de cultivo final no debe exceder los 45 minutos

b. El tiempo entre la preparación de la suspensión inicial y el comienzo de la preparación de cualquier dilución subsiguiente no debe exceder los 30 minutos

c. No existe un período recomendado para la realización de las diluciones decimales seriadas

d. Si una Norma Internacional específica requiere un período de resucitación para maximizar la recuperación de microorganismos dañados, este tiempo se debe programar una vez que se haya preparado la suspensión inicial y los pasos de dilución posteriores deben iniciarse inmediatamente después de que este período haya terminado

---

626. En el análisis microbiológico de alimentos, los medios de cultivo con agar utilizados en los métodos de placas vertidas, que se añaden sobre la muestra, se equilibran (en general y salvo otra temperatura indicada en cada norma internacional específica) a una temperatura de entre:

a. 60 °C y 65 °C

b. 15 °C y 20 °C

c. 44 °C y 47 °C

d. 20 °C y 25 °C

---

627. En cromatografía de gases, la fase estacionaria debe ser:

a. De polaridad semejante a la de los analitos a determinar

b. De polaridad opuesta a los analitos a determinar

c. Más volátil que los analitos a determinar

d. Sensible a los cambios de temperatura

---

628. Cuál de los siguientes enunciados es FALSO en relación a la técnica de electroforesis capilar:

a. Se basa en la diferente movilidad de las moléculas en solución, bajo la acción de un campo eléctrico

b. Permite separar compuestos iónicos y neutros

c. El análisis requiere un gran volumen de muestra

d. Tiene aplicación en el análisis de organismos modificados genéticamente

---

629. Los controles oficiales efectuados en el marco del Reglamento (UE) 2017/625 de 15 de marzo de 2017 relativo a los controles y otras actividades oficiales realizados para garantizar la aplicación de la legislación sobre alimentos y piensos, y de las normas sobre salud y bienestar de los animales, sanidad vegetal y productos fitosanitarios NO se llevarán a cabo en los ámbitos de:

a. La liberación intencionada en el medio ambiente de organismos modificados genéticamente (OMG) con la finalidad de producir alimentos y piensos

b. La densidad, la rotación anual y la tipología de los cultivos vegetales

c. Los requisitos en materia de sanidad animal

d. La producción y el etiquetado de los productos ecológicos

---

630. Qué función tiene un aditivo alimentario perteneciente a la clase funcional de los conservadores cuando se añade a un producto alimenticio:

a. Prolongar la vida útil de los alimentos protegiéndolos del deterioro causado por la oxidación

b. Impedir la desecación de los alimentos contrarrestando el efecto de una atmósfera con un grado bajo de humedad

c. Prolongar la vida útil de los alimentos protegiéndolos del deterioro causado por microorganismos

d. Reducir la tendencia de las partículas de un producto alimenticio a adherirse unas a otras

---

631. Algunos aditivos alimentarios se pueden utilizar 'quantum satis', ¿qué quiere decir exactamente este término: Señale la opción FALSA:

a. Se utilizará de conformidad con la buena práctica de fabricación

b. No se especifica un nivel numérico máximo de la sustancia

c. Se utilizará la sustancia en una cantidad no superior a la necesaria para lograr el fin perseguido

d. Se especificará un nivel numérico mínimo de la sustancia

---

632. En espectrometría de absorción molecular ultravioleta-visible, la absorción de radiación se produce, generalmente, como consecuencia de:

a. La excitación de los electrones de enlace de la molécula

b. La excitación de los niveles de energía de rotación de la molécula

c. La excitación de los niveles de energía de vibración de la molécula

d. La excitación de los niveles de energía de los núcleos de los átomos de la molécula

---

633. NO está enumerada como 'declaración nutricional' en la legislación aplicable vigente (Reglamento (CE) Nº 1924/2006) relativa a las declaraciones nutricionales y de propiedades saludables de los alimentos:

a. Sin gluten

b. Sin grasas saturadas

c. Fuente de fibra

d. Sin azúcares añadidos

---

634. Qué normativa crea y regula el Registro Estatal de Intermediarios Financieros:

a. RD 89/2010   b. Ley 2/2009

c. Ley 7/2011   d. RD 106/2011

---

635. Según la legislación aplicable vigente (Reglamento (UE) Nº 37/2010), cuál de estas sustancias farmacológicamente activas se incluye entre las sustancias prohibidas para su uso como medicamentos veterinarios:

a. Amoxicilina

b. Cloranfenicol

c. Enrofloxacino

d. Clortetraciclina

---

636. Sobre el Codex Alimentarius indicar la opción FALSA:

a. Está integrado por 189 Miembros, siendo la UE la única organización miembro

b. Es el organismo de gestión de riesgos alimentarios a nivel mundial

c. Es el organismo de evaluación de riesgos alimentarios a nivel mundial

d. Contiene normas sobre todos los alimentos principales, ya sean elaborados, semielaborados o crudos, destinados a su distribución al consumidor

637. En la legislación europea vigente sobre residuos de plaguicidas en alimentos, la definición de 'menor concentración de residuo validada que se puede cuantificar y notificar en un seguimiento sistemático con métodos validados de control', se corresponde con:

a. Límite máximo de residuos
b. Límite de determinación
c. Dosis aguda de referencia
d. Ingesta diaria admisible

638. Sobre los errores sistemáticos de los métodos analíticos, cuál de los siguientes enunciados es FALSO:

a. Pueden estar originados por un fallo en el equipo instrumental
b. Hacen que la media de un conjunto de datos difiera del valor aceptado o de referencia
c. No contribuyen a la incertidumbre del resultado
d. Pueden ser corregidos

639. Las bases de datos de composición de alimentos son de gran utilidad para:

a. Emitir notificaciones de alerta en la red de alerta de alimentos y piensos europea (RASFF)
b. Proteger a la población de los riesgos presentes en los alimentos
c. Realizar la evaluación del estado nutricional de la población
d. Realizar caracterización de peligros alimentarios

640. Para realizar pruebas de confirmación de la presencia de Campylobacter en productos destinados al consumo humano o animal, la Norma ISO 10272 recomienda el uso del medio de cultivo no selectivo:

a. Agar triptona bilis glucurónido (Agar TBX)
b. Agar xilosa lisina deoxicolato (Agar XLD)
c. Agar sangre (por ejemplo, agar sangre de Columbia)
d. Agar de Baird Parker (Agar BPA)

641. De acuerdo a la Directiva 2002/46/CE, de 10 de junio, NO podrá utilizarse en la fabricación de complementos alimenticios los minerales siguientes:

a. Cromo
b. Mercurio
c. Boro
d. Cobre

642. En los procesos de mineralización por digestión con microondas:

a. Se eliminan los ácidos por evaporación
b. Los tiempos de digestión son más cortos
c. No influye la presión, sólo la temperatura
d. No es necesario preparar blancos

643. Conforme al Reglamento (CE) Nº 1333/2008 del Parlamento Europeo y del Consejo de 16 de diciembre de 2008 sobre aditivos alimentarios, es FALSO:

a. Es requisito para la autorización de un aditivo alimentario que exista una necesidad tecnológica razonable de que no pueda cubrirse por otros medios
b. Sólo los aditivos que figuran en la legislación de la UE pueden utilizarse
c. Un aditivo autorizado puede utilizarse en todos los alimentos
d. Se considera aceptable el uso de colorantes para proporcionar color a un alimento que, de otro modo, sea incoloro

644. Si un laboratorio, acreditado según la Norma UNE-EN ISO/IEC 17025:2017, elige utilizar un método desarrollado por él mismo, cuando existe un método normalizado, y solicita su acreditación:

a. El laboratorio debe justificar técnicamente la elección
b. No es necesario que el laboratorio justifique la elección
c. Si presenta evidencias de haber evaluado su idoneidad, la solicitud no podrá ser rechazada en ningún caso
d. La acreditación deberá revisarse anualmente

645. En un microscopio electrónico de barrido se producen distintos tipos de señales como consecuencia de la interacción del haz incidente y la muestra. Qué tipo de señal es la que permite obtener imágenes de apariencia tridimensional de la muestra:

a. La de los electrones primarios
b. La de los electrones secundarios
c. La de los electrones retrodispersados
d. La de fluorescencia

646. En el análisis instrumental, cuando se emplea el método de calibración de las adiciones estándar, se adicionan las muestras con:

a. Cantidades crecientes del mismo analito a determinar
b. Una cantidad constante del mismo analito a determinar
c. Cantidades crecientes de una sustancia distinta del analito a determinar
d. Una cantidad constante de una sustancia distinta del analito a determinar

647. Cuál de los siguientes aditivos alimentarios pertenece a la clase funcional de los colorantes:

a. E951   b. E270   c. E131   d. E621

648. Entre las clases funcionales de aditivos alimentarios usados en productos alimenticios NO se incluyen:

a. Endurecedores   b. Gases de envasado
c. Disolventes   d. Agentes de recubrimiento

649. La técnica bioquímica cuyo fundamento se basa en el desplazamiento de las moléculas en un gradiente de pH se denomina:

a. Electroforesis bidimensional
b. Electroforesis capilar
c. Inmunoelectroforesis
d. Isoelectroenfoque

650. Qué color tendrá una disolución de fenolftaleína, si el pH es 4:

a. Rojo   b. Anaranjado
c. Incoloro   d. Violeta

651. Qué se considera un 'alimento elaborado a base de cereales' de acuerdo con el Reglamento (UE) 609/2013 de 12 de junio de 2013 relativo a los alimentos destinados a los lactantes y niños de corta edad, los alimentos para usos médicos especiales y los sustitutivos de la dieta completa para el control de peso:

a. Cereales simples reconstituidos o que deben reconstituirse con agua u otro líquido alimenticio que no contenga proteínas
b. Cereales con adición de otro alimento rico en proteínas reconstituidos o que deben reconstituirse con leche u otro líquido alimenticio adecuado
c. Pastas que deben cocerse en agua hirviendo o en otros líquidos apropiados antes de su consumo
d. Bizcochos y galletas que no pueden consumirse directamente y deben pulverizarse con agua, leche u otro líquido adecuado

652. Los enlaces y grupos funcionales que dan lugar a la absorción de radiación visible-ultravioleta se denominan:

a. Fotocromos   b. Policromos
c. Auxocromos   d. Cromóforos

653. Según lo establecido en el Reglamento 2017/625, de 15 de marzo, relativo a los controles y otras actividades oficiales realizados para garantizar la aplicación de la legislación sobre alimentos y piensos, y de las normas sobre salud y bienestar de los animales, sanidad vegetal y productos fitosanitarios, los laboratorios de referencia de la UE:

a. Están excluidos de la acreditación por la Norma UNE-EN ISO/IEC 17025
b. Son designados por el Estado Miembro donde están ubicados
c. Se establecen cuando hay una reconocida necesidad de promover prácticas uniformes en relación con la elaboración o utilización de los métodos de análisis, ensayo o diagnóstico empleados por los laboratorios oficiales designados
d. Se designan por un periodo mínimo de 10 años

654. En el método de las adiciones estándar para la obtención de curvas de calibrado en un análisis cuantitativo, es FALSO:

a. Se utiliza para eliminar en una medición efectos matriz debidos a la muestra que pueden aumentar o disminuir la señal del analito

b. Permite corregir la química en el proceso de extracción

c. Los patrones de calibración se preparan por diluciones sucesivas del analito en un disolvente

d. Cantidades conocidas y crecientes del analito se añaden a la muestra para la obtención de la curva de calibrado

655. En cromatografía, cuando se diseña y optimiza un método analítico, el objetivo es:

a. Obtener picos estrechos y simétricos

b. Obtener picos anchos y simétricos

c. Obtener picos lo más separados que sea posible

d. Obtener picos equidistantes

656. Según la legislación vigente sobre residuos de medicamentos de uso veterinario, qué sustancia está prohibida su administración:

a. Metronidazol   b. Tianfenicol

c. Sulfonamidas   d. Teobromina

657. En función de los principios subyacentes que sustentan la normativa de los nuevos alimentos en la UE, es FALSO:

a. Los nuevos alimentos deben ser -en todos los casos- seguros para los consumidores

b. Los nuevos alimentos deben ser etiquetados correctamente -en todos los casos- para no inducir a error a los consumidores

c. Si los nuevos alimentos están destinados a reemplazar otro alimento, no deben diferir -en todos los casos- de una manera que el consumo del nuevo alimento sea nutricionalmente desventajoso para el consumidor

d. Los nuevos alimentos deben ser -en todos los casos- de reciente creación y producidos utilizando tecnologías y procesos de producción innovadores

658. Qué tipo de detectores se utilizan en la técnica de cromatografía iónica con columnas supresoras:

a. Detectores amperométricos

b. Detectores espectrofotométricos

c. Detectores de conductividad

d. Detectores de ionización de llama

659. Un plasma es una mezcla gaseosa conductora de la electricidad que contiene una concentración significativa de cationes y electrones, cuya carga neta es:

a. Cero   b. Positiva

c. Negativa   d. Variable

660. El Comité Científico de la Agencia Española de Seguridad Alimentaria está formado por:

a. 5 miembros   b. 10 miembros

c. 20 miembros   d. 30 miembros

661. Cuál de los siguientes productos NO entraría en el ámbito de aplicación del sistema europeo de intercambio rápido de información RAPEX:

a. Un juguete

b. Un autobús de servicio público

c. Una lavadora de una lavandería

d. Un tatuaje

662. En un laboratorio acreditado para una categoría de ensayos, según NT-18 de ENAC, la LEBA (lista de ensayos bajo acreditación) es un documento:

a. En el que se incluyen los ensayos para los que efectivamente está acreditado el laboratorio dentro de cada categoría

b. En el que se incluyen los ensayos que están en proceso de validación para ser incluidos en el alcance de la categoría

c. En el que se incluyen todos los ensayos que el laboratorio tiene previsto validar para ser incluidos en la categoría antes de la siguiente auditoría

d. Que sólo puede ser controlado y revisado por ENAC

663. A qué es proporcional el área de cada señal de un espectro de RMN de protones:

a. A la contribución de la muestra

b. Al número de protones equivalentes en la molécula que dan esa señal

c. A la intensidad del campo magnético aplicado

d. A la multiplicidad de la señal

664. Qué es el 'marcado CE':

a. Marcado por el que el fabricante indica que el producto es conforme a los requisitos aplicables establecidos en la legislación nacional de armonización que prevé su colocación

b. Marcado para informar a los consumidores y usuarios sobre los productos que pueden dañar la salud

c. Marcado que representa una alternativa al comercio convencional y se basa en la cooperación entre productores y consumidores

d. Marcado por el que el fabricante indica que el producto es conforme a los requisitos aplicables establecidos en la legislación comunitaria de armonización que prevé su colocación

665. Cuál de los siguientes factores influye negativamente en el poder de resolución de un objetivo de un microscopio óptico:

a. Utilizar menor apertura numérica

b. El buen alineamiento del sistema óptico

c. Utilizar luz de longitud de onda mayor

d. Utilizar luz de longitud de onda menor

666. Según el Reglamento (UE) 609/2013 de 12 de junio de 2013 relativo a los alimentos destinados a los lactantes y niños de corta edad, los alimentos para usos médicos especiales y los sustitutivos de la dieta completa para el control de peso, se considera lactante:

a. Menor de dos años

b. Entre uno y tres años

c. Menor de un año

d. Menor de 18 meses

667. Según el Reglamento 178/2002, de 28 de enero, por el que se establecen los principios y los requisitos generales de la legislación alimentaria, se crea la Autoridad Europea de Seguridad Alimentaria y se fijan procedimientos relativos a la seguridad alimentaria, la gestión del riesgo tendrá en cuenta:

a. Exclusivamente las pruebas científicas disponibles

b. Los resultados de la determinación (evaluación) del riesgo, el principio de cautela en determinados casos, así como otros factores relevantes para el tema de que se trate

c. La comunicación del riesgo emitida por la Autoridad Europea de Seguridad Alimentaria

d. Exclusivamente factores culturales y sociales

668. El Reglamento (UE) Nº 609/2013 del Parlamento Europeo y del Consejo, relativo a alimentos para usos médicos especiales y los sustitutivos de la dieta completa para el control de peso, establece los requisitos de composición e información para cuatro categorías de alimentos. Cuál de éstas NO:

a. Preparados para lactantes y preparados de continuación

b. Complementos alimenticios

c. Alimentos para usos médicos especiales

d. Sustitutivos de la dieta completa para el control de peso

669. La ocratoxina A (OTA) es una micotoxina que tiene acción fisiológica esencialmente:

a. Nefrotóxica   b. Hemolítica

c. Estrogénica   d. Diarreica

670. Según la Norma UNE-EN ISO/IEC 17025 y en relación con las Auditorías internas, es FALSO:

a. El laboratorio debe asegurarse de que los resultados de las auditorías se informen a la dirección pertinente

b. El laboratorio debe definir los criterios de auditoría y el alcance de cada auditoría

c. El laboratorio debe remitir los informes finales de sus auditorías internas, para su evaluación, a la Entidad Nacional de Acreditación (ENAC)

d. El laboratorio debe implementar las correcciones y las acciones correctivas apropiadas, sin demora indebida

671. Según la legislación aplicable (Reglamento (CE) Nº 396/2005), NO se incluye en la definición de 'residuos de plaguicidas':

a. Las sustancias activas

b. Los metabolitos de las sustancias activas

c. Los productos de degradación o de reacción de las sustancias activas

d. El solvente de aplicación de las sustancias activas

672. Si tenemos un conjunto de valores de una variable continua que sigue una distribución normal, diga cuál de los siguientes parámetros estadísticos elegiría para evaluar la dispersión de dichos valores:

a. La desviación estándar

b. La media

c. Los grados de libertad

d. La t de Student

673. Mención obligatoria en el etiquetado de TODOS los productos alimenticios puestos a disposición del consumidor final:

a. Menciones de propiedades saludables

b. Denominación del alimento

c. Etiquetado frontal

d. Lista de ingredientes

674. Cuál de los siguientes criterios de participación de los laboratorios en intercomparaciones NO es establecido/asumido por la Entidad Nacional de Acreditación (ENAC):

a. Una participación satisfactoria antes de otorgar la acreditación, salvo justificación de la inviabilidad de las intercomparaciones en el área determinada

b. Una participación al menos para cada una de las familias de ensayos incluidas en su alcance de acreditación en el período entre reevaluaciones

c. Una participación para cada uno de los ensayos incluidos en su alcance de acreditación si el laboratorio no ha definido familias en el período entre reevaluaciones

d. Una participación satisfactoria antes de otorgar la acreditación en cada una de las diferentes técnicas de ensayo incluidas, como regla general, dentro de una misma familia

675. Mmolécula o sustancia química, de pequeño peso molecular que por sí sola no puede desarrollar una respuesta inmune pero que cuando se une a una proteína transportadora (portador o 'carrier') estimula la respuesta inmunitaria:

a. Antígeno

b. Epítopo

c. Hapteno

d. Parátopo

676. Según la legislación aplicable vigente (Reglamento (CE) Nº 1924/2006 y Directiva del Consejo 90/496/CEE), cuál NO puede ser considerada como 'nutriente':

a. Grasas

b. Fibras

c. Colorantes

d. Sodio

677. La eficacia de una columna cromatográfica para separar dos sustancias aumenta:

a. Al aumentar el número de platos teóricos (N)

b. Al aumentar la altura de plato teórico (H)

c. Al aumentar la anchura de los picos cromatográficos de los solutos

d. Al disminuir la longitud de la columna

678. El ácido ocadaico es una biotoxina marina incluida dentro del grupo de las toxinas:

a. DSP

b. ASP

c. NSP

d. PSP

679. Cómo se denomina la autoridad pública designada por un Estado miembro para coordinar, en dicho Estado miembro, la aplicación del Reglamento (UE) 2017/2394 de 12 de diciembre de 2017 sobre la cooperación entre las autoridades nacionales responsables de la aplicación de la legislación en materia de protección de los consumidores:

a. Autoridad operativa técnica

b. Oficina de enlace única

c. Autoridad jurídica básica

d. Autoridad competente nacional

680. El oxígeno no es capaz de absorber la radiación infrarroja debido a:

a. Que no hay átomos de carbono en su molécula

b. Que su peso molecular es pequeño

c. La simetría de la molécula

d. La energía de enlace de su molécula

681. Según el documento de ENAC NO_11 Rev. 10, No conformidades y toma de decisión, el plazo para responder a una No Conformidad Mayor detectada durante una Auditoría de mantenimiento de la acreditación (seguimiento, reevaluación, levantamiento de una suspensión temporal), es como máximo de:

a. Treinta días naturales desde la auditoría

b. Treinta días hábiles desde la auditoría

c. Dos meses desde la auditoría

d. Cuatro meses desde la auditoría

682. La toxoplasmosis, enfermedad zoonótica parasitaria con gran incidencia en los seres humanos, es causada por Toxoplasma gondii, parásito perteneciente al grupo de:

a. Protozoos

b. Cestodos

c. Nematodos

d. Amebas

683. Qué organización tiene como objetivo principal 'lograr la seguridad alimentaria para todos, y al mismo tiempo garantizar el acceso regular a alimentos suficientes y de buena calidad para llevar una vida activa y sana' :

a. Agencia Europea de Seguridad Alimentaria (EFSA)

b. OMS

c. Comisión del Codex Alimentarius

d. Organización de las Naciones Unidas para la Alimentación y la Agricultura (FAO)

684. Sobre fluorimetría:

a. La fluorimetría es menos sensible que la espectrometría

b. La fluorimetría es menos específica que la espectrometría

c. Las moléculas cíclicas insaturadas son frecuentemente fluorescentes

d. La fluorescencia es directamente proporcional a la temperatura

685. En la Norma UNE/EN ISO/IEC 17025, 'regla que describe cómo se toma en cuenta la incertidumbre de medición cuando se declara la conformidad con un requisito especificado':

a. Regla de decisión

b. Regla de verificación

c. Regla de validación

d. Regla de cuantificación

686. Si en un análisis por cromatografía de gases con columna capilar, se aumenta la temperatura de la columna, como norma general:

a. Aumentarán los tiempos de retención de los compuestos

b. Disminuirán los tiempos de retención de los compuestos

c. No habrá ninguna variación en la separación de los compuestos

d. Habrá un cambio en la relación de división de flujo

687. En la determinación de metales y elementos tóxicos en alimentos, la técnica más habitual de preparación de la muestra, previa al análisis instrumental, se basa en:

a. Digestión de la muestra

b. Maceración

c. Centrifugación

d. Filtración

688. Para evaluar la seguridad de un producto no alimenticio cuando no existe disposición normativa de obligado cumplimiento aplicable, se tendrán en cuenta los siguientes elementos, es FALSO:

a. Normas UNE

b. Las recomendaciones formuladas por los productores o distribuidores del sector implicado

c. Los códigos de buenas prácticas en materia de seguridad de los productos que estén en vigor en el sector implicado

d. El estado actual de los conocimientos y de la técnica

689. Cuál de los siguientes medios de cultivo de pre-enriquecimiento/enriquecimiento NO es recomendado por la Norma ISO 6579 para el método de detección de Salmonella:

a. Agua de peptona tamponada
b. Medio de Rappaport-Vassiliadis con soja
c. Caldo Muller-Kauffmann tetrationato/novobiocina
d. Caldo Bolton

690. Sobre las características aplicables a las radiaciones ionizantes con las que se pueden tratar los alimentos, es FALSO:

a. En los productos destinados al consumidor final, en envases individuales, debe figurar en el etiquetado la mención de 'irradiado' o 'tratado con radiación ionizante'
b. El tratamiento con radiación ionizante puede combinarse con un tratamiento químico con la misma finalidad
c. La irradiación sólo puede realizarse en instalaciones autorizadas
d. Los rayos gamma procedentes de radionucleidos cobalto 60 o cesio 137 están autorizado para la irradiación de alimentos

691. En los procesos analíticos hay distintos tipos de errores experimentales que afectan a la calidad de los resultados que se obtienen:

a. La precisión describe errores sistemáticos
b. El sesgo describe errores aleatorios
c. El sesgo describe errores sistemáticos
d. La exactitud no se ve afectada por los errores aleatorios

692. Cuál es el gas utilizado habitualmente para formar el plasma en la técnica de espectrometría de emisión atómica con plasma de acoplamiento inductivo:

a. Hidrógeno (H2)
b. Nitrógeno (N2)
c. Helio (He)
d. Argón (Ar)

693. Los espectrómetros de masas pueden operar en dos modos. El modo de monitorización de iones seleccionados (SIM), y el modo de barrido (SCAN). El modo de monitorización de iones (SIM):

a. Aumenta los límites de detección de los analitos
b. Aumenta el ruido de fondo
c. Es el más indicado para análisis cualitativos
d. Es el más indicado para análisis cuantitativos

694. La saxitoxina es una biotoxina marina incluida dentro del grupo de:

a. ASP (Amnesic Shellfish Poison)
b. DSP (Diarrhetic Shellfish Poison)
c. PSP (Paralytic Shellfish Poison)
d. AZP (Azaspiracid Shellfish Poison)

695. La disposición general sobre etiquetado recogida en la legislación vigente para alimentos y piensos modificados genéticamente (Reglamento (CE) nº 1829/2003) no se aplicará a los alimentos que contengan material que, a su vez, contenga o esté compuesto por OMG o haya sido producido a partir de estos organismos, siempre que el contenido de dicho material no supere un determinado porcentaje de los ingredientes del alimento considerados individualmente o de los alimentos consistentes en un solo ingrediente, y a condición de que esta presencia sea accidental o técnicamente inevitable ¿Cuál es ese porcentaje:

a. 9 %
b. 0,9 %
c. 5 %
d. 0,5 %

696. Según requisitos de la Norma ISO/IEC 17025, en relación con cuándo se debe generar un trabajo no conforme en el laboratorio de ensayos, es FALSO:

a. Cuando cualquier aspecto de sus actividades de laboratorio o los resultados de este trabajo no cumplan con sus propios procedimientos
b. Cuando cualquier aspecto de sus actividades de laboratorio o los resultados de este trabajo no cumplan con los requisitos acordados con el cliente
c. Cuando cualquier aspecto del trabajo de ensayo sea susceptible de ser mejorado
d. Cuando las operaciones del laboratorio no cumplan con su propio sistema de gestión

697. En lo que se refiere a los coadyuvantes tecnológicos y según la legislación de la UE aplicable, es FALSO:

a. Los coadyuvantes tecnológicos son sustancias que no se consumen como alimentos en sí mismos
b. Los coadyuvantes tecnológicos son sustancias que se utilizan intencionadamente en la transformación de materias primas, alimentos o de sus ingredientes para cumplir un determinado propósito tecnológico durante el tratamiento o la transformación
c. Los coadyuvantes tecnológicos son sustancias que pueden dar lugar a la presencia involuntaria, pero técnicamente inevitable, en el producto final de residuos de la propia sustancia o de sus derivados, a condición de que no presenten ningún riesgo para la salud y no tengan ningún efecto tecnológico en el producto final
d. Los coadyuvantes tecnológicos son sustancias que se encuentran presentes en el producto final y que deben estar incluidos en la lista de ingredientes de los alimentos

698. Según la legislación aplicable, de entre las siguientes opciones señale la que se corresponde con la siguiente definición: 'la capacidad de seguir la traza de los OMG y los productos producidos a partir de OMG a lo largo de las cadenas de producción y distribución en todas las fases de su comercialización':

a. Identificador único
b. Comercialización
c. Trazabilidad
d. Operador

699. Sobre los organismos naciones de acreditación, es FALSO:

a. No tendrán fines lucrativos
b. Cada Estado miembro podrá designar los organismos nacionales que considere necesarios
c. La Comisión Europea elaborará y actualizará una lista con los organismos nacionales de acreditación
d. No podrán prestar servicios de consultoría, poseer acciones ni tener intereses financieros o de gestión en un organismo de evaluación de la conformidad

700. De los siguientes tipos de microscopía óptica, cuál de ellos es una técnica sin luz directa donde sólo se recolecta la luz que es dispersada por la muestra:

a. Microscopía de fluorescencia
b. Microscopía de campo claro
c. Microscopía de campo oscuro
d. Microscopía de contraste de fase

701. En la acreditación para categorías de ensayo (alcances flexibles), según la Nota Técnica NT-18 de ENAC, de entre las opciones siguientes diga cual NO constituye un requisito que deba informar el laboratorio a su cliente en los casos en los que no tenga establecido en rutina el ensayo solicitado (y por tanto no se encuentra en su LEBA):

a. Que la acreditación para categorías de ensayo no implica el compromiso del laboratorio de ofrecer ensayos acreditados en toda la categoría
b. Que no podrá emitir un certificado acreditado en tanto en cuanto no realice de forma satisfactoria las actividades establecidas en su sistema
c. Las implicaciones (p.e. en plazos, precios, etc.) de su solicitud de ensayo
d. La posibilidad de no poder emitir resultados de ensayo válidos, en función del resultado de las validaciones

702. Cómo se llama el sistema de red de alerta para la inocuidad de los alimentos que gestiona la OMS:

a. MUNDISAN
b. ALCON
c. SCIRI
d. INFOSAN

703. Según la terminología relacionada con los microorganismos de ensayo (Norma UNE-EN ISO 11133), a la 'serie de subcultivos individuales idénticos preparados en el laboratorio o por un proveedor mediante un único subcultivo a partir de una cepa de referencia' se le denomina:

a. Cultivo de reserva
b. Cultivo de trabajo
c. Lote de reserva de referencia
d. Material de referencia

704. La información alimentaria que se facilite por parte de los operadores de forma voluntaria deberá cumplir con los siguientes requisitos, es FALSO:

a. No será ambigua ni confusa para los consumidores
b. Se basará en los datos científicos pertinentes
c. No inducirá a error al consumidor
d. Figurará en el campo visual principal o parte frontal del envase

705. En un análisis por regresión lineal, se denomina residual o error residual a la diferencia entre:

a. El valor medio de las señales y el valor certificado del analito
b. La mediana de las señales y el valor certificado del analito
c. El valor medido de la señal y el valor predicho por la ecuación obtenida
d. La mediana de las señales y el valor predicho por la ecuación

706. NO es un ámbito prioritario principal de la Nueva Agenda del Consumidor de la UE:

a. Abordar las necesidades específicas de determinados grupos de consumidores
b. La transformación digital para la creación de un espacio digital más seguro para los consumidores
c. Desarrollar una estrategia para analizar y abordar el reto demográfico
d. La tutela y el respeto de los derechos de los consumidores

707. La norma UNE-EN ISO/IEC 17025:2017, es la norma base para la evaluación de la competencia técnica de los laboratorios de ensayo y calibración por parte de:

a. Las entidades de normalización
b. Los clientes del laboratorio
c. Las autoridades competentes
d. Los organismos de acreditación

708. Sobre los contaminantes industriales y medioambientales presentes en los alimentos:

a. La acrilamida es una sustancia química que se crea de forma natural en productos alimenticios que contienen almidón durante procesos de cocción cotidianos a altas temperaturas (fritura, cocción, asado y también durante procesos industriales a 120ºC y a baja humedad)
b. La peligrosidad de los metales pesados es menor que la de otros contaminantes industriales debido a ser química y biológicamente degradables, no pudiendo permanecer en el ambiente, ni acumularse en las plantas, los tejidos orgánicos y la cadena trófica
c. Los hidrocarburos aromáticos policíclicos (HAPs) son un grupo de 4 sustancias químicas diferentes que se forman durante la combustión incompleta de materia inorgánica a nivel industrial
d. El 3-monocloropropano-1,2-diol (3-MCPD) es un compuesto químico que se forma durante el procesado de los cuando se aplican elevadas temperaturas (> 200º) sobre alimentos ricos en monosacáridos sencillos (glucosa, lactosa y galactosa), de los que se derivan estos contaminantes

709. En un proceso de mineralización por vía húmeda, diga qué ácido deberá incluirse en el tratamiento si se sabe que la muestra contiene sílice:

a. Ácido nítrico
b. Ácido sulfúrico
c. Ácido clorhídrico
d. Ácido fluorhídrico

710. Según la Norma ISO/IEC 17025 y en relación con el control de documentos del sistema de gestión, el laboratorio debe asegurarse de:

a. No se pueden conservar documentos obsoletos
b. La identificación adecuada no aplica a los documentos obsoletos
c. Un uso no intencionado de los documentos obsoletos no puede ser previsto
d. Los documentos obsoletos deben ser adecuadamente identificados

711. Los laboratorios deben establecer una 'regla que describa cómo se toma en cuenta la incertidumbre de medición cundo se declara la conformidad con un requisito especificado':

a. Regla de conformidad
b. Decisión de conformidad
c. Regla de incertidumbre
d. Regla de decisión

712. Cuando un miembro de la red de alerta comunitaria (RASFF) tiene información sobre un riesgo grave para la salud proveniente de algún alimento o un pienso, debe notificarlo al punto de contacto de la Comisión Europea en un plazo máximo de cuántas horas:

a. 2   b. 12   c. 36   d. 48

713. Qué es un antígeno:

a. Inmunoglobulinas producidas por el sistema inmunitario cuando detecta sustancias perjudiciales
b. Grupos químicos de pequeño tamaño que por sí mismos no desencadenan la formación de anticuerpos cuando son introducidos en un organismo competente
c. Toda sustancia que, introducida en un organismo competente, provoca una respuesta inmunitaria, estimulando la producción de anticuerpos
d. Porción de una macromolécula que es reconocida por el sistema inmunitario

714. Cuáles de las siguientes características tiene Clostridium botulinum:

a. Bacilo, Gram positivo, móvil, esporas deformantes, anaerobio
b. Bacilo, Gram positivo, inmóvil, esporas deformantes, aerobio
c. Bacilo, Gram positivo, inmóvil, sin esporas deformantes, anaerobio
d. Bacilo, Gram negativo, móvil, sin esporas deformantes, aerobio

715. Según lo establecido en el Reglamento (CEE) 2568/ 91 de la Comisión de 11 de julio de 1991 relativo a las características de los aceites de oliva y de los aceites de orujo de oliva y sobre sus métodos de análisis, los límites establecidos para el aceite de oliva virgen extra en la valoración organoléptica del aceite de oliva virgen son:

a. La mediana de los defectos es igual a 0 y la del atributo 'frutado' superior a 0
b. La mediana de los defectos es superior a 0 e inferior o igual a 3,5 y la del atributo 'frutado' superior a 0
c. La mediana de los defectos es superior a 3,5, o bien, la mediana de los defectos es inferior o igual a 3,5 y la del atributo 'frutado' es igual a 0
d. La mediana de los atributos positivos distintos de 'frutado' es superior a 5,0

716. En la técnica de espectrometría de masas acoplada a la cromatografía de líquidos, dos de las fuentes de ionización utilizadas son la fuente de electro-spray (ESI) y la fuente de ionización química a presión atmosférica (APCI). La diferencia en el proceso de ionización entre ambas fuentes es:

a. La fuente APCI produce una ionización suave y la fuente ESI genera una fragmentación e ionización intensa de las moléculas
b. La ionización con la fuente APCI se produce en fase gaseosa
c. La ionización con la fuente ESI se produce en fase gaseosa
d. Con la fuente APCI puede trabajarse en modo negativo

717. Según indica la Nota Técnica NT-18 de ENAC, NO constituye un requisito que debe contener la Lista de Ensayos Bajo Acreditación (LEBA):

a. Familia(s) de productos (tal y como aparece en el Anexo Técnico) y los productos concretos que, dentro de cada familia, han sido autorizados por el laboratorio de acuerdo a su sistema

b. Título: 'Lista de Ensayos Bajo Acreditación'

c. Familia(s) de parámetros (tal y como aparece en el Anexo Técnico) y los parámetros concretos que, dentro de cada familia, han sido autorizados por el laboratorio de acuerdo a su sistema

d. Equipos de ensayo requeridos para realizar cualquier ensayo dentro de la categoría

718. Según el RDL 1/2007 de 16 de noviembre, Ley General para la Defensa de los Consumidores y Usuarios, desde la fecha en la que un bien deje de fabricarse, el productor garantizará la existencia de un adecuado servicio técnico, así como de repuestos durante el plazo mínimo de cuántos años:

a. 10   b. 3   c. 2   d. 5

719. Según lo establecido por la norma UNE-EN ISO/IEC 17025, ¿cuál de los siguientes elementos NO se contempla entre las opciones recomendadas por dicha norma para realizar el seguimiento de la validez de los ensayos:

a. Uso de patrones de verificación o patrones de trabajo con gráficos de control, cuando sea aplicable

b. Comprobaciones intermedias en los equipos de medición

c. Controles de calidad fijados por ENAC

d. Ensayos de muestras ciegas

720. Según el RD 579/2017 por el que se regulan determinados aspectos relativos a la fabricación, presentación y comercialización de los productos del tabaco, los cigarrillos comercializados o fabricados en España no podrán tener niveles de emisión superiores a cuántos mg. de nicotina por cigarrillo:

a. 1 mg   b. 2 mg   c. 5 mg   d. 10 mg

721. Sobre la alergia alimentaria, es FALSO:

a. El ovomucoide, presente en clara de huevo, es el principal alérgeno del huevo

b. Se desencadena frente a proteínas o glicoproteínas denominadas alérgenos alimentarios que pueden formar parte del propio alimento o estar vehiculados por el mismo

c. La caseína y la beta-lactoglobulina están entre los principales componentes alergénicos de las proteínas de la leche de vaca

d. En su patogenia no se ha demostrado que participen mecanismos de base inmunológica

722. En la Norma UNE/EN ISO/IEC 17025, 'regla que describe cómo se toma en cuenta la incertidumbre de medición cuando se declara la conformidad con un requisito especificado':

a. Regla de decisión

b. Regla de verificación

c. Regla de validación

d. Regla de cuantificación

723. Según el RD 348/2001, el valor máximo de la dosis total media de radiación absorbida (KGy) permitido en los productos alimenticios que pueden ser sometidos a tratamientos de radiaciones ionizantes es de:

a. 1 KGy   b. 5 KGy
c. 10 KGy   d. 20 KGy

724. Sobre la acrilamida, es FALSO:

a. Es una sustancia química que se crea de forma natural en productos alimenticios que contienen almidón durante procesos de cocinado cotidianos a altas temperaturas

b. El proceso químico por el cual se forma se conoce como reacción de Maillard

c. Se forma principalmente por las grasas y aminoácidos (sobre todo la asparagina) que están presentes de forma natural en muchos alimentos

d. En los adultos, los productos derivados de las patatas fritas y el café son los alimentos que más contribuyen a la exposición a esta sustancia

725. Para realizar pruebas de confirmación de la presencia de Campylobacter en productos destinados al consumo humano o animal, la Norma ISO 10272 recomienda el uso del medio de cultivo no selectivo:

a. Agar triptona bilis glucurónido (Agar TBX)

b. Agar xilosa lisina deoxicolato (Agar XLD)

c. Agar sangre (por ejemplo, agar sangre de Columbia)

d. Agar de Baird Parker (Agar BPA)

726. Para la extracción en fase sólida (SPE) de un analito ácido de un alimento, ¿qué tipo de relleno (fase adsorbente) sería el más selectivo entre los siguientes:

a. Adsorbente hidrófobo

b. Adsorbente hidrofílico

c. Adsorbente de intercambio aniónico

d. Adsorbente de intercamio catiónico

727. En la determinación de metales y elementos tóxicos qué técnica instrumental NO es adecuada:

a. Espectrometría de emisión atómica con plasma acoplado inductivamente (ICP-OES)

b. Espectrometría de fluorescencia

c. Espectrometría de absorción atómica

d. Espectrometría de masas con plasma acoplado inductivamente (ICP-MS)

728. La norma UNE-EN ISO/IEC 17025:2017, presenta dos opciones, A y B, para los requisitos relacionados con la implementación de un sistema de gestión: :

a. La opción A, no incluye requisitos de la Norma ISO 9001

b. Ambas opciones están previstas para lograr el mismo resultado en el desempeño del sistema de gestión

c. Si un laboratorio declara que cumple la opción B, ENAC auditará el sistema de gestión frente a la norma ISO 9001

d. Si un laboratorio declara que cumple la opción B, no tendrá que cumplir los requisitos relativos a la estructura de la norma UNE-EN ISO/IEC17025

729. En espectrometría de fluorescencia molecular, la relación entre la cantidad de moléculas que manifiestan luminiscencia y el número total de moléculas excitadas se conoce como:

a. Rendimiento cuántico

b. Cruce entre sistemas

c. Energía de activación

d. Razón de conversión

730. Señale de entre las siguientes opciones la que es INCORRECTA en relación con la alergia alimentaria:

a. El ovomucoide, presente en clara de huevo, es el principal alérgeno del huevo

b. Se desencadena frente a proteínas o glicoproteínas denominadas alergenos alimentarios que pueden formar parte del propio alimento o estar vehiculados por el mismo

c. La caseína y la beta-lactoglobulina están entre los principales componentes alergénicos de las proteínas de la leche de vaca

d. En su patogenia no se ha demostrado que participen mecanismos de base inmunológica

731. El corrector Zeeman se utiliza:

a. En fluorescencia molecular para corregir el efecto de filtro interno

b. En espectrometría de absorción atómica como corrector de fondo

c. En emisión atómica como corrector de interferencias

d. En espectrometría de masas para disminuir el efecto de supresión iónica

732. De entre los parámetros calculados en la validación de un método analítico, la exactitud es una medida de:

a. Cómo están de próximos los resultados de medidas repetidas entre sí

b. Cómo están de próximos los resultados con el valor verdadero, o de referencia

c. Los errores sistemáticos de los equipos de medición

d. La robustez del método

733. En la espectrometría de fluorescencia las moléculas absorben fotones procedentes de una fuente específica, y al volver al estado fundamental emiten radiación luminiscente, que respecto a la radiación absorbida es:

a. De igual energía
b. De menor energía
c. De menor longitud de onda
d. De igual longitud de onda

734. Según la legislación comunitaria aplicable vigente (Reglamento (UE) Nº 589/2014 de la Comisión), cuál de los siguientes métodos de detección NO es aplicable para el control oficial de los niveles de policlorobifenilos (PCBs) no similares a las dioxinas en el análisis de productos alimenticios:

a. Cromatografía de gases con detector de espectrometría de masas en tándem (GC-EM/EM)
b. Cromatografía líquida de alta eficacia y detector de fluorescencia (CL-FLD)
c. Cromatografía de gases con detector de captura electrónica (CG-ECD)
d. Cromatografía de gases con detector espectrometría de masas de alta resolución (GC-EMAR)

735. El RD 1468/1988, de 2 de diciembre, por el que se aprueba el Reglamento de etiquetado, presentación y publicidad de los productos industriales destinados a su venta directa a los consumidores y usuarios será de aplicación en los siguientes productos:

a. Productos industriales sin envasar dispuestos para su venta directa al consumidor
b. Productos sanitarios y cosméticos
c. Productos artesanos
d. Productos considerados como obras de arte o antigüedades

736. Para la detección y recuento de Escherichia coli glucuronidasa positivo en productos destinados al consumo humano o animal, la Norma ISO 16649-3 recomienda el uso del medio de cultivo:

a. Agar XLD (Agar xilosa lisina desoxicolato)
b. Agar BPA (Agar de Baird-Parker)
c. Agar TBX (Agar triptona bilis glucurónido)
d. Agar mCCD (Agar deoxicolato con carbón y cefoperazona)

737. Para la detección y recuento de Escherichia coli glucuronidasa positivo en productos destinados al consumo humano o animal, la Norma ISO 16649-3 recomienda el uso del medio de cultivo:

a. Agar XLD (Agar xilosa lisina desoxicolato)
b. Agar BPA (Agar de Baird-Parker)
c. Agar TBX (Agar triptona bilis glucurónido)
d. Agar mCCD (Agar deoxicolato con carbón y cefoperazona)

738. Según indica la Nota Técnica NT-18 de ENAC, NO constituye un requisito que debe contener la Lista de Ensayos Bajo Acreditación (LEBA):

a. Familia(s) de productos (tal y como aparece en el Anexo Técnico) y los productos concretos que, dentro de cada familia, han sido autorizados por el laboratorio de acuerdo a su sistema
b. Título: 'Lista de Ensayos Bajo Acreditación'
c. Familia(s) de parámetros (tal y como aparece en el Anexo Técnico) y los parámetros concretos que, dentro de cada familia, han sido autorizados por el laboratorio de acuerdo a su sistema
d. Equipos de ensayo requeridos para realizar cualquier ensayo dentro de la categoría

739. Cuál de las siguientes familias de compuestos NO se analiza habitualmente por cromatografía de líquidos de alta resolución (HPLC):

a. Pesticidas
b. Azúcares
c. Edulcorantes
d. Disolventes orgánicos

740. Sobre la División de Auditorías y Análisis de Salud y Alimentos de la Comisión Europea:

a. Tiene su sede en París (Francia)
b. Depende de la Dirección General de Agricultura y Desarrollo Rural
c. Produce informes sobre las actividades de autocontrol de las empresas que distribuye exclusivamente al Estado Miembro afectado
d. Lleva a cabo controles para asegurar que las autoridades nacionales de los países de la UE, y de los países terceros que exportan a la UE, cumplen con la aplicación de las disposiciones legales de la UE en el ámbito de la seguridad de alimentos y piensos, sanidad animal, bienestar animal, sanidad vegetal y ciertas áreas de protección de la salud humana

741. En función de los principios subyacentes que sustentan la normativa de los nuevos alimentos en la UE, es FALSO:

a. Los nuevos alimentos deben ser -en todos los casos- seguros para los consumidores
b. Los nuevos alimentos deben ser etiquetados correctamente -en todos los casos- para no inducir a error a los consumidores
c. Si los nuevos alimentos están destinados a reemplazar otro alimento, no deben diferir -en todos los casos- de una manera que el consumo del nuevo alimento sea nutricionalmente desventajoso para el consumidor
d. Los nuevos alimentos deben ser -en todos los casos- de reciente creación y producidos utilizando tecnologías y procesos de producción innovadores

742. Si en un método cromatográfico se indica que hay que controlar la conductividad del eluyente, se tratará de un método de cromatografía:

a. Iónica
b. De permeación por gel
c. De exclusión por tamaño
d. De exclusión de iones

743. El recuento de microorganismos en medio sólido se basa en la capacidad de muchos microorganismos de producir colonias dentro o sobre la superficie de los medios de agar. Cuál de los siguientes métodos NO se utiliza en el recuento en medio sólido:

a. Método del asa de extensión
b. Método de siembra en espiral
c. Inoculación en superficie
d. Método del NMP (Número Más Probable)

744. Según el Reglamento (CE) 1907/2006 de 18 de diciembre de 2006 relativo al registro, la evaluación, la autorización y la restricción de las sustancias y preparados químicos (REACH), ¿a partir de qué cantidad es obligatorio que un fabricante o importador de una sustancia, como tal o en forma de uno o más preparados, presente una solicitud de registro en la Agencia Europea de Sustancias y Preparados Químicos:

a. Igual o superior a dos toneladas
b. Superior a tres toneladas
c. Superior a dos toneladas
d. Igual o superior a una tonelada

745. Antes de colocar el marcado CE en un producto, el fabricante del mismo debe, es FALSO:

a. Preparar un expediente técnico que documente la conformidad del producto
b. Redactar y firmar una declaración UE de conformidad
c. Demostrar que el producto ha sido fabricado en la UE
d. Realizar la evaluación de la conformidad del producto, comprobando si para ello debe intervenir un organismo notificado

746. Según el modelo clásico, qué fenómeno tiene lugar en una sustancia cuando ésta absorbe radiación infrarroja:

a. Se produce una transición electrónica
b. La molécula se calienta
c. Se produce un aumento de la energía de vibración molecular
d. La energía de la radiación infrarroja se invierte en incrementar la velocidad de traslación de las moléculas

747. Según los criterios establecidos por la Entidad Nacional de Acreditación (ENAC) en su Nota NO-11 (No conformidades y toma de decisión), el concepto 'Acción encaminada a corregir de manera inmediata el efecto provocado por una No Conformidad en el pasado (informes/certificados emitidos, etc.)' se corresponde con:

a. Acción reparadora

b. Acción correctiva

c. Acción de contención

d. No conformidad menor

748. En el ámbito de los residuos de medicamentos veterinarios en alimentos, el clenbuterol pertenece al grupo de los:

a. Estilbenos

b. Nitroimidazoles

c. Beta-agonistas

d. Aminoglucósidos

749. Cuál de las siguientes acciones se considera una práctica comercial desleal con las personas consumidoras:

a. Poner en promoción u oferta un bien o un servicio

b. Proclamar, falsamente, que un bien o servicio puede curar enfermedades, disfunciones o malformaciones

c. La exhibición de un sello de confianza o de calidad o de un distintivo equivalente, habiendo obtenido la necesaria autorización

d. Comunicar al consumidor información veraz relacionada con un bien o un servicio

750. En un método de análisis por inyección en flujo (FIA), el coeficiente de dispersión aumentará al:

a. Aumentar el volumen de muestra

b. Aumentar el caudal

c. Aumentar la longitud del tubo

d. Acortar la longitud del tubo

751. Cuáles de las siguientes características tiene Clostridium botulinum:

a. , móvil, esporas deformantes,

b. Bacilo, Gram positivo, inmóvil, esporas deformantes, aerobio

c. Bacilo, Gram positivo, inmóvil, sin esporas deformantes, anaerobio

d. Bacilo, Gram negativo, móvil, sin esporas deformantes, aerobio

752. En espectrometría de masas, cuando se utiliza un cuadrupolo tiene como función:

a. Separar los iones que se forman

b. Detectar de los iones que se forman

c. Romper las moléculas y producir iones

d. Amplificar de la señal que producen los iones

753. En los contratos con consumidores y usuarios, NO tendrán consideración de cláusulas abusivas aquellas:

a. Limiten los derechos del consumidor y usuario

b. Impongan al consumidor y usuario garantías proporcionadas

c. Determinen la falta de reciprocidad en el contrato

d. Vinculen el contrato a la voluntad del empresario

754. En el modo llamado de 'fase reversa' de la cromatografía de líquidos:

a. Los componentes más polares aparecen primero

b. Los componentes menos polares aparecen primero

c. La fase estacionaria es de alta polaridad

d. La fase móvil es apolar

755. Si se quiere extraer una sustancia disuelta en un disolvente 'A', con otro disolvente 'B':

a. Es conveniente que ambos disolventes se disuelvan entre sí

b. Es conveniente que la sustancia sea mucho más soluble en A que en B

c. Es conveniente que la solubilidad de la sustancia en ambos disolventes sea la misma

d. Es conveniente que la solubilidad en el disolvente B sea mayor que en el disolvente A

756. La Norma UNE-EN ISO/IEC 17025:2017 establece, en su apartado 7.8.3, unos requisitos específicos, además de los requisitos comunes, que deben incluir los informes de ensayo:

a. Cuando sea necesario para la interpretación de los resultados del ensayo

b. Cuando no se informe de la incertidumbre de medición

c. Cuando el laboratorio sea responsable de la actividad de muestreo

d. Cuando los resultados provengan de proveedores externos

757. En las separaciones cromatográficas el término 'cromatograma' se refiere a:

a. Un gráfico u otro tipo de presentación del tiempo de elución en función del volumen del eluyente

b. Un gráfico u otro tipo de presentación de la respuesta del detector en función de la concentración del analito

c. Un gráfico u otro tipo de presentación de la respuesta del detector en función del tiempo de elución o volumen del eluyente

d. Un gráfico u otro tipo de presentación de la presión del sistema en función del tiempo transcurrido

758. Según la Norma UNE-EN ISO/IEC 17025 y en relación con el contenido de los registros que se deben conservar de los equipos que puedan influir en las actividades del laboratorio. Entre el contenido mínimo que deben incluir dichos registros NO está:

a. la identificación del equipo, incluida la versión del software y del firmware

b. la cuantía de adquisición del equipo

c. la ubicación actual

d. los detalles de cualquier daño, malfuncionamiento, modificación o reparación realizada al equipo

759. La espectrometría de infrarrojos es una técnica basada en la medida de la interacción de la radiación infrarroja con la materia, y puede emplearse en el estudio de:

a. Solamente muestras en estado liquido

b. Solamente muestras en estado sólido

c. Solamente muestras en estado sólido y en estado líquido

d. Muestras en estado sólido, líquido y gaseoso

760. Según lo establecido por la norma UNE-EN ISO/IEC 17025 y en relación con el aseguramiento de la validez de los resultados, ¿cuál de los siguientes requisitos NO se contemplan:

a. Los datos de las actividades de seguimiento de la validez de los resultados se deben especificar en el informe de los resultados

b. El seguimiento de la validez de los resultados se debe planificar y revisar

c. Los datos resultantes del seguimiento de la validez de los resultados se deben registrar de manera que las tendencias sean detectables

d. El laboratorio debe contar con un procedimiento para hacer el seguimiento de la validez de los resultados

761. Según se especifica en la norma UNE-EN ISO/IEC 17025 y en relación con la validación de los métodos de ensayo, qué técnica NO figura entre las que indica la Norma que pueden utilizarse para la validación del método:

a. Las comparaciones interlaboratorio

b. La puesta a punto del método

c. La calibración o evaluación del sesgo y precisión utilizando patrones de referencia o materiales de referencia

d. La comparación de los resultados obtenidos con otros métodos validados

762. El Reglamento (CE) 1935/2004, sobre los materiales y objetos destinados a entrar en contacto con alimentos es aplicable a:

a. Materiales y objetos en contacto con alimentos que son suministrados como antigüedades

b. Materiales y objetos activos e inteligentes en contacto con alimentos

c. Equipos fijos, públicos o privados, de suministro de agua

d. Materiales de recubrimiento o revestimiento, tales como los materiales de revestimiento de la corteza del queso, los productos cárnicos o las frutas, que formen parte integrante de los alimentos y que puedan consumirse junto con ellos

763. Según el Reglamento de Ejecución (UE) 2019/1715 de la Comisión por el que se establecen las normas para el funcionamiento del sistema de gestión de la información sobre los controles oficiales y sus componentes, ¿cuál de los siguientes tipos de notificación NO se contempla en iRASFF (sistema electrónico a través del que se ejecutan los procedimientos del sistema RASFF (Sistema de Alerta Rápida para los Productos Alimenticios y los Piensos) y del sistema ACA (Sistema de Asistencia y Cooperación Administrativas)):

a. Notificaciones de incumplimiento

b. Notificaciones de seguimiento

c. Notificaciones de prohibición de la comercialización

d. Notificaciones de alerta

764. Para que se lleve a cabo correctamente una reacción en cadena de la polimerasa (PCR), ¿cuál de los siguientes compuestos NO es estrictamente necesario que forme parte de la mezcla de reacción:

a. Oligonucleótidos o cebadores

b. Enzima polimerasa

c. Óxido de zinc (ZnO)

d. Dinucleótidos o dNTPs

765. En qué tipo de técnica instrumental se utilizan, entre otros, los analizadores de triple cuadrupolo:

a. Espectrometría de absorción atómica

b. Espectrometría de absorción molecular ultravioleta/visible

c. Espectrometría de masas

d. Espectrometría de infrarrojo

766. El texto refundido de la Ley General para la Defensa de los Consumidores y Usuarios es de aplicación a:

a. Las relaciones entre particulares

b. Las relaciones comerciales entre dos operadores

c. Las relaciones entre consumidores o usuarios y empresarios

d. Las relaciones entre miembros de la misma familia

767. La disposición general sobre etiquetado recogida en la legislación vigente para alimentos y piensos modificados genéticamente (Reglamento (CE) nº 1829/2003) no se aplicará a los alimentos que contengan material que, a su vez, contenga o esté compuesto por OMG o haya sido producido a partir de estos organismos, siempre que el contenido de dicho material no supere un determinado porcentaje de los ingredientes del alimento considerados individualmente o de los alimentos consistentes en un solo ingrediente, si esa presencia es accidental o técnicamente inevitable. Cuál es ese porcentaje:

a. 9 %   b. 0,9 %   c. 5 %   d. 0,5 %

768. Según el RD 1801/2003, de 26 de diciembre, sobre seguridad general de los productos, a los efectos de la adopción de medidas administrativas de reacción, salvo prueba en contrario, se presumirá que un producto es inseguro cuando:

a. No se indique el contenido neto del producto, expresado en unidades de masa o volumen, según corresponda

b. Las instrucciones de uso y/o mantenimiento no sean claras y concisas

c. Carezca de los datos mínimos que permitan identificar al productor

d. No figure el plazo recomendado para su uso de consumo

769. Entre los poderes otorgados a las autoridades de vigilancia del mercado encargadas de la aplicación del Reglamento (UE) 2019/1020 relativo a la vigilancia del mercado y la conformidad de los productos, NO está:

a. El poder para iniciar investigaciones por iniciativa de las autoridades de vigilancia del mercado a fin de detectar incumplimientos y ponerles fin

b. El poder para realizar sin previo aviso inspecciones in situ y comprobaciones físicas de los productos

c. El poder para imponer sanciones aun cuando no se hayan detectado infracciones

d. El poder para entrar en cualquier local, terreno o medio de transporte que el operador económico de que se trate utilice con fines relacionados con sus actividades comerciales, empresariales, artesanales o profesionales, a fin de detectar incumplimientos y obtener pruebas

770. En cromatografía de líquidos de alta resolución, cuando se habla de elución en gradiente, significa que, durante la elución:

a. Se aumenta gradualmente la temperatura

b. Se disminuye gradualmente la temperatura

c. Se varía gradualmente la composición de la fase móvil

d. Se varía gradualmente la composición de la fase estacionaria

771. Para la expresión de la incertidumbre asociada al resultado de un ensayo, de acuerdo con la Guía ILAC-G17:01/2021 para la medición de la incertidumbre en ensayos, normalmente es suficiente indicar:

a. El mismo número de cifras significativas que el resultado

b. Como máximo dos cifras significativas

c. Una cifra significativa menos que el resultado

d. Al menos una cifra significativa más que el resultado

772. Cuál de los siguientes alimentos podría contener un aditivo en virtud del principio de transferencia, establecido en el Reglamento (CE) Nº1333/2008 sobre aditivos alimentarios:

a. Miel

b. Pasta alimenticia seca

c. Yogur natural

d. Pan y productos similares

773. En el control oficial de las micotoxinas en los alimentos, la conformidad con los límites establecidos se establece en base al contenido determinado en:

a. El lote

b. La muestra global

c. La muestra de laboratorio

d. La muestra elemental

774. Según la legislación UE aplicable a los preparados para lactantes y preparados de continuación:

a. En su etiquetado se podrá hacer declaraciones de propiedades saludables y nutricionales

b. En su etiquetado se regulan las condiciones de uso de las declaraciones relativas a la dextrosa y al DHA

c. No es necesario la notificación de puesta en el mercado

d. La adición de DHA (ácido docosahexaenoico) en su composición será obligatoria en todos los preparados para lactantes y de continuación

775. En un espectrómetro de emisión de plasma, el plasma constituye:

a. El sistema dispersivo de la radiación

b. El sistema de introducción de la muestra

c. La fuente de ionización

d. El sistema de detección

776. En un laboratorio de microbiología de los alimentos, un 'medio de cultivo de conservación' es:

a. Medio que permite la reparación y la recuperación de la capacidad de crecimiento normal de los microorganismos sometidos a estrés, sin promover necesariamente su multiplicación

b. Medio diseñado para conservar y mantener la viabilidad de los microorganismos sin permitir una multiplicación significativa, desde el momento de la recogida de la muestra hasta el procesamiento de la muestra en el laboratorio

c. Medio diseñado para mantener la viabilidad de los microorganismos a lo largo de un periodo de tiempo prolongado, para protegerlos contra las influencias adversas que pueden ocurrir durante un almacenamiento prolongado, y para permitir su recuperación después de este periodo

d. Medio diseñado para separar los microorganismos procedentes de un producto de análisis hacia una fase líquida, sin que se produzca una inhibición ni multiplicación durante el tiempo de contacto

777. Sobre los contaminantes orgánicos persistentes (COPs), es FALSO:

a. Son sustancias bioacumulables y resistentes a la degradación

b. Son sustancias insolubles en grasa

c. Son sustancias altamente tóxicas

d. Se transportan a largas distancias

778. Según lo establecido por la norma UNE-EN ISO/IEC 17025, cuál de los siguientes elementos NO se contempla entre las opciones recomendadas por dicha norma para realizar el seguimiento de la validez de los ensayos:

a. Uso de patrones de verificación o patrones de trabajo con gráficos de control, cuando sea aplicable

b. Comprobaciones intermedias en los equipos de medición

c. Controles de calidad fijados por ENAC

d. Ensayos de muestras ciegas

779. Señale la opción FALSA respecto a las funciones que tiene atribuidas la Dirección General de Consumo del Ministerio de Consumo:

a. El fomento, la sostenibilidad y el registro de las asociaciones de consumidores y usuarios de ámbito supra autonómico

b. La gestión y el mantenimiento del Registro Estatal de empresas de intermediación financiera

c. El establecimiento y el desarrollo de las líneas directrices de las políticas relativas a la sanidad de las producciones agrarias y forestales y la higiene de las producciones agrarias

d. La realización de análisis, pruebas y ensayos, a través del Centro de Investigación y Control de la Calidad (CICC), a los distintos productos, tanto alimenticios como industriales, presentes en el mercado que puedan ponerse a disposición de los consumidores

780. Cuál de los siguientes enunciados es FALSO en relación a la técnica de cromatografía iónica:

a. Los grupos funcionales en la superficie de la fase estacionaria interaccionan con iones de carga opuesta del analito

b. La composición de la fase móvil tiene que ser orgánica

c. Permite la separación de los componentes de una mezcla en base a sus propiedades de carga

d. Es una técnica aplicable en el análisis de sulfitos en alimentos

781. Molécula o sustancia química de pequeño peso molecular que por sí sola no puede desarrollar una respuesta inmune pero que cuando se une a una proteína transportadora (portador o 'carrier') estimula la respuesta inmunitaria:

a. Antígeno   b. Epítopo

c. Hapteno   d. Parátopo

782. Para la confirmación de presuntas Listeria spp. en productos destinados al consumo humano o a la alimentación animal, qué medio de cultivo especifica que se utilice la Norma ISO 11290-1:

a. Agar Baird Parker (BPA)

b. Agar extracto de levadura y triptona de soja y (TSYEA)

c. Agar triptona bilis glucuronido (agar TBX)

d. Agar xilosa lisina desoxicolato (agar XLD)

783. En espectrometría de absorción molecular ultravioleta y visible, la fuente de radiación comúnmente empleada es:

a. Una lámpara Globar

b. Una lámpara de cátodo hueco

c. Una lámpara de deuterio

d. Un tubo fotomultiplicador

784. En espectrometría de absorción atómica de llama, la atomización de la muestra se produce:

a. En el fotomultiplicador

b. En el nebulizador

c. En una lámpara de descarga

d. En la llama

785. La elución en gradiente en cromatografía de líquidos de alta resolución se refiere a:

a. La composición de la fase móvil varía de forma programada

b. La composición de la fase móvil se mantiene constante

c. La temperatura de la fase estacionaria varía de forma programada

d. El flujo de la fase móvil es constante

786. Según el reglamento (UE) No 10/2011 sobre materiales y objetos plásticos destinados a entrar en contacto con alimentos, los límites de migración NO son aplicables a:

a. Materiales y objetos formados por dos o más capas de materia plástica

b. Materiales y objetos formados por una sola capa plástica

c. Las capas plásticas de los materiales u objetos compuestos multicapa

d. Materiales y objetos plásticos de uso repetido

787. Qué técnica espectrométrica aplica la ley de Lambert-Beer para estimar la concentración del analito en la muestra:

a. Espectrometría de masas

b. Espectrometría de absorción ultravioleta y visible

c. Espectrometría de emisión de plasma

d. Espectrometría de fluorescencia

788. Sobre la reformulación de productos alimenticios señalar la repuesta FALSA:

a. Es una de las acciones promovidas por la Estrategia Naos para proteger la salud en base a la evidencia científica

b. Su base legal se encuentra en la Ley 17/2011 de seguridad alimentaria y nutrición

c. En la UE se coordina mediante Acuerdos Marco establecidos por el Grupo de Alto Nivel sobre alimentación y actividad física de la Comisión Europea

d. Los Acuerdos Marco de reformulación de alimentos son voluntarios

789. En espectrometría de resonancia magnética nuclear, las variaciones que se producen en las frecuencias de absorción como consecuencia del efecto pantalla de los electrones reciben el nombre de:

a. Desplazamiento químico

b. Constante de relajación

c. Multiplicidad

d. Orientación de spin nuclear

790. Cuál de los siguientes enunciados es FALSO en relación a la técnica de espectrometría de absorción atómica:

a. La llama es empleada para la atomización de la muestra

b. Permite la determinación simultánea de varios metales

c. Los métodos analíticos basados en la espectrometría de absorción atómica son muy específicos

d. Una de las fuentes de utilizadas es la lámpara de cátodo hueco

791. Si se requiere identificar proteínas en muestras de origen biológico, una técnica adecuada sería:

a. Espectrometría de masas con plasma de acoplamiento inductivo (ICP/MS)

b. Espectrometría de masas con desorción/ionización láser asistida por matriz y analizador de tiempo de vuelo (MALDI-TOF)

c. Espectrometría de masas con doble fragmentación o masas/masas (MS/MS)

d. Espectrometría de absorción atómica con atomización electrotérmica

792. Según la Norma UNE-EN ISO/IEC 17025 y en relación con las auditorías internas, el laboratorio debe llevar a cabo auditorías internas:

a. No, porque para acreditarse según dicha Norma será objeto de auditorías externas

b. A intervalos planificados

c. En los períodos que le fije la Entidad Nacional de Acreditación (ENAC)

d. Inmediatamente a continuación de una auditoría externa desfavorable

793. Sobre la gestión de equipos en un laboratorio de análisis de alimentos, según requisitos de la Norma UNE-EN ISO/IEC 17025:2017, los equipos de medición deben ser calibrados:

a. Aunque la incertidumbre de medición no afecte a la validez de los resultados

b. Cuando se vaya a iniciar un procedimiento de validación

c. Cada vez que se cambie de un procedimiento analítico a otro diferente

d. Cuando se requiere para establecer la trazabilidad metrológica de los resultados

794. Según el Reglamento (CE) 1272/2008 de 16 de diciembre de 2008 sobre clasificación, etiquetado y envasado de sustancias y mezclas, una sustancia o mezcla clasificada como peligrosa y contenida en un envase llevará una etiqueta en la que figurarán de forma obligatoria los siguientes elementos, es FALSO:

a. El nombre, la dirección y el número de teléfono del proveedor o proveedores

b. La cantidad nominal de la sustancia o mezcla contenida en el envase a disposición del público en general (salvo que esta cantidad figure en otro lugar del envase)

c. Las instrucciones de uso o el modo de utilización

d. Los identificadores del producto

795. Sobre el procedimiento de autorización de la comercialización de un nuevo alimento en la Unión y de actualización de la lista de la Unión (Reglamento (CE) 2015/2283), es FALSO:

a. La solicitud de autorización incluirá el nombre y la dirección del solicitante, así como el nombre y la descripción del nuevo alimento

b. La solicitud de autorización incluirá la composición detallada del nuevo alimento y la descripción del proceso o procesos de producción

c. La solicitud de autorización incluirá el costo máximo previsto para la comercialización del nuevo alimento

d. La solicitud de autorización incluirá pruebas científicas que demuestren que el nuevo alimento no plantea un riesgo para la salud de las personas

796. Para la confirmación de presuntas Listeria spp. en productos destinados al consumo humano o a la alimentación animal, ¿cuál de los siguientes medios de cultivo específica que se utilice la Norma ISO 11290-1:

a. Agar Baird Parker (BPA)

b. Agar extracto de levadura y triptona de soja y (TSYEA)

c. Agar triptona bilis glucuronido (agar TBX)

d. Agar xilosa lisina desoxicolato (agar XLD)

797. Cuál de los siguientes tests estadísticos permite estimar la repetibilidad y la reproducibilidad de un método analítico:

a. Test de Student

b. Análisis de la varianza

c. Test de correlación de Pearson

d. Test de Fisher

798. Según lo establecido por la norma UNE-EN ISO/IEC 17025 y en relación con el aseguramiento de la validez de los resultados, cuál de los siguientes requisitos NO se contemplan:

a. Los datos de las actividades de seguimiento de la validez de los resultados se deben especificar en el informe de los resultados

b. El seguimiento de la validez de los resultados se debe planificar y revisar

c. Los datos resultantes del seguimiento de la validez de los resultados se deben registrar de manera que las tendencias sean detectables

d. El laboratorio debe contar con un procedimiento para hacer el seguimiento de la validez de los resultados

799. El corrector de fondo basado en el efecto Zeeman, se utiliza habitualmente en:

a. Espectrometría de absorción en el infrarrojo

b. Espectrometría de absorción visible-ultravioleta

c. Espectrometría de fluorescencia

d. Espectrometría de absorción atómica

800. Conforme a los requisitos de la Norma UNE-EN ISO/IEC 17025:2017 relativos a las auditorías internas, en un laboratorio de ensayos acreditado:

a. Se deben llevar a cabo auditorías internas únicamente cuando se hayan detectado no conformidades en las auditorías externas

b. Las auditorías internas deben efectuarse periódicamente, de acuerdo a un programa establecido

c. La realización de auditorías internas es optativa, siendo éstas una herramienta que mejora un sistema de calidad basado en la norma

d. La realización de auditorías internas es recomendable para obtener información acerca de si el sistema de gestión es conforme con los requisitos establecidos

801. En espectrometría de atomización electrotérmica, cuál es la función de la cámara de grafito:

a. Eliminar radiaciones parásitas

b. Mantener la temperatura de la fuente de radiación

c. Regular el flujo de combustible

d. Es el atomizador

802. Según el ámbito de aplicación del Reglamento (UE) 1177/2010 sobre los derechos de los pasajeros que viajan por mar y por vías navegables, este se aplicará a los pasajeros que viajen en:

a. Buques autorizados a transportar hasta 12 pasajeros

b. Circuitos de excursión y turísticos, excepto los cruceros

c. Buques no propulsados por medios mecánicos

d. Cruceros cuyo puerto de embarque esté en el territorio de un Estado miembro

803. Las aflatoxinas son:

a. Sesquiterpenos

b. Bisfuranocumarinas

c. Lactonas del ácido resorcílico

d. Polialcoholes

804. Es una característica de un resultado analítico y no del funcionamiento del método analítico utilizado para obtenerlo:

a. La exactitud   b. La robustez

c. La veracidad   d. La incertidumbre

805. En un contraste de hipótesis, si se disminuye el valor de riesgo α:

a. Aumenta el error de tipo β

b. Disminuye el error de tipo β

c. No se afecta el error de tipo β

d. Aumenta la potencia de la prueba

806. En la espectrometría de absorción en el infrarrojo, las moléculas absorben energía de la radiación produciéndose las transiciones que dan lugar al espectro que son:

a. Entre niveles energéticos vibracionales y rotacionales de las moléculas

b. Entre niveles energéticos de los electrones de valencia de las moléculas

c. Entre niveles energéticos de electrones enlazantes de las moléculas

d. Entre niveles energéticos de electrones no enlazantes de las moléculas

807. Cuál de los siguientes medios de cultivo de pre-enriquecimiento/enriquecimiento NO es recomendado por la Norma ISO 6579 para el método de detección de Salmonella:

a. Agua de peptona tamponada

b. Medio de Rappaport-Vassiliadis con soja

c. Caldo Muller-Kauffmann tetrationato/novobiocina

d. Caldo Bolton

808. Para el recuento de estafilococos coagulasa-positivos (Staphylococcus aureus y otras especies) en productos destinados a consumo humano o alimentación de animales la Norma UNE-EN ISO 6888-1 recomienda el medio de cultivo:

a. Agar xilosa lisina desoxicolato (agar XLD)

b. Agar de Baird-Parker

c. Agar triptona bilis glucuronido (agar TBX)

d. Agar deoxicolato con carbón y cefoperazona (agar mCCD)

809. Detector usado habitualmente al ser más selectivo para la detección de compuestos clorados en cromatografía de gases:

a. Detector de UV
b. Detector de captura de electrones
c. Detector de ionización de llama
d. Detector de infrarrojos

810. Según el RD 1945/1983 por el que se regula las infracciones y sanciones en materia de defensa del consumidor y de la producción agroalimentaria los inspectores:

a. No pueden adoptar medidas en caso de riesgo real o previsible para la salud pública
b. Tienen el carácter de autoridad y podrán levantar actas
c. Deberán ejercer su función sin el apoyo de otra autoridad o fuerzas de seguridad
d. Tomará las muestras de acuerdo a su intuición

811. La toxoplasmosis, enfermedad zoonótica parasitaria con gran incidencia en los seres humanos, es causada por Toxoplasma gondii, parásito perteneciente al grupo de:

a. Protozoos   b. Cestodos
c. Nematodos   d. Amebas

812. En el análisis microbiológico de alimentos, los medios de cultivo con agar utilizados en los métodos de placas vertidas que se añaden sobre la muestra, se equilibran (en general y salvo otra temperatura indicada en cada norma internacional específica) entre:

a. 60 y 65 °C   b. 15 y 20 °C
c. 44 y 47 °C   d. 20 y 25 °C

813. En un microscopio electrónico de barrido se producen distintos tipos de señales como consecuencia de la interacción del haz incidente y la muestra. Qué tipo de señal permite obtener imágenes de apariencia tridimensional:

a. La de los electrones primarios
b. La de los electrones secundarios
c. La de los electrones retrodispersados
d. La de fluorescencia

814. Según la Ley 28/2015 para la defensa de la calidad alimentaria, las infracciones y sanciones muy graves en materia de defensa de la calidad alimentaria prescribirán al cabo de cuántos años:

a. 3   b. 4   c. 5   d. 6

815. En espectrometría de absorción atómica, 'técnica del vapor frío' es:

a. Un método de refrigeración para atomización electrotérmica
b. Un método de corrección de interferencias espectrales
c. Un método para introducir muestras en forma de hidruros
d. Un método de atomización para determinar mercurio

816. La espectrometría de absorción atómica con atomización electrotérmica, presenta como ventaja respecto a la espectrometría de absorción atómica de llama:

a. Es aplicable a la determinación de calcio
b. Permite detectar niveles más bajos de elementos
c. No presenta interferencias
d. No utiliza un monocromador para la división espectral de la radiación

817. En espectrometría de masas, para facilitar la producción y manipulación de iones y electrones y para evitar colisiones con componentes atmosféricos, es característica la necesidad de utilizar:

a. Un compresor
b. Un fotomultiplicador
c. Una cámara de premezcla
d. Un sistema de alto vacío

818. Según los requisitos establecidos en la Norma UNE-EN ISO/IEC 17025 en relación con el equipamiento que se requiere para el correcto desempeño de las actividades de laboratorio y que pueden influir en sus resultados, es FALSO:

a. El laboratorio debe contar con un procedimiento para la manipulación, transporte, almacenamiento, uso y mantenimiento planificado del equipamiento
b. El laboratorio debe verificar que el equipamiento cumple con los requisitos especificados, antes de ser instalado o reinstalado para su servicio
c. El equipo utilizado para la medición debe ser capaz de lograr la exactitud de la medición y/o la incertidumbre de la medición requeridas para proporcionar un resultado válido
d. El laboratorio no puede utilizar nunca equipos que estén fuera de su control permanente

819. Para el análisis por espectrometría de emisión atómica con fuente de plasma acoplado inductivamente, se utiliza habitualmente un plasma de:

a. Argón   b. Acetileno
c. Helio   d. Nitrógeno

820. [ANULADA] Cuando se utiliza el método de las adiciones estándar en la calibración de un método de análisis instrumental, la ordenada en el origen de la recta de calibrado corresponde a:

a. La concentración de analito en la muestra
b. La concentración adicionada a la muestra
c. La concentración del patrón de menor concentración
d. La concentración del blanco de análisis

821. [ANULADA] Los llamados complementos alimenticios, están obligados por la legislación específica, que les es de aplicación, a dar una serie de informaciones en su etiquetado. Como por ejemplo:

a. El producto debe mantenerse fuera del alcance de los niños
b. El producto puede usarse como sustituto de una dieta equilibrada
c. El producto puede prevenir alguna enfermedad humana (mencionando la que sea)
d. Condiciones de conservación del producto

822. [ANULADA] El análisis gravimétrico permite la determinación del contenido del analito en una muestra mediante operaciones de pesada. Indique en cuál de las siguientes determinaciones NO sería aplicable:

a. Determinación del contenido de humedad
b. Determinación de la migración global de materiales para contacto con alimentos
c. Determinación del contenido de volátiles
d. Determinación de proteínas en leche

823. [ANULADA] Según el RD 191/2011 sobre el Registro General Sanitario de Empresas Alimentarias y Alimentos (RGSEAA), los productos alimenticios sujetos a inscripción son:

a. Los productos lácteos
b. Los productos a base de cereales
c. Las aguas minerales naturales y las aguas de manantial
d. Los productos enlatados

824. [ANULADA] Según la terminología relacionada con los microorganismos de ensayo (Norma UNE-EN ISO 11133), a la 'serie de subcultivos individuales idénticos preparados en el laboratorio o por un proveedor mediante un único subcultivo a partir de una cepa de referencia' se le denomina:

a. Cultivo de reserva
b. Cultivo de trabajo
c. Lote de reserva de referencia
d. Material de referencia

825. [ANULADA] Sobre el Sistema Coordinado de Intercambio Rápido de Información en seguridad alimentaria en España (SCIRI), es FALSO:

a. Se crea mediante el Reglamento 625/2017 de la UE
b. Está coordinado por el Ministerio de Sanidad
c. Su objetivo principal es proteger a los consumidores del fraude alimentario
d. Se integra en los restantes sistemas de alerta de la UE (Red de alerta de alimentos y piensos-RASFF) e internacional (Red internacional de autoridades en seguridad alimentaria-INFOSAN)

826 D	864 A	902 A	940 D
827 C	865 A	903 B	941 D
828 C	866 B	904 B	942 C
829 C	867 A	905 D	943 D
830 C	868 B	906 A	944 A
831 A	869 B	907 C	945 A
832 C	870 C	908 C	946 B
833 C	871 D	909 B	947 D
834 A	872 C	910 B	948 B
835 D	873 B	911 A	949 B
836 A	874 B	912 C	950 B
837 B	875 C	913 D	951 C
838 D	876 A	914 A	952 B
839 D	877 A	915 B	953 B
840 D	878 D	916 A	954 C
841 C	879 A	917 C	955 B
842 B	880 B	918 D	956 D
843 A	881 C	919 D	957 C
844 A	882 D	920 C	958 A
845 A	883 D	921 A	959 D
846 C	884 B	922 C	960 C
847 A	885 C	923 B	961 D
848 B	886 B	924 C	962 C
849 C	887 C	925 C	963 D
850 A	888 A	926 C	964 C
851 A	889 D	927 D	965 C
852 D	890 D	928 D	966 D
853 C	891 C	929 B	967 B
854 A	892 B	930 C	968 A
855 D	893 A	931 B	969 D
856 D	894 D	932 A	970 D
857 D	895 A	933 B	971 C
858 C	896 A	934 B	972 B
859 C	897 C	935 A	____
860 D	898 A	936 A	973 D
861 B	899 C	937 C	974 A
862 C	900 C	938 C	975 C
863 B	901 B	939 B	

826. Según el RD 109/1995, de 27 de enero, sobre medicamentos veterinarios, en lo referente a la cesión de medicamentos por el veterinario al dueño o ganadero, cuál de los siguientes datos NO es imprescindible reseñar en el registro de cesión de medicamentos sometidos a prescripción:

a. Número del lote del medicamento
b. Identificación del animal
c. Si es un animal productor de alimentos de consumo humano, el código de la explotación
d. La sustancias activas componentes del medicamento

827. Formas farmacéutica APTA para el tratamiento de las colmenas:

a. Solución inyectable
b. Suspensión inyectable
c. Gel
d. Premezcla medicamentosa

828. Sobre la importación ¿cuál de estas opciones es FALSA:

a. La importación de medicamentos veterinarios precisa de una autorización de la Agencia Española de Medicamentos y Productos Sanitarios
b. La importación de las sustancias activas para la elaboración de medicamentos veterinarios precisa de una autorización de la Agencia Española de Medicamentos y Productos Sanitarios
c. La importación de graneles para la elaboración de medicamentos veterinarios no precisa de una autorización de la Agencia Española de Medicamentos y Productos Sanitarios
d. La importación de medicamentos veterinarios puede realizarla el titular de la autorización de comercialización

829. Sobre las pruebas de eficacia de vacunas multivalentes, es FALSO:

a. Debe demostrarse en todas las especies y categorías a las que se destina
b. Los estudios de laboratorio serán controlados incluyendo animales testigo
c. No es obligatorio demostrar eficacia de todos y cada uno de sus componentes
d. La selección de los antígenos se basa en datos epizoóticos

830. Según las estadísticas nacionales del Ministerio de Agricultura, Pesca y Alimentación. Cuál de las siguientes producciones acuícolas es mayor en España:

a. Rodaballo
b. Corvina
c. Lubina
d. Dorada

831. En el procedimiento de descentralizado de autorización de comercialización, a partir de la recepción de una solicitud válida, el Estado miembro de referencia elaborará un informe de evaluación en un plazo de cuántos días:

a. 120 b. 90 c. 60 d. 30

832. Según el Reglamento (UE) 2019/6, de 11 de diciembre, una solicitud para la cual el solicitante no tenga la obligación de proporcionar la documentación sobre seguridad y eficacia si los principios activos del medicamento han tenido un uso bien establecido en la Unión durante al menos 10 años, se denomina:

a. Solicitud para medicamentos veterinarios híbridos
b. Solicitud para mercados limitados
c. Solicitud basada en datos bibliográficos
d. Solicitud basada en el consentimiento informado

833. NO es responsabilidad de la persona cualificada de farmacovigilancia veterinaria del titular de la autorización de comercialización:

a. Elaborar y mantener el archivo maestro del sistema de farmacovigilancia
b. Garantizar que se dé una respuesta rápida y completa a cualquier solicitud de información adicional de la Agencia Española de Medicamentos y Productos Sanitarios
c. Garantizar que se notifiquen las sospechas de medicamentos falsificados
d. Informar a la Agencia Española de Medicamentos y Productos Sanitarios de cualquier información de interés para detectar un cambio de la relación beneficio-riesgo de un medicamento veterinario

834. Indique la FALSA:

a. Las premezclas medicamentosas tienen que emplearse obligatoriamente en una proporción de 2 Kg de premezcla medicamentosa por tonelada de pienso

b. Las premezclas medicamentosas están sometidas a los mismos requisitos de exportación que el resto de medicamentos veterinarios

c. El veterinario puede realizar prescripciones excepcionales de premezclas medicamentosas

d. Las premezclas medicamentosas están sometidas a autorización de comercialización conforme el RD 1246/2008 o el Reglamento (CE) 726/2004

835. Según los principios de las 3R en relación con los ensayos con animales vivos, indique qué opción se corresponde con el 'Refinamiento':

a. Sustitución por un sistema no animal o por una especie de menor rango filogenético

b. Disminución del número de animales empleados

c. Disminución del número de pruebas realizadas sobre cada animal

d. Reducción o eliminación del estrés o el dolor en los animales

836. Señale, de entre estas especies, cuál de ellas es especie menor:

a. Ovino de leche   b. Salmón
c. Ovino de carne   d. Perro

837. La plataforma on-line European Surveillance of Veterinary Antimicrobial Consumption- España (ESVAC-ES) se encarga de:

a. Recoger datos de venta de antibióticos en terceros países a la UE

b. Recoger datos de las ventas de antimicrobianos veterinarios en España

c. Controlar que la administración de los medicamentos se hace conforme la ficha técnica

d. Ordenar los antibióticos en función del grado de resistencia que han desarrollado en España

838. Con respecto a las medidas de prevención de las resistencias antimicrobianas en los animales, es FALSO:

a. Desarrollar de forma más amplia un apartado específico de buen uso de antibióticos, para cada especie animal en las guías de uso responsable

b. Promover que los tratamientos antibióticos se basen en diagnósticos microbiológicos y pruebas de sensibilidad

c. Desarrollar directrices en las que se den recomendaciones específicas de uso de determinados antibióticos como de 'primera línea', 'segunda línea' o última línea' en relación con infecciones específicas

d. Promover el uso de antibióticos en condiciones diferentes a las especificadas en las condiciones de autorización

839. NO es un mecanismo de resistencia de las bacterias:

a. Inactivación del antibiótico por enzimas

b. Modificaciones bacterianas que impiden la llegada del antibiótico al punto diana

c. Alteración por parte de la bacteria de su punto diana

d. Impedir la síntesis de ácidos nucleicos, de proteínas o de la pared celular bacteriana

840. Sobre la autorización de comercialización de un medicamento según el artículo 5 del Reglamento (UE) 2019/6 es FALSO:

a. Únicamente podrán introducirse en el mercado los medicamentos veterinarios para los que una autoridad competente o la Comisión Europea hayan concedido una autorización de comercialización

b. Las decisiones de conceder, denegar, suspender, revocar o modificar una autorización de comercialización se harán públicas

c. Los Estados miembros podrán permitir excepciones al artículo 5 para los medicamentos que no estén sujetos a prescripción veterinaria destinados a pájaros de jaula

d. La autorización de comercialización de un medicamento veterinario tendrá una validez de cinco años

841. Cuál de estas sustancias se considera adyuvante en las vacunas veterinarias:

a. Etanol

b. Cloruro sódico

c. Hidróxido de aluminio

d. Sacarosa

842. Sobre las entidades o agrupaciones ganaderas autorizadas para dispensar medicamentos veterinarios reguladas por el RD 109/1995 sobre medicamentos veterinarios, es FALSO:

a. Deben contar con locales acondicionados para su actividad

b. Deben contar con un director técnico farmacéutico en dedicación exclusiva

c. Deben contar con un servicio veterinario responsable del cumplimiento de las obligaciones establecidas en dicho real decreto

d. Suministrarán los medicamentos veterinarios exclusivamente a sus miembros

843. Sobre las medidas reguladoras adoptadas por la Agencia Española de Medicamentos y Productos Sanitarios por razones de farmacovigilancia veterinaria, es FALSO:

a. Deberá solicitar informe preceptivo al Comité Técnico del Sistema Español de Farmacovigilancia de Medicamentos Veterinarios de la Agencia Española de Medicamentos y Productos Sanitarios

b. Podrá restringir las condiciones de la autorización de comercialización del medicamento veterinario en lo referente a la prescripción

c. Podrá restringir las condiciones de la autorización de comercialización del medicamento veterinario en lo referente a las condiciones de uso

d. El titular de la autorización de comercialización dispondrá de un plazo de 30 días para presentar la correspondiente solicitud de modificación

844. Según la Guideline on safety and residue data requirements for applications for non-immunological veterinary medicinal products intended for limited markets submitted under Article 23 of Regulation (EU) 2019/6, cuál es el tiempo de espera aceptable en la miel:

a. 0 días   b. 1 día
c. 3 días   d. 7 días

845. NO le corresponde a la Agencia Europea de Medicamentos:

a. Garantizar que los Estados miembros evalúan los informes periódicos de seguridad de los medicamentos autorizados por procedimiento estrictamente nacional en unos tiempos determinados

b. Coordinar el control del cumplimiento de las obligaciones en materia de farmacovigilancia

c. Garantizar que la información disponible en la base de datos de farmacovigilancia veterinaria de la Unión sea accesible

d. Desarrollar una base de datos de farmacovigilancia veterinaria de la Unión

846. Según el Reglamento (UE) 2019/6 del Parlamento Europeo y del Consejo sobre medicamentos veterinarios y por el que se deroga la Directiva 2001/82/CE, qué periodo de protección de la documentación técnica se aplica en el caso de los medicamentos veterinarios para las abejas:

a. 10 años   b. 8 años
c. 18 años   d. 14 años

847. Sobre los medicamentos veterinarios estupefacientes:

a. En la receta específica de estupefacientes deben prescribirse únicamente los medicamentos veterinarios que contengan una sustancia de la Lista I de la Convención Única de 1961 sobre Estupefacientes

b. En la receta específica de estupefacientes deben prescribirse los medicamentos veterinarios que contengan una sustancia de la Lista II de la Convención Única de 1961 sobre Estupefacientes

c. En la receta específica de estupefacientes deben prescribirse los medicamentos veterinarios que contengan una sustancia de la Lista III de la Convención Única de 1961 sobre Estupefacientes

d. Los medicamentos veterinarios estupefacientes se pueden dispensar en los establecimientos comerciales detallistas

848. En la evaluación del riesgo medioambiental de las sustancias en los medicamentos veterinarios 'PBT' significa:

a. Potencial y biológicamente tóxico
b. Persistente, bioacumulable, tóxico
c. Persistente, biodisponible, tóxico
d. Potencialmente bioacumulable y tóxico

849. Según la Orden Ministerial 2938/2004, sobre medicamentos veterinarios en lo referente a la calificación de productos en fase de investigación clínica y realización de ensayos clínicos, 'persona física o jurídica que toma la responsabilidad de la iniciación, gestión y financiación de un ensayo clínico':

a. Monitor
b. Investigador principal
c. Promotor
d. Coordinador

850. Qué prueba de seguridad NO es propia de los medicamentos inmunológicos veterinarios:

a. Efectos farmacodinámicos primarios y secundarios
b. Seguridad de la administración de una sola dosis
c. Examen de la función reproductora
d. Aumento de la virulencia

851. Los defectos de calidad tipo I incluyen:

a. La contaminación microbiológica de un medicamento veterinario oftálmico
b. El error en el etiquetado con omisión del número de lote del medicamento
c. El error en el cartonaje con omisión de la fecha de caducidad
d. El incumplimiento de la especificación de la estabilidad

852. Cuál de estos requisitos NO es exigible a un laboratorio farmacéutico fabricante:

a. Contar con instalaciones adecuadas
b. Comunicar la suspensión de actividades
c. Disponer de una memoria técnica actualizada
d. Cuando quede vacante el cargo de director técnico se informará inmediatamente a la comunidad autónoma correspondiente

853. Cuál de estos datos NO está contenido en el archivo de referencia de una sustancia activa (ASMF):

a. La descripción detallada de su proceso de fabricación
b. Una descripción de la validación del proceso
c. La descripción de la conformidad de los excipientes
d. Descripción del control de calidad durante la fabricación

854. Cuál de estas zoonosis es más frecuentemente transmitida por las aves:

a. Criptosporidiosis
b. Leptospirosis
c. Leishmaniasis
d. Rabia

855. En el procedimiento de reconocimiento mutuo para los medicamentos veterinarios, cada Estado miembro en el que se haya presentado la solicitud adoptará una decisión de conformidad con el informe de evaluación y anexos aprobados (fase nacional), en un plazo de cuántos días:

a. 120
b. 90
c. 60
d. 30

856. En el Informe Periódico de Seguridad (IPS) NO se incluye:

a. Estimación de la incidencia de reacciones adversas del medicamento veterinario en el periodo cubierto por el IPS
b. Datos de las sospechas de reacciones adversas en personas en terceros países a la UE
c. Datos de las sospechas de problemas medioambientales ocurridos en España
d. Datos del protocolo de los estudios clínicos realizados por el titular de la autorización de comercialización del medicamento

857. Según el Reglamento (UE) 2019/6 sobre medicamentos veterinarios y por el que se deroga la Directiva 2001/82/CE, es FALSO:

a. En el acondicionamiento primario constará la vía de administración
b. En el acondicionamiento primario constará la denominación del medicamento
c. En el etiquetado del embalaje exterior constará el número de autorización de comercialización
d. En el acondicionamiento exterior la autoridad competente podrá obligar a incluir la identificación del medicamento en lenguaje braille

858. De los aspectos sobre el desarrollo farmacéutico en los medicamentos biológicos (no inmunológicos e inmunológicos) que deben explicarse en el expediente de autorización, señale el aspecto que NO es propio de los inmunológicos:

a. La selección del proceso de fabricación del principio activo y del producto terminado
b. Justificación de la inclusión de conservantes en la composición
c. La pureza microbiológica y la actividad antimicrobiana
d. El acondicionamiento primario y la adecuación del recipiente y su sistema de cierre

859. El concepto One Health es una estrategia mundial para la colaboración interdisciplinar y de comunicación de todos los aspectos relacionados con:

a. Las enfermedades transmisibles del hombre
b. El cambio climático y las migraciones
c. La salud humana, la sanidad animal y el medio ambiente
d. Las enfermedades emergentes de los ani-

males

860. Según el Reglamento (UE) 2021/805 de la Comisión de 8 de marzo de 2021 por el que se modifica el Anexo II del Reglamento (UE) 2019/6 del Parlamento Europeo y del Consejo, NO se considera nueva terapia:

a. Terapia génica
b. Ingeniería tisular
c. Terapia de fagos
d. Hemoderivados

861. Según la directriz VICH Topic GL1, la capacidad de evaluar inequívocamente el analito en presencia de los componentes que se puede esperar que estén presentes se denomina:

a. Precisión
b. Especificidad
c. Robustez
d. Linealidad

862. Sobre los ensayos analíticos para un medicamento veterinario no inmunológico, cuál de las siguientes características NO es propia de la precisión:

a. Reproducibilidad
b. Precisión intermedia
c. Cuantificación de impurezas
d. Repetibilidad

863. Según el RD 1409/2009, sobre elaboración, comercialización, uso y control de los piensos medicamentosos, cuál de las siguientes opciones es FALSA respecto de las obligaciones de los establecimientos elaboradores de piensos medicamentosos:

a. Las premezclas medicamentosas que empleen deben estar autorizadas por la Agencia Española de Medicamentos y Productos Sanitarios o por la Comisión Europea
b. Las premezclas medicamentosas que empleen deben estar autorizadas por la Agencia Española de Medicamentos y Productos Sanitarios o por el Parlamento Europeo
c. Comunicar anualmente a la autoridad competente, las cantidades de piensos medicamentosos o piensos intermedios medicamentosos que elabora, con indicación de las especies y categorías a las que fueron destinados
d. Los establecimientos autorizados a elaborar piensos intermedios medicamentosos, deberán suministrar los mismos sólo a establecimientos autorizados para la elaboración de piensos medicamentosos

864. Finalidad de los estudios de tolerancia en la especie de destino:

a. Caracterizar los signos de intolerancia y establecer un margen adecuado de seguridad para las vías recomendadas
b. Mostrar o fundamentar el efecto del medicamento veterinario tras la administración de la dosis propuesta
c. Evaluar la eficiencia nutricional y el crecimiento en la especie de destino

d. Evaluar la aparición de resistencias

---

865. Según el Reglamento (UE) 2019/6 del Parlamento Europeo y del Consejo sobre medicamentos veterinarios y por el que se deroga la Directiva 2001/82/CE, cuál de las siguientes opciones es FALSA en relación con la autorización de comercialización en circunstancias excepcionales:

a. La validez de la autorización de comercialización será por un periodo de 5 años

b. El solicitante no está obligado a presentar la documentación técnica exhaustiva sobre la calidad exigida en el anexo II del citado reglamento siempre que se cumplan una serie de condiciones

c. El solicitante no está obligado a presentar la documentación técnica exhaustiva sobre la eficacia exigida en el anexo II del citado reglamento siempre que se cumplan una serie de condiciones

d. El solicitante no está obligado a presentar la documentación técnica exhaustiva sobre la seguridad exigida en el anexo II del citado reglamento siempre que se cumplan una serie de condiciones

---

866. De los resultados clínicos con medicamentos veterinarios farmacológicos realizados sobre especies productoras de alimentos, indique cuál de estos datos NO se corresponde con los mismos:

a. Historia clínica de los animales del estudio

b. Estudios que demuestren el perfil farmacocinético

c. Formulación exacta del medicamento utilizado en el estudio

d. Descripción de los signos clínicos

---

867. Las entidades biológicas no incluidas como principio activo en medicamentos biológicos veterinarios registrados en España, se denominan:

a. Producto en fase de investigación clínica

b. Ensayo clínico

c. Protocolo de ensayo

d. Estudio posautorización

---

868. Según el Reglamento (UE) 2019/6 del Parlamento Europeo y del Consejo sobre medicamentos veterinarios y por el que se deroga la Directiva 2001/82/CE, en relación con la prescripción veterinaria y la receta veterinaria, es FALSO:

a. El veterinario en el momento de la prescripción tendrá en cuenta los formatos autorizados del medicamento

b. Entre los datos mínimos que debe consignar el veterinario no figura el nombre de la/s sustancias activas del medicamento

c. Entre los datos mínimos que debe consignar el veterinario debe figurar la fecha de la prescripción

d. Entre los datos mínimos que debe consignar el veterinario debe figurar el número de ejemplares que se prescriben

---

869. El tiempo de espera de un medicamento veterinario consiste en:

a. Período mínimo entre la primera administración del medicamento a un animal y la obtención de productos alimenticios de dicho animal, en condiciones normales de uso

b. Período mínimo entre la última administración del medicamento a un animal y la obtención de productos alimenticios de dicho animal en condiciones normales de uso

c. Período mínimo entre la última administración del medicamento a un animal y la obtención de productos alimenticios de dicho animal en condiciones de sobredosificación

d. Período máximo entre dos administraciones del medicamento a un animal en condiciones normales de uso

---

870. En referencia a las actividades de información de la Agencia Española de Medicamentos y Productos Sanitarios ¿cuál de estas opciones es FALSA:

a. Dispone de una web específica relacionada con las resistencias a los antimicrobianos

b. Anualmente se publica un boletín de farmacovigilancia veterinaria

c. Las principales novedades terapéuticas se publican anualmente

d. Anualmente se publica un boletín con los principales vacíos terapéuticos en veterinaria

---

871. Para que las medidas de mitigación del riesgo medioambiental (ERA) sean efectivas deben cumplir varios criterios. Cuál NO:

a. Debe mitigarse la exposición del medicamento veterinario al medio ambiente

b. Debe estar alineado con la práctica agrícola

c. Debe ser conforme a la legislación europea y de los Estados miembros

d. Debe poderse demostrar el efecto de la medida de mitigación del riesgo propuesta reevaluando la exposición sin incluir dicha medida

---

872. NO es competencia del Departamento de Medicamentos Veterinarios de la Agencia Española de Medicamentos:

a. Promover la disponibilidad de medicamentos veterinarios para todas las especies ganaderas

b. Realizar y promover estudios de utilización de los medicamentos en España, en relación con las actividades de farmacovigilancia y farmacoepizootiología, utilidad terapéutica y promoción del uso correcto de los medicamentos

c. Autorizar la prescripción excepcional por vacío terapéutico de medicamentos veterinarios de otros Estados miembros de la UE

d. Gestionar las autorizaciones excepcionales de uso por vacío terapéutico

---

873. De las siguientes afirmaciones acerca de la autorización nacional de autorización, cuál es FALSA:

a. El plazo para conceder la autorización de un medicamento por procedimiento nacional es de 210 días

b. El plazo para denegar la solicitud de autorización de un medicamento por procedimiento nacional es de 90 días

c. Las autorizaciones nacionales no se pueden otorgar a medicamentos veterinarios para nuevas terapias

d. Las autorizaciones nacionales no se pueden otorgar a medicamentos veterinarios ya autorizados en otro Estado miembro de la UE para el mismo titular

---

874. Sobre los desabastecimientos de medicamentos veterinarios, cuál de las siguientes afirmaciones es FALSA:

a. Las entidades de distribución están obligadas a respetar el principio de continuidad en la prestación del servicio

b. El responsable de la producción de un medicamento no tiene la obligación de respetar el principio de continuidad en la prestación del servicio pues esta le compete solo al titular de la autorización

c. Los establecimientos minoristas están obligadas a respetar el principio de continuidad en la prestación del servicio

d. El importador está obligado a respetar el principio de continuidad en la prestación del servicio

---

875. Sobre los adyuvantes, es FALSO:

a. Un adyuvante es una sustancia o combinación de sustancias que, incluidas en las vacunas, modulan la respuesta inmune frente a la sustancia activa de la vacuna para aumentar su eficacia

b. El adyuvante puede incrementar la inmunogenicidad de la sustancia activa de la vacuna

c. El adyuvante no protege a la sustancia activa de la vacuna de la biodegradación en el punto de inyección

d. Los adyuvantes pueden optimizar una respuesta immune deseada

---

876. Indicar cuál de las siguientes opciones NO es una fuente de información de la farmacovigilancia veterinaria:

a. La base de datos BIFAP de la Agencia Española de Medicamentos y Productos Sanitarios

b. El Ministerio de Agricultura, Pesca y Alimentación

c. Base de datos europea de farmacovigilancia veterinaria

d. Literatura científica

877. Sobre el proceso de gestión de señales de farmacovigilancia veterinaria:

a. El titular de la autorización de comercialización tendrá en cuenta los datos de ventas de su medicamento

b. Intenta detectar rápidamente riesgos para la salud pública debidos al uso de medicamentos de uso humano

c. Solo analiza los signos incluidos en la lista de términos de importancia médica

d. No tiene en cuenta para su análisis el uso fuera de la autorización de comercialización

878. Qué producción acuícola fue en España la de mayor volumen de producción en el año 2017:

a. Lubina   b. Dorada
c. Trucha Arco iris   d. Mejillón

879. Sobre la tolerancia local de un medicamento veterinario, cuál de estos grupos de síntomas que se deben evaluar en los estudios de seguridad en el punto de inyección es FALSO:

a. Signos clínicos, excepto los cambios en el comportamiento y en la locomoción

b. Aspecto, inflamación, edema u otros cambios en el sitio de inyección

c. Niveles de la creatin quinasa y de la aspartato transaminasa

d. Lesiones anatomopatológicas e histopatológicas en los tiempos adecuados

880. Cuál de estos mecanismos inmunitarios es propio EXCLUSIVAMENTE de la inmunidad adquirida:

a. Fagocitos
b. Anticuerpos
c. Proteínas de fase aguda
d. Sistema del complemento

881. Qué medicamento queda fuera del ámbito de aplicación del RD 1246/2008 por el que se regula el procedimiento de autorización, registro y farmacovigilancia de los medicamentos veterinarios fabricados industrialmente:

a. Las premezclas medicamentosas

b. Los medicamentos veterinarios estupefacientes

c. Los medicamentos veterinarios a base de isótopos radioactivos

d. Los medicamentos veterinarios antimicrobianos

882. El uso prudente de los antimicrobianos consiste en:

a. Establecer normas para disminuir el consumo de medicamentos veterinarios antimicrobianos

b. Establecer normas para que se prescriban los antimicrobianos más antiguos

c. Establecer normas para que se prescriban los antimicrobianos de más amplio espectro de acción

d. Establecer normas para que se prescriban los antimicrobianos conforme a unos criterios técnicos adecuados, basados en la actuación clínica del veterinario

883. Sobre la suspensión de la autorización de comercialización de un medicamento, indique cuál de estos enunciados es FALSO:

a. Se puede suspender si, desde su autorización, el medicamento no se ha comercializado de forma efectiva durante tres años seguidos

b. Se puede suspender si no se declara la intención de comercializar el medicamento para el año siguiente

c. Se puede suspender cuando el titular lo solicita expresamente

d. Nunca se puede suspender una autorización de comercialización a solicitud del titular

884. Sobre los almacenes mayoristas regulados por el RD 109/1995, de 27 de enero, sobre medicamentos veterinarios, es FALSO:

a. Los almacenes mayoristas pueden suministrar medicamentos veterinarios a las oficinas de farmacia

b. Los almacenes mayoristas pueden suministrar medicamentos veterinarios a los depósitos reguladores

c. Los almacenes mayoristas pueden suministrar medicamentos a las entidades ganaderas autorizadas a dispensar medicamentos veterinarios

d. Los almacenes mayoristas pueden suministrar medicamentos veterinarios a otros almacenes mayoristas

885. Según el RD 1246/2008, de 18 de julio, un medicamento para el cual el solicitante no tenga la obligación de facilitar los resultados de seguridad y eficacia si el principio activo se ha usado en la UE al menos 10 años, pudiendo estos ser sustituidos por documentación bibliográfico-científica, se denomina:

a. Genérico
b. Biosimilar
c. Uso bien establecido
d. Consentimiento expreso del titular

886. Sobre la respuesta inmune ¿cuál de estos enunciados es FALSO:

a. La inmunidad celular es adquirida y está mediada por los linfocitos T

b. En la respuesta humoral primaria predominan las IgG

c. En la inmunidad celular interviene el complejo mayor de histocompatibilidad

d. Los anticuerpos son producidos por las células plasmáticas

887. Según el Reglamento (UE) 2019/6 del Parlamento Europeo y del Consejo sobre medicamentos veterinarios y por el que se deroga la Directiva 2001/82/CE, cuál es el periodo de protección de la documentación técnica en el caso de los medicamentos veterinarios para los ovinos de producción cárnica (en años):

a. 12   b. 14   c. 10   d. 18

888. De los siguientes enunciados acerca del procedimiento descentralizado, indique cuál es FALSO:

a. Consiste en la nueva autorización de un medicamento en más de un Estado miembro de la UE cuando ya ha sido autorizado en uno de ellos

b. El Estado miembro de referencia dispone de 120 días para elaborar el proyecto de informe de evaluación a partir de la recepción de la solicitud válida

c. Las cuestiones relacionadas con estos procedimientos se examinan por el grupo de coordinación

d. El grupo de coordinación lo compone un representante de cada Estado miembro, que podrán ir acompañados de expertos

889. De las siguientes medidas para controlar los riesgos para los usuarios de los medicamentos veterinarios, cuál es INCORRECTA:

a. Restringir la distribución, por ejemplo mediante la prescripción veterinaria

b. Indicar claramente en el etiquetado quiénes son los grupos de riesgo

c. Limitar el uso de formas farmacéuticas que deban manipularse antes de su uso

d. Fomentar la autorización de formatos grandes y los envases clínicos

890. Según el RDL 1/2015, Ley de garantías y uso racional de medicamentos y productos sanitarios, es FALSO:

a. Los medicamentos veterinarios serán objeto de estudios toxicológicos y clínicos que permitan garantizar su seguridad en condiciones normales de uso

b. Los estudios de seguridad comprenderán ensayos de toxicidad aguda y crónica

c. La eficacia deberá establecerse para cada especie e indicaciones para las que vayan a estar destinados

d. La Agencia Española de Medicamentos y Productos Sanitarios autorizará un medicamento veterinario únicamente si alcanza los requisitos mínimos de calidad, seguridad e información correcta y precisa

891. Según la directriz EMEA/CVMP/846/99, y en relación con una sustancia activa descrita en una monografía de una farmacopea oficial, es FALSO:

a. Se debe especificar el cumplimiento con la monografía de la farmacopea antes de la fabricación del producto terminado

b. Se pueden aceptar datos bibliográficos para apoyar las vías de degradación propuestas

c. Son obligatorios los estudios de estabilidad en todos los supuestos

d. Se deben determinar las condiciones de almacenamiento y conservación

**892. Las pruebas de control efectua-
das en una fase final del proceso
de fabricación, tienen como finalidad:**

a. Garantizar la calidad de la sustancia activa
b. Garantizar la constancia entre los lotes del
producto terminado
c. Verificar la esterilidad de las materias primas
d. Asegurar la correcta información del etiquetado y del prospecto

**893. Sobre los estudios de ecotoxici-
dad de los medicamentos veterinarios en fase I:**

a. El investigador evaluará la extensión potencial de la exposición del medio ambiente al producto, sus sustancias activas
y otros ingredientes
b. Se incluyen datos fisico-químicos, estudios
farmacotoxicológicos y toxicocinéticos relevantes e información sobre la degrada-
bilidad
c. La directriz que se aplica es la GL38
EMA/CVMP/ERA/418282/2005
d. Al principio de esta fase el solicitante tiene
que elaborar una base con el conjunto de
datos sobre el destino y los efectos del
medicamento veterinario en estudio

**894. Con respecto al Proyecto ESVAC
España, es FALSO:**

a. Está incluido dentro del Plan Nacional
frente a Resistencias a los Antibióticos
(PRAN)
b. Es una iniciativa de ámbito europeo para
la recogida y evaluación de datos sobre la
venta y el consumo de medicamentos veterinarios con antibióticos como principio
activo
c. Los datos de comercialización se obten-
drán mediante declaración de los laboratorios, distribuidores minoristas, farmacias
y entidades ganaderas con permiso de
distribución
d. Los minoristas y entidades ganaderas no
tienen que registrarse en la aplicación si
no han efectuado ninguna venta de antibióticos veterinarios

**895. Sobre las obligaciones de los ti-
tulares de autorizaciones de comercialización   en
farmacovigilancia veterinaria, es
FALSO:**

a. Comunicar al público datos de farmacovigilancia sin necesidad de comunicarlo previa o simultáneamente a la Agencia
Española de Medicamentos y Productos
Sanitarios
b. Conservar registros detallados de todas
las sospechas de faltas de eficacia
c. Utilizar una terminología veterinaria internacionalmente aceptada para la transmisión de las informaciones de
farmacovigilancia
d. Realizar un seguimiento de la bibliografía
científica mundial para identificar casos de
reacciones adversas publicados

**896. Cuál de estos requisitos se exige
en la producción y el control de los
materiales de partida de las vacunas veterinarias:**

a. Certificado de materiales libres de agentes transmisores de encefalopatías espongiformes transmisibles
b. Valoración cuantitativa o potencia del lote
c. Identificación y determinación de los excipientes
d. Identificación y determinación de los adyuvantes

**897. El procedimiento de revisión
según el artículo 54 del Reglamento (UE) 2019/6, de 11 de diciembre, se aplica a estos
procedimientos EXCEPTO al:**

a. Procedimiento descentralizado
b. Procedimiento de reconocimiento posterior
c. Procedimiento nacional
d. Procedimiento de modificación que exige
evaluación

**898. Cuando una solicitud de autori-
zación de comercialización se re-
fiera a un medicamento veterinario
que contenga o consista en organismos modificados genéticamente en el sentido del artículo 2
de la Directiva 2001/18/CE del Parlamento Europeo y del Consejo,
además de la información general
obligatoria para cualquier autorización, irá acompañada de lo siguiente (señale la opción FALSA):**

a. Una copia de la autorización de uso confinado de los organismos modificados genéticamente, con arreglo a lo dispuesto en
la Directiva 2009/41/CE
b. El expediente técnico completo con la información exigida en los anexos III y IV de
la Directiva 2001/18/CE
c. La evaluación de los riesgos para el medio
ambiente de conformidad con los principios del anexo II de la Directiva
2001/18/CE
d. Los resultados de cualquier estudio realizado con fines de investigación o de desarrollo

**899. El Comité de Disponibilidad de
Medicamentos Veterinarios de la
Agencia Española de Medicamentos y Productos Sanitarios (AEMPS)
tiene como una de sus funciones:**

a. Evaluar las solicitudes de autorización de
comercialización de medicamentos veterinarios destinados a especies y uso menores
b. Proponer estudios farmacoepizootiológicos
c. Llevar a cabo análisis y previsiones de
riesgo sobre la falta de disponibilidad de
medicamentos
d. Informar preceptivamente en el procedimiento de suspensión o revocación de una
autorización de comercialización, en los
supuestos previstos en la Ley 29/2006, de
26 de julio

**900. Según el Reglamento (UE)
2019/6 del Parlamento Europeo y
del Consejo sobre medicamentos
veterinarios y por el que se deroga
la Directiva 2001/82/CE, cuál de las
siguientes opciones es FALSA en
relación con la armonización de los
resúmenes de características de
los medicamentos autorizados:**

a. Las autoridades competentes pueden iniciar el proceso de armonización seleccio-
nando los medicamentos veterinarios de
referencia que considere necesario se ar-
monicen sus resúmenes de características
b. El Grupo de Coordinación puede establecer prioridades de qué medicamentos
deben armonizarse antes
c. Una vez alcanzado un acuerdo sobre el
resumen de características armonizado,
las autoridades competentes tienen 90
días para resolver sobre la modificación
de las autorizaciones una vez recibidas las
correspondientes traducciones
d. Una vez armonizado el medicamento de
referencia, se iniciará la armonización de
sus medicamentos genéricos

**901. Capacidad (dentro de un rango
dado) de obtener resultados que
sean directamente proporcionales
a la concentración (cantidad) de
analito en la muestra:**

a. Robustez   b. Linealidad
c. Precisión   d. Exactitud

**902. Cuál de estos métodos de este-
rilización es el de elección, siempre que sea posible, una vez
comprobada la idoneidad para el
producto:**

a. Esterilización por calor en el envase final
b. Filtración por membrana
c. Esterilización por óxido de etileno
d. Uso de componentes individuales pre esterilizados y procesado aséptico

**903. Sobre los medicamentos veteri-
narios destinados a abejas, es
FALSO:**

a. Con la solicitud y el expediente para la autorización de comercialización deben presentarse los controles de producto
terminado
b. Debido a la escasez de medicamentos
para abejas, están exentos de la obligación de que la sustancia farmacológicamente activa tenga establecido un límite
máximo de residuos en la miel
c. Con la solicitud y el expediente para la autorización de comercialización deben presentarse estudios de seguridad para el
usuario
d. Con la solicitud y el expediente para la autorización de comercialización deben presentarse los ensayos que demuestren la
caducidad del producto

904. Según el RD 109/1995, de 27 de enero, sobre medicamentos veterinarios, cuál de los siguientes tipos de medicamentos NO puede ser prescrito en una prescripción excepcional por vacío terapéutico:

a. Un medicamento veterinario autorizado en España en otra especie animal

b. Un medicamento de uso humano autorizado en otro Estado de la UE

c. Un medicamento veterinario autorizado en Lituania

d. Un medicamento veterinario autorizado en España para tratar otra enfermedad

905. Cuál de los siguientes asuntos NO es objeto del RD 1157/2021 por el que se regulan los medicamentos veterinarios fabricados industrialmente:

a. La investigación clínica con medicamentos veterinarios

b. La publicidad de medicamentos veterinarios

c. El comercio paralelo de medicamentos veterinarios

d. La prescripción veterinaria

906. En el procedimiento de reconocimiento posterior de autorización de comercialización, cuál de estos elementos NO es preceptivo enviar junto con la solicitud:

a. Las cantidades vendidas del medicamento durante el año natural inmediatamente anterior a la solicitud

b. Un informe resumido de farmacovigilancia

c. Información sobre las modificaciones introducidas desde la concesión de la autorización por el procedimiento descentralizado o de reconocimiento mutuo

d. La documentación técnica necesaria para demostrar la calidad, la seguridad y la eficacia

907. El RD 109/1995, de 27 de enero, sobre medicamentos veterinarios, define la distribución como:

a. El suministro de medicamentos veterinarios entre establecimientos comerciales detallistas

b. El suministro de medicamentos veterinarios de un establecimiento comercial detallista a una fábrica de piensos medicamentosos

c. La venta de medicamentos veterinarios de un mayorista a un minorista

d. El suministro de medicamentos veterinarios de una oficina de farmacia a un veterinario

908. Sobre la eficacia de los medicamentos veterinarios inmunológicos, es FALSO:

a. La eficacia de un medicamento veterinario inmunológico deberá demostrarse para cada categoría de especie animal de destino para la que se recomiende su uso

b. Si se trata de medicamentos veterinarios inmunológicos de diagnóstico administrados a los animales, el solicitante deberá indicar cómo hay que interpretar las reacciones del producto

c. En las vacunas multivalentes o asociadas no es necesario demostrar la eficacia de cada uno de los componentes, sino únicamente del conjunto de ellos

d. Se describirán las interacciones conocidas con otros medicamentos veterinarios

909. Con respecto a las modificaciones de la autorización de comercialización, indique la FALSA:

a. Las modificaciones de tipo IA son de importancia menor

b. Las modificaciones de importancia menor IA y IB han de ser solicitadas

c. Las modificaciones de importancia mayor tipo II han de ser solicitadas

d. A las extensiones de autorización de comercialización se les otorgará una nueva autorización o se incluirá en la misma

910. Señalar cuál de los siguientes comités pertenece a la Agencia Europea de Medicamentos:

a. Comité de medicamentos homeopáticos

b. Comité de medicamentos a base de plantas medicinales

c. Comité de productos sanitarios

d. Comité de medicamentos a base de isótopos radioactivos

911. Sobre la Farmacovigilancia veterinaria y la notificación de sospechas de reacciones adversas, cuál de las siguientes afirmaciones es FALSA:

a. Los veterinarios deben notificar obligatoriamente de forma electrónica a la Agencia Española de Medicamentos y Productos Sanitarios

b. Los veterinarios deben notificar toda sospecha de reacción adversa

c. Los farmacéuticos pueden notificar la sospecha de reacciones adversas a la Agencia Española de Medicamentos y Productos Sanitarios o al titular de la autorización de comercialización del medicamento veterinario

d. Los veterinarios pueden notificar la sospecha de reacción adversa al laboratorio titular de la autorización de comercialización del medicamento o a la Agencia Española de Medicamentos y Productos Sanitarios

912. Sobre la estabilidad de los medicamentos veterinarios no inmunológicos, las condiciones de almacenamiento de larga duración para los productos terminados que tienen que conservarse en refrigeración es:

a. 25º C durante 3 meses

b. 5º C durante 3 meses

c. 5º C durante 6 meses

d. – 20º C durante 6 meses

913. Cuál de estas funciones NO es competencia del Departamento de Medicamentos Veterinarios de la Agencia Española de Medicamentos y Productos Sanitarios:

a. Evaluar y comunicar los riesgos derivados de problemas de calidad de los medicamentos veterinarios autorizados en España

b. Promover la disponibilidad de medicamentos veterinarios

c. Promover, coordinar y supervisar la realización de estudios farmacoepizootiológicos por parte de la industria u otros organismos o profesionales

d. Autorizar los almacenes mayoristas

914. La Agencia Española de Medicamentos y Productos Sanitarios (AEMPS) puede autorizar excepcionalmente la comercialización de medicamentos veterinarios si:

a. Están autorizados en otro Estado miembro del Unión Europea

b. Están autorizados en un tercer país

c. El titular delega su responsabilidad en la AEMPS

d. Cuentan con el informe del Ministerio de Sanidad, Consumo y Bienestar Social (antes denominado de Sanidad, Servicios Sociales e Igualdad)

915. Sobre el Reglamento (UE) 2019/4 del Parlamento Europeo y del Consejo relativo a la fabricación, la comercialización y el uso de piensos medicamentosos, por el que se modifica el Reglamento (CE) nº 183/2005 del Parlamento Europeo y del Consejo y se deroga la Directiva 90/167/CEE del Consejo, cuál de las siguientes afirmaciones es FALSA:

a. Es de aplicación a la fabricación, almacenamiento y transporte de productos intermedios

b. Regula las competencias sobre la importación de premezclas medicamentosas

c. Es de aplicación a la fabricación, almacenamiento y transporte de piensos medicamentosos

d. Regula las competencias sobre la exportación de productos intermedios

916. Según la directriz EMA/CVMP/ QWP/798401/2015, 'Cualquier producto que haya completado todos los pasos de procesamiento, hasta el envasado final, pero sin incluirlo':

a. Granel
b. Producto terminado
c. Producto intermedio
d. Material de partida

917. Sobre los ensayos clínicos sobre los medicamentos veterinarios, es FALSO:

a. La solicitud de aprobación de un ensayo clínico en España está regulada por el RD 1157/2021 por el que se regulan los medicamentos veterinarios fabricados industrialmente
b. Los ensayos clínicos se efectuarán teniendo en cuenta las directrices internacionales sobre buenas prácticas clínicas
c. Los ensayos clínicos se pueden realizar únicamente con medicamentos en fase de investigación clínica
d. Los ensayos clínicos se realizarán en las especies a las que vaya destinado el medicamento

918. Según el Reglamento (UE) 2019/6 del Parlamento Europeo y del Consejo sobre medicamentos veterinarios y por el que se deroga la Directiva 2001/82/CE, los criterios para elaborar la lista de modificaciones de la autorización de comercialización que no exigen evaluación son los siguientes (señale la opción FALSA):

a. Si los cambios son de índole administrativa
b. Si los cambios tienen un impacto en la calidad del medicamento veterinario
c. Si los cambios se limitan a una alteración de escasa entidad en el resumen de características del medicamento
d. Si los cambios ya están autorizados en otro Estado miembro

919. Indique la correcta:

a. Un medicamento del que se notifiquen frecuentes sospechas de efectos adversos debe ser considerado ilegal
b. Todo medicamento que tenga un error en su etiquetado debe ser considerado ilegal
c. Todo medicamento que presente una alteración en su color es considerado un medicamento ilegal
d. Todo medicamento cuya presentación sea falsa respecto de su composición debe ser considerado ilegal

920. La varianza es:

a. Un valor numérico que indica la diferencia entre el valor máximo y el mínimo de una población
b. El cociente entre la desviación típica y el valor absoluto de la media del conjunto
c. Una medida de dispersión que representa la variabilidad de una serie de datos respecto a su media
d. Un estadístico de posición central que parte la distribución en dos

921. Sobre las Normas de Correcta Fabricación de Medicamentos ¿cuál de estas opciones es FALSA:

a. Los laboratorios farmacéuticos importadores de medicamentos veterinarios no están obligados a cumplirlas al no ser fabricantes
b. Los laboratorios farmacéuticos fabricantes velarán porque todas las operaciones de control de medicamentos se lleven a cabo de conformidad con las normas de correcta fabricación
c. Estas obligaciones serán así mismo de aplicación a la fabricación de los medicamentos veterinarios destinados exclusivamente a la exportación
d. Las normas de correcta fabricación de medicamentos veterinarios están armonizadas a nivel de la UE

922. Cuál de los siguientes productos NO es un medicamento legalmente reconocido:

a. Las premezclas medicamentosas
b. Las autovacunas de uso veterinario
c. Los piensos medicamentosos
d. Los preparados oficiales

923. Cuál de los siguientes criterios que han de cumplir los medicamentos veterinarios homeopáticos NO es propio del registro simplificado especial:

a. Vía de administración descrita en una farmacopea
b. Ensayos clínicos realizados en las especies de destino
c. Grado de dilución que garantice la inocuidad del medicamento
d. Ausencia de indicación terapéutica

924. Cuál de estas formas farmacéuticas NO se administra en el agua de bebida:

a. Solución oral
b. Polvo oral
c. Premezcla medicamentosa
d. Comprimido

925. La proporción de individuos de una población que tienen una enfermedad en un momento dado se denomina:

a. Incidencia acumulada
b. Tasa de incidencia
c. Prevalencia
d. Riesgo absoluto

926. 'Estudio del margen de seguridad' es:

a. Estándar para el diseño, realización, seguimiento, registro, auditoría, análisis y presentación de informes de estudios clínicos
b. Estándar para el diseño, conducción, monitoreo, registro, auditoría, análisis y presentación de informes de estudios no clínicos
c. Estudio bien controlado diseñado para mostrar si un medicamento veterinario en investigación es seguro para las especies previstas
d. Procedimiento para reducir el posible sesgo del estudio en el que el estudio designado se mantiene al personal desinformado de la(s) asignación(es) de tratamiento

927. Señalar cuál de estos comités NO pertenece a la Agencia Europea de Medicamentos:

a. Comité de Terapias Avanzadas
b. Comité de Medicamentos Pediátricos
c. Comité de Evaluación de Riesgos de Farmacovigilancia
d. Comité de Farmacovigilancia de Medicamentos Veterinarios

928. Indique la FALSA:

a. El medicamento veterinario inmunológico está destinado a ser administrado al animal para producir una inmunidad activa o pasiva
b. El medicamento veterinario inmunológico está destinado a ser administrado al animal para diagnosticar el estado de inmunidad
c. El medicamento veterinario para nueva terapia es aquel que esté encuadrado en cualquier terapia que se considere un campo emergente de la medicina veterinaria
d. El medicamento veterinario correspondiente a terapia de productos sanguíneos no se considera un medicamento para nuevas terapias

929. Quién está obligado a notificar en un plazo máximo de 15 días las reacciones adversas ocurridas en personas en España:

a. Los veterinarios
b. El titular de la autorización de comercialización del medicamento
c. La persona que lo sufrió
d. El ganadero

930. Con respecto a la seguridad para las personas del uso de los medicamentos veterinarios, ¿cuál de los siguientes estudios NO es relevante:

a. Toxicidad por dosis única
b. Carcinogenicidad
c. Tolerancia
d. Teratogenicidad

931. Según el Reglamento (UE) 2019/6 del Parlamento Europeo y del Consejo sobre medicamentos veterinarios y por el que se deroga la Directiva 2001/82/CE:

a. El Reglamento exige para su aplicación que sea traspuesto al Derecho nacional de cada Estado miembro de la UE

b. El Reglamento se aplicará a los medicamentos veterinarios preparados industrialmente o con un método que implique un proceso industrial, y destinados a ser introducidos en el mercado

c. Complementa la Directiva 2001/82/CE, del Parlamento Europeo y del Consejo, de 6 de noviembre de 2001, por la que se establece un código comunitario sobre medicamentos veterinarios

d. El Reglamento es de aplicación a los 20 días de su publicación en el Diario Oficial de la UE

932. Indique la FALSA:

a. Las premezclas medicamentosas se autorizan de conformidad con el Reglamento (UE) 2019/4 del Parlamento Europeo y del Consejo relativo a la fabricación, la comercialización y el uso de piensos medicamentosos, por el que se modifica el Reglamento (CE) nº 183/2005 del Parlamento Europeo y del Consejo y se deroga la Directiva 90/167/CEE del Consejo

b. Las premezclas medicamentosas se prescriben como piensos medicamentosos en base a lo establecido en el Reglamento (UE) 2019/4 del Parlamento Europeo y del Consejo relativo a la fabricación, la comercialización y el uso de piensos medicamentosos, por el que se modifica el Reglamento (CE) nº 183/2005 del Parlamento Europeo y del Consejo y se deroga la Directiva 90/167/CEE del Consejo

c. Las premezclas medicamentosas pueden ser autorizadas por cualquier de los procedimientos establecidos en el Reglamento (UE) 2019/6 del Parlamento Europeo y del Consejo sobre medicamentos veterinarios y por el que se deroga la Directiva 2001/82/CE

d. Las premezclas medicamentosas tienen que demostrar la caducidad no solo antes de la apertura del envase primario sino también en el pienso medicamentoso

933. NO es responsabilidad del responsable de farmacovigilancia veterinaria del titular de la autorización de comercialización del medicamento veterinario:

a. Facilitar a la Agencia Española de Medicamentos y Productos Sanitarios información adecuada sobre estudios de supervisión posteriores a la autorización de comercialización

b. Garantizar que se dé una respuesta rápida y completa a cualquier solicitud de información adicional de la Agencia Española de Medicamentos y Productos Sanitarios necesaria para poder evaluar una solicitud de adición de una especie de destino

c. Crear y mantener un sistema para recopilar y tratar la información sobre las presuntas reacciones adversas señaladas al personal de la empresa

d. Preparar para las autoridades competentes los informes que le sean requeridos

934. Cuál de las siguientes opciones se corresponde con la dosis de una sustancia que no causa efectos adversos detectables en un organismo en el contexto de un estudio de seguridad:

a. NOEL   b. NOAEL

c. LOEL   d. LOAEL

935. Según las estadísticas nacionales del Ministerio de Agricultura, Pesca y Alimentación Cuál es la comunidad autónoma con mayor número de explotaciones cunícolas:

a. Cataluña   b. Madrid

c. Islas Baleares   d. Cantabria

936. El organismo encargado en España de coordinar la gestión de la información y apoyar en la respuesta ante situaciones de alerta o emergencia sanitaria nacional o internacional que supongan una amenaza para la salud de la población se denomina:

a. Centro de Coordinación de Alertas y Emergencias Sanitarias

b. Dirección General de Salud Pública, Calidad e Innovación

c. Red de Alerta Sanitaria Veterinaria

d. Oficina Internacional de Epizootías

937. En farmacovigilancia de los medicamentos veterinarios le corresponde a las CC AA:

a. Evaluar los informes periódicos de seguridad

b. Evaluar las notificaciones de sospechas de reacciones adversas graves

c. Colaborar con la Agencia Española de Medicamentos y Productos Sanitarios en la promoción de la farmacovigilancia

d. Comunicar las sospechas de reacciones adversas a la base de datos europea de farmacovigilancia

938. Sobre el Plan Nacional para la Investigación de Residuos (PNIR) en animales vivos y sus productos, es FALSO:

a. La presidencia de la Comisión Nacional la ostenta la Agencia Española de Consumo, Seguridad Alimentaria y Nutrición (AECOSAN)

b. Está en vigor en España desde 1989, fecha de publicación del RD 1262/1989, por el que se aprueba el Plan Nacional de Investigación de Residuos en los Animales y Carnes Frescas

c. El muestreo se lleva a cabo, siempre de forma prevista y mediante cita, en momentos no fijos y apuntando siempre a un objetivo específico

d. Es un instrumento eficaz para conocer el grado de utilización de sustancias prohibidas y de sustancias permitidas por encima de los límites establecidos

939. Cuál de las siguientes situaciones NO se considera una Reacción Adversa Grave:

a. Cualquier reacción adversa que produzca la muerte del animal tratado

b. Cualquier reacción adversa en el animal tratado que sea inesperada

c. Cualquier reacción adversa que ocasione una discapacidad o invalidez significativa en el animal tratado

d. Cualquier reacción adversa que produzca síntomas prolongados en el animal tratado

940. Según el RDL 544/2016, de 25 de noviembre, por el que se regula la venta a distancia al público de medicamentos veterinarios no sujetos a prescripción veterinaria, cuál de los siguientes medicamentos veterinarios puede venderse a distancia:

a. Los medicamentos veterinarios sujetos a prescripción veterinaria

b. Los preparados oficinales

c. Las fórmulas magistrales

d. Los medicamentos veterinarios que hayan sido autorizados de acuerdo con la normativa aplicable y que sean sin prescripción veterinaria

941. Según el Reglamento (UE) 2019/6 del Parlamento Europeo y del Consejo sobre medicamentos veterinarios y por el que se deroga la Directiva 2001/82/CE, cuál de las siguientes opciones es FALSA en relación con el uso de medicamentos al margen de la autorización de comercialización en especies animales terrestres productoras de alimentos de consumo humano:

a. El veterinario podrá prescribir un medicamento veterinario autorizado en España para otra especie animal terrestre para la misma indicación

b. El veterinario podrá prescribir un medicamento veterinario autorizado en España para otra especie animal terrestre para otra indicación

c. El veterinario podrá prescribir un medicamento veterinario autorizado en España para una especie animal no productora de alimentos para la misma indicación

d. El veterinario podrá prescribir un medicamento veterinario autorizado en España para una especie animal no productora de alimentos para otra indicación

942. De las líneas estratégicas en sanidad animal desarrolladas en el marco del Plan Nacional frente a la Resistencia a los Antibióticos (PRAN), cuál NO pertenece a la línea de 'Vigilancia':

a. Indicadores de consumo

b. Indicadores de resistencia

c. Recomendaciones para prevenir infecciones

d. Mapa epidemiológico en sanidad animal

943. De la documentación sobre la eficacia de los medicamentos veterinarios en su procedimiento de autorización, cuál de los siguientes estudios NO es un estudio preclínico:

a. Farmacodinamia

b. Determinación y confirmación de la dosis

c. Tolerancia en la especie animal de destino

d. Estudio de los residuos

944. Con respecto al Plan Nacional para la Investigación de Residuos en animales vivos y sus productos (PNIR), es función del Ministerio de Agricultura a través de la Dirección General de Sanidad de la Producción Agraria:

a. Coordinación del Programa Nacional en producción primaria

b. Elaboración y aprobación de los procedimientos documentados para la ejecución del programa

c. Adopción de medidas ante la sospecha o la detección de no conformidades

d. Aprobación y ejecución de las medidas correctoras en los procedimientos documentados

945. Según el RDL 1/2015, Ley de garantías y uso racional de los medicamentos y productos sanitarios, indicar cuál de las siguientes definiciones es FALSA:

a. Principio activo: Toda sustancia componente de un medicamento que se adiciona a él para facilitar la formulación galénica del producto

b. Fórmula magistral: El medicamento destinado a un paciente individualizado, preparado por un farmacéutico, o bajo su dirección, para cumplimentar expresamente una prescripción facultativa detallada de los principios activos que incluye, según las normas de correcta elaboración y control de calidad establecidas al efecto, dispensado en oficina de farmacia o servicio farmacéutico y con la debida información al usuario en los términos previstos en el artículo 42.5

c. Preparado oficinal: Aquel medicamento elaborado según las normas de correcta elaboración y control de calidad establecidas al efecto y garantizado por un farmacéutico o bajo su dirección, dispensado en oficina de farmacia o servicio farmacéutico, enumerado y descrito por el Formulario Nacional, destinado a su entrega directa a los enfermos a los que abastece dicha farmacia o servicio farmacéutico

d. Excipiente: Todo componente de un medicamento distinto del principio activo y del material de acondicionamiento

946. Sobre el archivo maestro de un principio activo no biológico, es FALSO:

a. La información se debe adjuntar en las partes correspondientes al principio activo del expediente de calidad

b. Es un certificado de conformidad emitido por la Dirección Europea de Calidad del Medicamento y la Asistencia Sanitaria

c. El fabricante del principio activo deberá comprometerse por escrito ante el solicitante a garantizar la constancia de los lotes y a no modificar el proceso de fabricación o las especificaciones sin haberle informado

d. El solicitante puede concertar la presentación directa por el fabricante a las autoridades competentes de la información sobre el principio activo

947. Según el procedimiento puramente nacional, indique cuál de las siguientes circunstancias que deben concurrir para que la solicitud de una autorización de un medicamento veterinario pueda ser denegada, es FALSA:

a. Relación beneficio-riesgo desfavorable

b. Tiempo de espera declarado sea insuficiente

c. Que el medicamento veterinario no tenga la composición cuali-cuantitativa declarada

d. Desacuerdo final en el grupo de coordinación de medicamentos veterinarios (CMDv) de la Agencia Europea de Medicamentos (EMA)

948. Qué Departamento de la Agencia Española de Medicamentos y Productos Sanitarios (AEMPS) tiene la competencia de ser el centro de referencia en las redes europeas de farmacovigilancia de medicamentos veterinarios:

a. Coordinadamente los Departamentos de Medicamentos Veterinarios y de Inspección y Control

b. El Departamento de Medicamentos Veterinarios

c. El Departamento de Inspección y Control de Medicamentos

d. Coordinadamente el Departamento de Medicamentos Veterinarios de la AEMPS y el Ministerio de Agricultura, Pesca y Alimentación

949. Según los establecido en el Reglamento (UE) 2019/6, del Parlamento Europeo y del Consejo sobre medicamentos veterinarios y por el que se deroga la Directiva 2001/82/CE, cuál de las siguientes opciones es FALSA en relación con la autorización de comercialización en mercados limitados:

a. La autorización de comercialización tiene una validez de 5 años

b. El solicitante no está obligado a presentar la documentación técnica exhaustiva sobre la calidad exigida en el anexo II del citado reglamento siempre que se cumplan una serie de condiciones

c. El solicitante no está obligado a presentar la documentación técnica exhaustiva sobre la eficacia exigida en el anexo II del citado reglamento siempre que se cumplan una serie de condiciones

d. El solicitante no está obligado a presentar la documentación técnica exhaustiva sobre la seguridad exigida en el anexo II del citado reglamento siempre que se cumplan una serie de condiciones

950. Sobre las obligaciones del laboratorio farmacéutico fabricante, indicar cuál de estas opciones es FALSA:

a. Puede contratar instalaciones para el almacenamiento

b. Precisa contar con un Director Técnico que será licenciado en farmacia

c. No se exigirá la autorización de fabricante de medicamentos para elaborar fórmulas magistrales

d. Debe obtener la preceptiva autorización para realizar toda modificación que desee de la autorización de fabricación o importación, de acuerdo con lo establecido en el artículo 11 de este real decreto

951. Sobre el procedimiento centralizado:

a. Las autorizaciones de comercialización de los procedimientos centralizados las otorga la Agencia Europea de Medicamentos

b. El procedimiento centralizado se aplica a los medicamentos veterinarios para nuevas terapias si estos consisten exclusivamente en componentes sanguíneos

c. El procedimiento centralizado se aplica obligatoriamente a los medicamentos veterinarios para nuevas terapias

d. En los procedimientos centralizados no es de aplicación el procedimiento de reexamen

952. En referencia a las actividades de información de la Agencia Española de Medicamentos y Productos Sanitarios, cuál de estas opciones es FALSA:

a. En su web se publica el Nomenclátor veterinario

b. En su web se publica las actas de las reuniones del Comité de Medicamentos Veterinarios

c. En su web se publica el boletín trimestral de novedades terapéuticas

d. En su web se publica el boletín anual de farmacovigilancia veterinaria

953. Sobre el comercio exterior de medicamentos veterinarios, cuál de estas opciones es FALSA:

a. Los establecimientos autorizados como mayoristas de medicamentos veterinarios pueden exportar medicamentos veterinarios autorizados en España

b. La exportación de medicamentos veterinarios requiere de una autorización de la Agencia Española de Medicamentos y Productos Sanitarios y no solamente de la emisión del certificado de exportación

c. La Agencia Española de Medicamentos y Productos Sanitarios es la autoridad competente en España para la emisión de los certificados de exportación de medicamentos veterinarios

d. Un establecimiento comercial detallista no puede exportar medicamentos veterinarios

954. La concentración máxima de un residuo de una sustancia farmacológicamente activa que puede permitirse en los alimentos de origen animal, se denomina:

a. Valor de referencia a efectos de intervención

b. Valor metabólico

c. Límite máximo de residuos

d. Límite superior del intervalo de referencia

955. Cuál de estos requisitos NO corresponde a las pruebas de seguridad de las vacunas atenuadas:

a. Transmisión de la cepa vacunal

b. Control de la inactivación

c. Reversión a la virulencia

d. Distribución en el animal vacunado

956. Sobre la solicitud de autorización de medicamentos veterinarios que se compongan o contengan organismos modificados genéticamente (OMG), es FALSO:

a. La solicitud de autorización irá acompañada de la copia de la autorización para la liberación intencional en el medio ambiente

b. Se requiere un expediente técnico completo con los datos exigidos en la Directiva 2001/18/CE

c. Es de aplicación el Reglamento 726/2004, del Parlamento y del Consejo

d. No se necesita evaluación del riesgo para el medio ambiente con arreglo a la Directiva 2001/18/CE

957. Sobre la exportación de medicamentos veterinarios autorizados en España, es FALSO:

a. La exportación puede realizarla el titular de la autorización de comercialización

b. La exportación puede realizarla una entidad de distribución

c. La exportación puede realizarla una entidad o agrupación ganadera

d. La exportación se notificará a la Agencia Española de Medicamentos y Productos Sanitarios en los casos y términos que reglamentariamente se determinen

958. El Comité de Disponibilidad de Medicamentos Veterinarios NO tiene como función:

a. Informar sobre la solicitud de un ensayo clínico que se realicen con especies menores

b. Realizar estudios de posibles alternativas terapéuticas compatibles con la salud pública o la seguridad alimentaria y los periodos de producción de cada una de las especies

c. Informar sobre los consumos y administraciones de medicamentos mediante la prescripción excepcional por vacío terapéutico, por especies

d. Informar en el caso de importaciones de medicamentos por vacío terapéutico

959. Sobre los medicamentos veterinarios estupefacientes, cuál de estas opciones es FALSA:

a. Los medicamentos veterinarios estupefacientes tienen su propio modelo de receta

b. Los medicamentos veterinarios estupefacientes se venden en oficinas de farmacia

c. El veterinario, en determinadas circunstancias, puede prescribir un medicamento estupefaciente de uso humano autorizado en España

d. Los veterinarios pueden editar sus recetas de estupefacientes

960. Cuál de estos métodos de esterilización de medicamentos veterinarios no inmunológicos NO es terminal:

a. Calor seco

b. Vapor

c. Filtración y procesado aséptico

d. Radiación ionizante

961. Cuál de los siguientes estudios de seguridad realizados en los medicamentos farmacológicos veterinarios, previos a su autorización, es INCORRECTO:

a. Efectos relacionados con el tipo y grado de exposición humana al medicamento

b. Evaluación del riesgo medioambiental

c. Estudios de toxicidad en las especies diana

d. Reversión a la virulencia de la sustancia activa

962. Según el RD 544/2016, de 25 de noviembre, por el que se regula la venta a distancia al público de medicamentos veterinarios no sujetos a prescripción veterinaria, cuál de las siguientes entidades puede vender a distancia medicamentos veterinarios:

a. Las entidades o agrupaciones ganaderas a sus asociados

b. Los mayoristas autorizados por su comunidad autónoma

c. Las oficinas de farmacia

d. Los laboratorios titulares de autorizaciones de comercialización

963. Sobre la autorización de comercialización de los medicamentos veterinarios autorizados por procedimiento centralizado, señale el enunciado FALSO:

a. La autorización de comercialización la otorga la Comisión Europea

b. Se pueden autorizar medicamentos genéricos de un medicamento centralizado

c. La autorización de comercialización podrá renovarse a los cinco años de otorgada

d. No es obligatorio para los medicamentos veterinarios obtenidos por biotecnología

964. Los medicamentos veterinarios destinados a salmones tiene la siguiente característica:

a. Una reducción de los requisitos de la parte de calidad del expediente de autorización

b. Solo se permite la autorización de formas farmacéuticas parenterales

c. Se le exigen unas condiciones similares en el expediente de registro que a un medicamento veterinario destinado a otras especies animales

d. A todos los medicamentos veterinarios destinados a peces se les considera 'Especies y usos menores' (MUMS)

965. Cuando la Agencia Española de Medicamentos y Productos Sanitarios adopta una medida reguladora en nuestro país por razones de farmacovigilancia con un medicamento veterinario ¿a quién NO está obligado a comunicárselo:

a. A las CC AA
b. A la Agencia Europea de Medicamentos
c. A los ganaderos
d. A los demás Estados miembros de la UE

966. Cuál de los siguientes defectos de calidad se clasifica como de tipo I:

a. Etiquetado con indicación errónea de la caducidad
b. Una contaminación microbiana en un medicamento de administración oral
c. Una contaminación física por existencia de partículas en un medicamento de administración oral
d. Etiquetado con indicación errónea de la concentración del medicamento con consecuencias médicas graves

967. Sobre el Reglamento (CE) 470/2009, de 6 de mayo de 2009, del Parlamento Europeo y del Consejo por el que se establecen procedimientos comunitarios para la fijación de los límites de residuos de las sustancias farmacológicamente activas en los alimentos de origen animal, NO es un elemento que determina la clasificación de las sustancias farmacológicamente activas:

a. Un límite máximo de residuos
b. Una combinación de sustancias activas por tipo de producto
c. La ausencia de necesidad de establecer un límite máximo de residuos
d. Una prohibición de administración de una sustancia

968. De estos medicamentos, indique cuáles son los únicos permitidos en ganadería ecológica:

a. Inmunológicos y homeopáticos
b. Solo vacunas inactivadas bacterianas
c. Medicamentos farmacológicos a base de plantas y homeopáticos
d. Todos, excepto los antibióticos

969. Con respecto a los escenarios de riesgo para los usuarios (profesionales y no profesionales) de los medicamentos veterinarios, cuál de los siguientes elementos es FALSO:

a. Tipo de usuario
b. Rutas de exposición
c. Probabilidad de la exposición
d. Estabilidad del medicamento

970. Las Alertas de Farmacovigilancia consisten en:

a. Un sistema de aviso a los veterinarios de todas las reacciones adversas graves ocurridas en animales en el mundo
b. Un sistema de intercambio de información sobre reacciones adversas entre los Estados miembros de la UE
c. Un sistema de intercambio de información sobre defectos de calidad entre los Estados miembros de la UE
d. Un sistema de información urgente de asuntos relativos a farmacovigilancia veterinaria entre los Estados integrantes del Espacio Económico Europeo

971. Se entenderá por 'composición cualitativa' de un medicamento veterinario inmunológico la designación o descripción de una serie de componentes. De los siguientes, señale el componente FALSO:

a. Los componentes de los adyuvantes
b. Los principios activos
c. El tipo de recipiente y de cierre
d. Los disolventes de reconstitución suministrados conjuntamente

972. Sobre la detección de señales realizada a nivel europeo mediante la herramienta Datawarehouse:

a. Se realiza siempre anualmente
b. Utiliza el método estadístico Proportional Reporting Ratio (PRR)
c. Sólo tiene en cuenta los casos ocurridos en el Espacio Económico Europeo
d. Se realiza solo en los medicamentos veterinarios que han sufrido una alerta

973. [ANULADA] De los siguientes tipos de medicamentos, indicar a cuál de ellos NO es de aplicación el Reglamento (UE) 2019/6 del Parlamento Europeo y del Consejo sobre medicamentos veterinarios y por el que se deroga la Directiva 2001/82/CE:

a. Los medicamentos veterinarios destinados a la investigación y desarrollo
b. Los piensos medicamentosos
c. Los medicamentos veterinarios a base de isótopos radioactivos
d. Los medicamentos veterinarios que contengan células o tejidos autólogos que hayan sido sometidos a un proceso industrial

974. [ANULADA] Sobre la farmacovigilancia de los medicamentos veterinarios, cuál de las siguientes afirmaciones es FALSA:

a. El titular de la autorización de comercialización debe notificar las sospechas de reacciones adversas expeditivas al Sistema Español de Farmacovigilancia de medicamentos veterinarios en formato papel y, optativamente, de manera electrónica
b. El titular no está obligado a contar con los servicios de un responsable de farmacovigilancia de manera permanente y contínua
c. El titular debe conservar registros detallados de todas las sospechas de reacciones adversas de sus medicamentos que se produzcan a nivel mundial
d. El titular no podrá comunicar al público datos de farmacovigilancia de sus medicamentos sin comunicarlo antes o simultáneamente a la Agencia Española de Medicamentos y Productos Sanitarios

975. [ANULADA] Respecto de los medicamentos veterinarios no fabricados industrialmente:

a. Las fórmulas magistrales se pueden fabricar en cualquier establecimiento minorista autorizado por la comunidad autónoma correspondiente
b. Las fórmulas magistrales se elaborarán solo en las oficinas de farmacia
c. Las fórmulas magistrales se elaborarán en las oficinas de farmacia y servicios farmacéuticos legalmente establecidos que dispongan de los medios necesarios para su preparación de acuerdo con las exigencias establecidas en el Formulario Nacional
d. En la preparación de fórmulas magistrales se observarán las normas de correcta fabricación aplicables a los medicamentos veterinarios de fabricación industrial

976 C 1014 B 1052 B 1090 C
977 C 1015 C 1053 C 1091 B
978 B 1016 A 1054 D 1092 B
979 A 1017 A 1055 B 1093 A
980 B 1018 B 1056 B 1094 C
981 B 1019 C 1057 D 1095 A
982 A 1020 A 1058 D 1096 B
983 A 1021 D 1059 C 1097 A
984 B 1022 A 1060 D 1098 B
985 D 1023 B 1061 A 1099 D
986 D 1024 B 1062 D 1100 A
987 A 1025 B 1063 B 1101 D
988 C 1026 D 1064 B 1102 B
989 C 1027 C 1065 D 1103 C
990 B 1028 D 1066 D 1104 B
991 B 1029 B 1067 C 1105 C
992 B 1030 B 1068 C 1106 B
993 A 1031 D 1069 A 1107 B
994 D 1032 A 1070 D 1108 B
995 B 1033 D 1071 A 1109 B
996 B 1034 A 1072 D 1110 D
997 C 1035 C 1073 A 1111 B
998 B 1036 C 1074 A 1112 A
999 B 1037 C 1075 C 1113 A
1000 B 1038 D 1076 C 1114 D
1001 D 1039 D 1077 B 1115 D
1002 C 1040 A 1078 B 1116 C
1003 C 1041 A 1079 C 1117 B
1004 B 1042 D 1080 D 1118 C
1005 A 1043 C 1081 B 1119 D
1006 B 1044 D 1082 A 1120 D
1007 D 1045 A 1083 D 1121 B
1008 B 1046 C 1084 D 1122 D
1009 B 1047 B 1085 A 1123 D
1010 A 1048 D 1086 C 1124 B
1011 C 1049 A 1087 A __
1012 C 1050 B 1088 B 1125 A
1013 D 1051 B 1089 A

976. Sobre las especificaciones de sistemas transdérmicos, es FALSO:

a. Los límites de las especificaciones deben estar en línea con los datos de lotes de estabilidad

b. La formación de cristales es una deficiencia de calidad que puede afectar negativamente al comportamiento in vivo del parche

c. Al no existir absorción sistémica no es necesario determinar productos de degradación de la sustancia activa

d. Dado que los solventes residuales pueden afectar una adecuada penetración, puede ser necesario aplicar límites más estrictos que los establecidos en la ICH Q3C

977. Entre las tareas que el promotor debe realizar cuando en el ensayo se utilicen sistemas informáticos electrónicos remotos, NO está:

a. Asegurar que el sistema de procesamiento de datos electrónicos se ajusta a los requisitos establecidos por el promotor en cuanto a la integridad

b. Mantener un sistema de seguridad que impida el acceso no autorizado a los datos

c. Garantizar que el diseño de los sistemas impida la modificación de datos

d. Salvaguardar el enmascaramiento, si lo hay

978. Las oficinas de farmacia y servicios farmacéuticos que no dispongan de los medios necesarios para la elaboración de fórmulas magistrales:

a. Deberán dirigir a sus pacientes a una oficina de referencia en formulación magistral

b. Excepcionalmente, podrán encomendar a una entidad autorizada por la administración sanitaria competente, la realización de una o varias fases de la elaboración y/o control de fórmulas magistrales

c. Ofrecer a sus pacientes un medicamento comercial similar

d. Todas las oficinas de farmacia y servicios de farmacéuticos deben de contar con medios para elaborar fórmulas magistrales

979. Señale la opción FALSA con relación a los principios generales de la Declaración de Helsinki sobre los fundamentos y requisitos éticos en los ensayos clínicos:

a. El objetivo principal de la investigación médica es generar nuevos conocimientos, y este objetivo debe tener primacía sobre los derechos y los intereses de la persona que participa en la investigación

b. Se debe asegurar compensación y tratamiento apropiados para las personas que son dañadas durante su participación en la investigación

c. La investigación médica debe realizarse de manera que reduzca al mínimo el posible daño al medio ambiente

d. El progreso de la medicina se basa en la investigación que, en último término, debe incluir estudios en seres humanos

980. Sobre la adopción de medidas cautelares, es FALSO:

a. Una autoridad sanitaria podrá adoptar medidas cautelares siempre que exista o se sospeche razonablemente la existencia de un riesgo inminente y grave para la salud

b. La adopción de medidas cautelares en los laboratorios farmacéuticos corresponde exclusivamente a la AEMPS

c. La duración de las medidas cautelares no excederá de lo que exija la situación de riesgo inminente y grave

d. La AEMPS deberá acordar la iniciación del procedimiento de suspensión o del procedimiento de revocación, pronunciándose sobre la confirmación, modificación o levantamiento de las mismas

981. Los procedimientos comunitarios publicados por la Comisión Europea en materia de inspecciones e intercambio de información NO son aplicables al procedimiento relativo a:

a. Inspecciones de Normas de Correcta Fabricación de medicamentos en investigación

b. Inspecciones de Buenas Práctica Clínica de medicamentos en investigación

c. Inspecciones de Buena Práctica de Distribución de medicamentos

d. Coordinación de inspecciones de Normas de Correcta Fabricación de medicamentos autorizados a nivel centralizado

982. Sobre la distribución de medicamentos de uso humano, es FALSO:

a. Los almacenes mayoristas o los laboratorios farmacéuticos no podrán utilizar a un almacén por contrato para la distribución de medicamentos
b. Los almacenes mayoristas solo podrán realizar envíos intracomunitarios a personas que posean una autorización de distribución o que estén autorizadas para dispensar medicamentos al público
c. Los laboratorios farmacéuticos que distribuyan directamente sus medicamentos deberán disponer de unas existencias mínimas de medicamentos
d. Los almacenes mayoristas y los laboratorios farmacéuticos podrán suministrar al promotor de un ensayo clínico autorizado medicamentos incluidos en dicho ensayo

983. Sobre los límites máximos de residuos (LMR), es FALSO:

a. Los LMR son emitidos a nivel mundial por la Organización para la Cooperación y el Desarrollo Económicos (OCDE)
b. Es posible la extrapolación de LMR entre animales de la misma especie animal
c. Los LMR son emitidos por la Agencia Europea de Medicamentos (EMA)
d. Es posible un procedimiento acelerado de evaluación del LMR por la EMA por motivos relacionados con la protección de la salud pública o de la salud animal

984. Cuál de los siguientes ensayos presuntivos es específico para detectar la presencia de barbitúricos en una muestra:

a. Ensayo de Mecke
b. Ensayo de Dille-Koppanyi
c. Ensayo de Duquenois-Levine
d. Ensayo del Tiocianato de cobalto

985. Sobre la fabricación de medicamentos estériles:

a. La monitorización de las zonas de grado B debe realizarse del mismo modo que las zonas de grado A
b. La simulación del proceso debe emplear medios selectivos, para detección de microorganismos patógenos
c. Los desinfectantes y detergentes no deben someterse a control microbiológico si se compran estériles
d. La prueba de simulación del proceso debe realizarse como validación inicial con tres pruebas de simulación consecutivas satisfactorias por turno y repetirse a intervalos definidos y despúes de cualquier modificación significativa

986. Sobre la fabricación de radiofármacos:

a. Los radiofármacos emisores de positrones nunca deben liberarse al mercado hasta que se completen todos los análisis de control de calidad
b. La producción del reactor/ciclotrón para la fabricación de un radiofármaco emisor de positrones debe cumplir normas de correcta fabricación
c. No se recirculará el aire extraído de lugares en los que se manipulen radiofármacos emisores de positrones
d. Es aceptable ambiente grado C si se utilizan sistemas cerrados y automáticos para la síntesis química, purificación y filtración esterilizante para la fabricación de radiofármacos emisores de positrones

987. La confirmación escrita emitida por la autoridad del país exportador que acompaña a los principios activos importados certifica:

a. La instalación de fabricación está sometida a controles periódicos, estrictos y transparentes según las normas de correcta fabricación (NCF), que incluyen inspecciones repetidas y sin previo aviso
b. La instalación de fabricación no ha incumplido nunca las NCF
c. Es equivalente al certificado de NCF emitido por autoridades de la UE (UE)
d. Ha sido inspeccionado por una autoridad con acuerdo de reconocimiento mutuo (ARM)

988. Sobre la venta de medicamentos a través de páginas web:

a. Solo pueden venderse a través de internet medicamentos de uso humano no sujetos a prescripción
b. La farmacia debe disponer de una autorización adicional para llevar a cabo esta modalidad de venta
c. La web de la farmacia debe contener un enlace al centro de información de medicamentos de la Agencia Española de Medicamentos y Productos Sanitarios
d. La farmacia puede habilitar otras plataformas para venta de medicamentos, como aplicaciones móviles, si aseguran la actuación profesional del farmacéutico

989. Cuál de los siguientes aspectos NO se considera relevante a la hora de muestrear un material de partida, según las normas de correcta fabricación:

a. El registro de desviaciones o eventos durante el muestreo
b. La apariencia de los contenedores y etiquetas
c. La recepción y muestreo del mismo lote del proveedor con anterioridad
d. La formación del personal que realice el muestreo

990. 'Vale de estupefacientes' es el documento sanitario normalizado y obligatorio mediante el que:

a. Los médicos, odontólogos y veterinarios, prescriben medicamentos que contienen sustancias estupefacientes incluidas en la Lista I de la Convención Única de 1961 sobre Estupefacientes
b. Las oficinas y servicios de farmacia, almacenes de distribución y laboratorios farmacéuticos adquieren las sustancias y medicamentos estupefacientes precisos para el desempeño de la actividad que tienen autorizada
c. Los médicos de los centros hospitalarios solicitan, a sus servicios de farmacia hospitalaria y para sus pacientes ingresados, medicamentos que contienen sustancias estupefacientes incluidas en la Lista I de la Convención Única de 1961 sobre Estupefacientes
d. Los médicos solicitan a las oficinas de farmacia y para sus pacientes, medicamentos incluidos en el anexo de la resolución de venta directa a profesionales sanitarios y que contienen sustancias estupefacientes

991. Sobre el test de esterilidad de medicamentos, es FALSO:

a. Un resultado satisfactorio solo indica que no se ha encontrado contaminación microbiológica en la muestra analizada en las condiciones del test
b. No requiere condiciones específicas en cuanto a instalaciones o equipos para su realización
c. Las condiciones de trabajo son monitorizadas regularmente
d. Puede ser invalidado si existe crecimiento microbiano en el control negativo

992. Sobre la esterilización por calor, es FALSO:

a. La posición de las sondas de temperatura utilizadas para controlar y/o registrar habrá sido determinada durante la validación
b. Los ciclos de esterilización deben registrase con una periodicidad establecida en base a un análisis de riesgo
c. Debe dejarse tiempo suficiente para que toda la carga alcance la temperatura necesaria antes de iniciar el cómputo del tiempo de esterilización
d. Cualquier líquido o gas de refrigeración en contacto con el producto deberá estar esterilizado

993. Sobre el monitor de un ensayo clínico, es FALSO:

a. Deberá formar parte del equipo investigador
b. Deberá trabajar de acuerdo a los procedimientos normalizados de trabajo del promotor
c. Deberá comprobar que el almacenamiento, distribución, devolución y documentación de los medicamentos en investigación es seguro
d. Deberá asegurarse de que se han recabado todos los consentimientos informados de todos los sujetos antes de su

inclusión en el ensayo clínico

994. Distribuir fuera del territorio nacional medicamentos para los que existan problemas de desabastecimiento con repercusión asistencial es una:

a. Infracción leve
b. Infracción mediana
c. Infracción grave
d. Infracción muy grave

995. Sobre los elementos que debe contener el dispositivo de seguridad que permite verificar la autenticidad y la identificación de cada envase de un medicamento, NO está contenido:

a. Una secuencia numérica o alfanumérica de un máximo de 20 caracteres generados por un algoritmo de aleatorización determinista o no determinista
b. Un código que permita identificar, como mínimo, el nombre, la denominación común, la forma farmacéutica, la dosis, el tamaño, las condiciones de transporte y almacenaje y el tipo de envase
c. El número de lote
d. La fecha de caducidad

996. Según la ICH Q10 Sistema de Calidad Farmacéutico, el ciclo de vida de un medicamento NO incluye:

a. El desarrollo de la formulación
b. El desarrollo del ensayo clínico del medicamento
c. El desarrollo de métodos analíticos
d. La retención de documentación

997. Cuál de los siguientes elementos NO forma parte de la validación de un sistema informatizado crítico, según las normas de correcta fabricación:

a. Los requerimientos de usuario y la evaluación del proveedor
b. Una comprobación de la integridad de datos cuando se transfieren a otro formato o sistema
c. La gestión de las desviaciones durante la fase de operación del sistema
d. La verificación de los registros de auditoría de los datos

998. El test de Ames es un ensayo dentro de un:

a. Estudio de carcinogenidad
b. Estudio de genotoxicidad
c. Estudio in vivo
d. Estudio farmacocinético

999. Los medicamentos estupefacientes y psicotrópicos, así como las materias primas destinadas a su fabricación, serán sometidos a control sanitario:

a. No están sometidos a control sanitario en frontera
b. Sistemático a la entrada y/o a la salida del territorio nacional
c. Solo a la importación desde un tercer país

d. Solo a la exportación a un tercer país

1000. Señale la opción INCORRECTA sobre el Fichero Maestro de Plasma:

a. Es una recopilación de los datos sobre calidad y seguridad del plasma humano que se emplea en fabricación de medicamentos y productos sanitarios
b. Cada Fichero está vinculado a una autorización de comercialización de un medicamento centralizado
c. El Fichero puede reemplazar la sección sobre materiales de partida y materias primas en el Módulo 3 del dossier de medicamentos derivados de sangre o plasma
d. Engloba aspectos como la recolección del plasma y el procesado inicial

1001. Señale la opción FALSA en relación al Formulario Nacional:

a. Contendrá las fórmulas magistrales tipificadas y los preparados oficiales reconocidos como medicamentos
b. Las monografías también contendrán las indicaciones de las fórmulas magistrales tipificadas y los preparados oficiales
c. Las oficinas de farmacia y servicios farmacéuticos deben garantizar que disponen de acceso a la documentación correspondiente al Formulario Nacional
d. La publicidad de fórmulas magistrales y preparados oficiales queda restringida al ámbito sanitario

1002. De acuerdo a lo establecido en Farmacopea Europea, indique cuál de las siguientes afirmaciones en relación a los parches transdérmicos es FALSA:

a. Los parches transdérmicos son preparaciones farmacéuticas flexibles de tamaño variable, que contienen uno o varios principios activos
b. Están destinados a ser aplicados sobre piel intacta para liberar y difundir el principio o principios activos en la circulación general después de atravesar la barrera cutánea
c. Están destinados a ser aplicados sobre piel lesionada y permiten mantener un estrecho contacto de los principios activos con la piel, garantizando así una acción local
d. No deben ser irritantes, ni sensibilizar la piel, incluso tras aplicaciones repetidas

1003. La ficha técnica o el resumen de características del producto, NO contendrá:

a. Nombre del medicamento
b. Composición cualitativa y cuantitativa
c. Alternativas terapéuticas
d. Datos clínicos

1004. Sobre el agua para uso farmacéutico, es FALSO:

a. El grado del agua utilizada debe tener en cuenta la naturaleza y el uso previsto del producto terminado
b. La Farmacopea Europea establece estándares de calidad para agua de consumo humano
c. La validación y cualificación de agua purificada son una parte fundamental de las Normas de Correcta Fabricación (NCF) y forman parte integral de las inspecciones de NCF
d. Se requiere WFI para aquellos productos destinados a la administración parenteral

1005. La persona cualificada (QP) que realiza la certificación del lote de producto terminado:

a. Puede asumir plena responsabilidad para todas las etapas de la fabricación del lote o dicha responsabilidad puede compartirse con otras QP
b. Debe asumir siempre plena responsabilidad para todas las etapas de la fabricación del lote
c. Debe de estar siempre integrado en el departamento de garantía de calidad de la empresa
d. Debe de estar siempre integrado en el departamento de producción de la empresa

1006. Qué aspecto NO se incluye en la revisión de calidad del producto:

a. Las variaciones de la autorización de comercialización del medicamento
b. Los datos de estabilidad que justifiquen el periodo de validez propuesto en la solicitud de autorización de comercialización
c. La revisión de los materiales de acondicionamiento
d. El estado de cualificación de los principales equipos y servicios

1007. Cuál de los siguientes propósitos NO es aplicable a un estudio observacional con medicamentos:

a. Determinar los efectos beneficiosos de los medicamentos, así como sus factores modificadores
b. Identificar, caracterizar o cuantificar las reacciones adversas de los medicamentos y otros riesgos para la seguridad de los pacientes relacionados con su uso
c. Obtener información sobre los patrones de utilización de los medicamentos en la población
d. Cuantificar el grado de aceptación que tiene el medicamento entre los médicos prescriptores

1008. Cuándo un test de esterilidad puede ser invalidado:, es FALSO:

a. El dato de la monitorización microbiológica de la instalación donde se ha realizado el test muestra un fallo
b. Uso de medio de cultivo de un proveedor no homologado
c. Una revisión del procedimiento del test usado revela un fallo
d. Crecimiento microbiano es detectado en el control negativo

1009. Señale la opción INCORRECTA en relación con la validación de un ensayo de identificación:

a. La falta de especificidad de un método analítico puede ser compensada por otros métodos complementarios

b. Además de la exactitud, la validación debe incluir la investigación de la especificidad del método

c. En ensayos de identificación, se realizan ensayos sobre muestras que contienen el analito, como materiales de referencia

d. Se realizan ensayos en materiales con estructuras relacionadas, que deben dar resultados negativos

1010. Sobre las buenas prácticas de laboratorio:

a. El personal de garantía de calidad debe realizar inspecciones para verificar el cumplimiento de las buenas prácticas de laboratorio en todos los estudios

b. Los estudios de niveles de sustancias activas en plasma quedan excluidos de las buenas prácticas de laboratorio, por proceder de un entorno clínico

c. El personal de garantía de calidad debe elaborar y aprobar el protocolo del estudio

d. El personal de garantía de calidad debe describir y justificar las desviaciones al protocolo

1011. El titular de autorización de comercialización (TAC) de medicamentos deberá contar con una autorización como laboratorio TAC, siempre:

a. Sea titular de más de una autorización de comercialización de medicamentos

b. Sólo sea titular de autorización de medicamentos comercializados en España

c. Disponga de instalaciones de almacenamiento de medicamentos en España

d. Disponga de instalaciones de almacenamiento de medicamentos en terceros países

1012. Entre los criterios básicos que deben reunir los medicamentos objeto de una autorización de exportación en concepto de donación NO se encuentra el siguiente:

a. Serán medicamentos cuya comercialización esté autorizada en el país de origen (España o bien algún Estado Miembro de la UE- UE)

b. En ningún caso se aceptarán medicamentos que procedan de devoluciones

c. Los medicamentos deberán estar autorizados en el país de destino

d. Los envases permitirán, en todo caso, la identificación clara del medicamento original, su dosis, forma farmacéutica, nº de lote y fecha de caducidad

1013. Indique la FALSA. Se entiende por medicamento falsificado, cualquier medicamento cuya presentación sea falsa con respecto a alguno de los siguientes aspectos:

a. Identidad, incluidos el envase y etiquetado

b. Origen, incluidos el fabricante, el país de fabricación, el país de origen y el titular de la autorización de comercialización

c. Historial, incluidos los registros y documentos relativos a los canales de distribución empleados

d. Número de lote erróneo debido a un incidente no detectado en el momento de su liberación al mercado

1014. Según las normas de correcta fabricación de principios activos, señale la opción INCORRECTA respecto a los certificados de análisis de los principios activos:

a. Deben contener información sobre el principio activo o intermedio y el número de lote

b. Debe enumerar todos los ensayos realizados, e indicar para cada uno apto/no apto según proceda

c. Deben ir firmados por una persona autorizada de la unidad de calidad

d. Si se emite un nuevo certificado por un reenvasador, debe ir acompañado del certificado de análisis del fabricante original

1015. Cuál de los siguientes elementos NO forma parte de la cualificación de la instalación de un equipo (IQ), según las normas de correcta fabricación:

a. Comprobación de la calidad y terminación de los materiales en contacto con el producto

b. Recopilación y verificación de planos de conexiones eléctricas

c. Verificación de la formación de los operarios

d. Verificación que los servicios (p.e. aire comprimido) cumplen los requisitos del proveedor del equipo

1016. Señale la opción FALSA respecto a la fabricación de radiofármacos PET:

a. La semivida de los radioisótopos más frecuentes es corta, lo que obliga a fabricar en condiciones asépticas, ya que no se pueden someter a calor

b. El ciclotrón se emplea para la preparación del radionúclido emisor de positrones

c. Las etapas de purificación del radiofármaco se llevan a cabo en celdas clasificadas, con aire filtrado

d. No es obligatorio monitorizar las partículas durante el proceso en grado A cuando el producto está expuesto

1017. Sobre la Recopilación de procedimientos comunitarios sobre inspecciones e intercambio de información:

a. Los publica la Agencia Europea de Medicamentos, en nombre de la Comisión Europea

b. Establecen la capacidad legal para que las autoridades nacionales hagan inspecciones

c. Solo se aplica en las inspecciones de medicamentos de uso humano

d. Aplica a todas las inspecciones: buenas prácticas de fabricación, buenas prácticas de distribución y buenas prácticas de laboratorio

1018. Según las directrices de la Agencia Europea de Medicamentos. Qué calidad de agua mínima sería aceptable para una formulación oftálmica:

a. Agua altamente purificada

b. Agua purificada

c. Agua para inyectables

d. Agua purificada con límite de endotoxinas

1019. Una de las siguientes opciones NO se encuentra entre los criterios que rigen el control sanitario de los productos con destino a las ciudades de Ceuta y Melilla:

a. La importación de los productos procedentes de terceros países requerirán control sanitario en frontera en las ciudades mencionadas, según proceda en cada caso

b. El envío de productos de otros territorios españoles no requerirá ningún tipo de control sanitario, ni en origen ni en destino

c. El envío de productos procedentes de las Islas Canarias requerirá control sanitario, en origen y en destino

d. El envío de productos procedentes de cualquier país del Espacio Económico Europeo (EEE) no requerirá ningún control sanitario en destino, salvo para los productos estupefacientes y psicotrópicos

1020. Sobre las ventajas que presentan las formas sólidas de liberación controlada frente a las formulaciones de liberación convencional, es FALSO:

a. Facilitan el proceso de fabricación del medicamento

b. Reducen los efectos tóxicos

c. Permiten elegir como blanco de la sustancia activa un segmento predefinido del tracto gastrointestinal para tratamiento local

d. Protegen a la sustancia activa contra la degradación debido al bajo pH del tracto gastrointestinal

1021. Cual es la opción FALSA respecto a los sistemas informatizados e integridad de datos:

a. Debe existir un acuerdo formal entre el fabricante y el servicio de mantenimiento externo
b. Debe existir una comprobación por un segundo operario de la exactitud de los datos críticos introducidos manualmente
c. La liberación de lotes usando un sistema informatizado solo podrá realizarse usando firma electrónica
d. La aplicación informática debe validarse al mismo nivel que la infraestructura informatizada

1022. Sobre la fabricación de los medicamentos veterinarios, es FALSO:

a. Los productos zoosanitarios y biocidas de uso ganadero pueden ser fabricados en las mismas instalaciones que fabriquen medicamentos veterinarios
b. Pueden fabricarse medicamentos veterinarios penicilánicos y no penicilánicos por campañas
c. Las muestras de retención de premezclas medicamentosas pueden ser de un tamaño distinto a las unidades comercializadas
d. Los medicamentos veterinarios de esterilización terminal pueden fabricarse en un ambiente grado D

1023. Sobre la fabricación de medicamentos estériles:

a. Siempre debe llevarse a cabo en zonas limpias grado A
b. La clasificación de las áreas se establece en función de la concentración de partículas máxima permitida en el ambiente
c. El nivel de partículas para áreas en funcionamiento tiene que ser como máximo 10 veces el de las áreas en reposo
d. El volumen de aire muestreado no depende del grado de la zona

1024. Indique la FALSA. El protocolo de un ensayo clínico describirá los procedimientos para:

a. La obtención y el registro de acontecimientos adversos por el investigador
b. La notificación de los acontecimientos adversos importantes por el investigador a la autoridad competente
c. La notificación de las sospechas de reacciones adversas graves e inesperadas por el promotor a la base de datos Eudravigilance
d. El seguimiento de los sujetos después de las reacciones adversas

1025. Sobre el Sistema Español de Farmacovigilancia de Medicamentos de Uso Humano, es FALSO:

a. Tiene como objetivo principal reunir los casos de sospecha de reacciones adversas de medicamentos, que identifican los profesionales sanitarios o los ciudadanos
b. Sólo existen centros de farmacovigilancia en ocho comunidades autónomas que actúan de centinela
c. Los efectos adversos notificados se registran en una base de datos común, denominada FEDRA
d. La AEMPS actúa de coordinador del Sistema Español de Farmacovigilancia

1026. Sobre la fabricación de gases medicinales, según las normas de correcta fabricación, es FALSO:

a. No deben existir interconexiones entre líneas por las que circulen gases diferentes
b. Las mangueras de transvase deben llevar conexiones específicas por producto
c. Antes del llenado de una botella, hay que comprobar que haya una presión residual positiva
d. Un gas medicinal nunca puede transportarse en cisternas empleadas para transportar un gas para usos no medicinales

1027. Según las normas de correcta fabricación, es necesario el uso de instalaciones dedicadas en la fabricación de medicamentos inmunológicos veterinarios:

a. Siempre que se manipulen células o cultivos virales
b. En las áreas de preparación de medios de cultivo
c. Cuando se empleen agentes biológicos formadores de endosporas, antes de su inactivación
d. Siempre que se empleen microorganismos exóticos

1028. Sobre los materiales de partida usados en producción de medicamentos es FALSO:

a. Los requerimientos de calidad de los materiales de partida establecidos por el fabricante deben discutirse y acordarse con los proveedores
b. Los registros de la cadena de suministro para cada sustancia activa deben estar disponibles y conservarse en el fabricante o el importador del medicamento del Espacio Económico Europeo (EEE)
c. Deben controlarse adecuadamente los excipientes y sus proveedores, en base a los resultados de una evaluación formalizada de riesgos para la calidad conforme a las Directrices aplicables de la Comisión Europea (CE)
d. Pueden utilizar parcial o totalmente los resultados de los ensayos del fabricante aprobado del material de partida sin la necesidad de realizar ensayos de identificación de cada lote si el material viene acompañado de un certificado de análisis

1029. Sobre la gestión de riesgos para la calidad, prevista en la ICH Q9:

a. La ICH Q9 es de obligado cumplimiento, por ser parte de las normas de Correcta Fabricación
b. El riesgo es una combinación de la gravedad del daño y la probabilidad de que suceda
c. La evaluación del riesgo debe asignar una valoración numérica a cada riesgo, para priorizar las actuaciones
d. La capacidad de detectar el daño en ningún caso modifica la estimación del riesgo

1030. Sobre la fabricación de cremas es FALSO:

a. Se evitará siempre que sea posible el uso de aparatos de cristal
b. No son susceptibles de contaminación microbiológica al tener en su composición conservantes
c. Se controlará la calidad de los materiales a granel antes de transferirlos a los tanques de almacenamiento
d. Debe especificarse el período máximo de almacenamiento de los intermedios

1031. Sobre el Convenio de Cooperación de Inspección Farmacéutica (PIC/S):

a. Todos los miembros de la UE están obligados a anexionarse para establecer acuerdos de reconocimiento mutuo
b. Se trata de un tipo de acuerdo de reconocimiento mutuo entre autoridades supervisoras
c. Los documentos desarrollados y aprobados por los grupos de trabajo son de obligado cumplimiento en todos los miembros de la organización
d. El proceso de adhesión está dividido en dos fases distintas: pre-adhesión, realizado de forma voluntaria y adhesión con un tiempo predeterminado de evaluación de la solicitud

1032. Sobre los requisitos específicos de la autorización de medicamentos genéricos, es FALSO:

a. Las diferentes sales, ésteres, éteres, isómeros, mezclas de isómeros, complejos o derivados de un principio activo se considerarán distinto principio activo
b. Las diferentes formas farmacéuticas orales de liberación inmediata se considerarán una misma forma farmacéutica
c. El solicitante podrá estar exento de presentar los estudios de biodisponibilidad si puede demostrar que el medicamento genérico satisface los criterios pertinentes
d. Los medicamentos genéricos se identificarán por llevar a continuación de su nombre las siglas EFG

1033. Según la Guideline on the Pharmaceutical Quality of inhalation and nasal products, sobre los productos nasales presurizados a dosis fija (presurized metered dose nasal sprays):

a. Los estudios de estabilidad deben realizarse sobre productos almacenados en una sola orientación

b. No se debe controlar la uniformidad de dosis liberada en las especificaciones de producto terminado

c. Se debe controlar esterilidad en las especificaciones de producto terminado

d. Si no contiene la sustancia activa en solución, se debe controlar el tamaño de partícula en las especificaciones de la misma

1034. Según las guías de referencia, cuál de las especificaciones requeridas en productos para nebulización multidosis NO es necesaria:

a. Tasa de fuga

b. Contenido de conservante si está presente en la presentación

c. Microbiología

d. Lixiviables

1035. Sobre el Comité de Coordinación de Servicios Farmacéuticos Periféricos:

a. Se crea por la Ley 16/2003, de 28 de mayo, de cohesión y calidad del Sistema Nacional de Salud

b. Su Presidente siempre es un representante de la Agencia Española de Medicamentos y Productos Sanitarios (AEMPS)

c. Sus funciones se establecen en el Estatuto de la AEMPS

d. Depende de las CC AA

1036. Según las normas de correcta fabricación de medicamentos de la UE, las siguientes medidas controlan el riesgo de contaminación cruzada de medicamentos EXCEPTO:

a. El uso de instalaciones dedicadas a un producto o grupo de productos

b. Procedimientos de vestuario de personal específico para ciertas zonas

c. El análisis de residuos de un medicamento en el siguiente lote fabricado

d. El diseño de los procedimientos de limpieza de instalaciones y equipos

1037. Según las normas de correcta fabricación, sobre los fines de controlar la liberación del lote, es FALSO:

a. Que el lote se haya fabricado y controlado de acuerdo con la autorización de comercialización

b. Que puedan identificarse los Directores Técnicos/personas cualificadas responsables de la certificación del lote si es necesario investigar un defecto de calidad

c. Que los lotes no han sufrido ninguna desviación inesperada en el proceso de fabricación o los métodos analíticos

d. Que el lote ha sido fabricado y controlado conforme a las normas de correcta fabricación

1038. Sobre la fabricación de medicamentos. Cuál de los siguientes procesos se considera un proceso de fabricación complejo:

a. Compresión directa

b. Granulación húmeda

c. Llenado de cápsulas

d. Llenado aséptico

1039. Sobre el enfoque usado para la determinación del límite de cuantificación en la validación de un método analítico, NO está:

a. La evaluación visual

b. La curva de calibración

c. La desviación estándar de la respuesta y la pendiente

d. La reproducibilidad entre laboratorios

1040. Sobre las obligaciones que deberán cumplir los laboratorios farmacéuticos fabricantes o importadores, es FALSO:

a. Utilizar sólo principios activos que cuenten con certificado de cumplimiento de las normas de correcta fabricación y buenas prácticas de distribución de la UE

b. Auditar a intervalos regulares, a los fabricantes y distribuidores de principios activos, para confirmar que cumplen los requisitos de las normas de correcta fabricación y buenas prácticas de distribución de principios activos

c. Documentar la cadena de suministro de cada material de partida

d. El director técnico deberá emitir, para cada principio activo, una declaración de que éste se fabrica y distribuye de acuerdo con los principios de las normas de correcta fabricación y buenas prácticas de distribución de principios activos

1041. Sobre la liberación paramétrica y esterilización, es FALSO:

a. El ensayo de esterilidad del producto final es el medio más eficaz para garantizar la esterilidad del producto terminado

b. Solo puede aplicarse a productos esterilizados en su envase final utilizando vapor, calor seco o radiación ionizante

c. El ensayo de esterilidad puede detectar fallos en el sistema de garantía de la esterilidad

d. La garantía de la esterilidad del producto se basa en los controles en proceso, la monitorización ambiental y la monitorización de los parámetros de esterilización

1042. En la liberación paramétrica de medicamentos estériles:

a. Debe realizarse un estudio de biocarga en lotes piloto, y posteriormente con una periodicidad semestral

b. El ensayo de esterilidad puede servir para liberar el lote si se han producido ciclos de autoclave anormales

c. La liberación paramétrica es aplicable únicamente a productos esterilizados en su envase final empleando vapor

d. Los ciclos de esterilización deben evaluarse mediante dos sistemas independientes

1043. La receta oficial de estupefacientes es necesaria para la prescripción y dispensación de:

a. Los medicamentos con sustancias incluidas en las listas I y II anexas a la Convención Única de 1961, sobre estupefacientes

b. Los medicamentos con sustancias incluidas en las listas II y III anexas a la Convención Única de 1961, sobre estupefacientes

c. Los medicamentos sustancias incluidas en la lista I anexa a la Convención Única de 1961, sobre estupefacientes

d. Los medicamentos con sustancias incluidas en todas las listas anexas a la Convención Única de 1961, sobre estupefacientes

1044. Respecto al ensayo de esterilidad:

a. El medio de tioglicolato únicamente detecta bacterias anaerobias

b. El periodo de incubación de los medios inoculados debe extenderse durante 21 días

c. Debe demostrarse la idoneidad del método en presencia del producto únicamente si este tiene actividad antibiótica conocida

d. Los resultados pueden invalidarse si se observa crecimiento en los controles negativos

1045. Se debe disponer de un Archivo Maestro del Sistema de Farmacovigilancia y presentar un resumen del sistema de farmacovigilancia si el medicamento es un genérico:

a. Sí, el requisito de trabajar con un sistema de farmacovigilancia y de mantener y disponer de un archivo maestro de dicho sistema también aplica a los medicamentos genéricos

b. No, sólo se exigirá al medicamento original

c. Se dispondrá un archivo maestro compartido con todos los medicamentos genéricos registrados para un determinado principio activo

d. Es opcional

1046. Entre la documentación de la solicitud para el acceso individualizado a un medicamento no autorizado en España, NO formará parte:

a. La prescripción facultativa del medicamento acompañada de un informe clínico que motive la necesidad del tratamiento para el paciente

b. El número de envases requeridos

c. El consentimiento informado del paciente o de su representante

d. Documentación científica que sustente el uso del medicamento para la indicación terapéutica solicitada

1047. Sobre la producción de los medicamentos de terapia avanzada:

a. La presencia de antibióticos en el medio de cultivo permite trabajar en condiciones limpias, pero no asépticas

b. Con frecuencia se emplean antibióticos para controlar la biocarga en los tejidos o células empleados como materiales de partida

c. Lás células como material de partida son escasas, por lo que no se requiere llevar a cabo una simulación del proceso aséptico

d. Las instalaciones deben ser dedicadas a cada vector o tipo celular, por el riesgo de contaminaciones cruzadas

1048. Cuál de los siguientes elementos NO forma parte de la validación de un proceso de esterilización mediante haz de electrones:

a. La definición de patrones de carga establecidos

b. Empleo de producto simulado o representativo, de densidad homogénea

c. La velocidad de la cinta transportadora

d. Asegurar una dosis mínima esterilizante de 25 kGy

1049. Como norma general en la fabricación de un colirio se prefiere:

a. La esterilización terminal

b. La filtración esterilizante

c. El procesado aséptico

d. Ninguna de las anteriores, porque una preparación oftálmica no tiene que ser estéril

1050. La verificación de la limpieza después de cada lote y/o campaña se realiza a través de:

a. Inspección visual

b. Análisis químicos

c. Análisis microbiológicos

d. Revisión de los registros de limpieza

1051. En el caso de que en la inspección se hayan encontrado incumplimientos graves, o haya dado lugar a la adopción de las medidas cautelares, la autoridad sanitaria que adoptó la medida cautelar deberá informar de modo inmediato de la misma:

a. A los pacientes implicados en el estudio

b. Al promotor del estudio, al Comité Ético de Investigación en Medicamentos y a las otras autoridades sanitarias implicadas, en función de sus competencias

c. A la prensa

d. Solamente a las otras autoridades sanitarias implicadas, en función de sus competencias

1052. Sobre el identificador único de los medicamentos previsto en el Reglamento Delegado 2016/161:

a. Debe ser verificado y desactivado por los distribuidores mayoristas antes de suministrar los medicamentos a las farmacias

b. El fabricante debe llevar a cabo una verificación del identificador único en cada envase

c. La desactivación no aplica cuando la farmacia vende los medicamentos a través de su web

d. Contiene un número único secuencial asignado por el fabricante, el lote y la fecha de caducidad

1053. Las buenas prácticas de farmacovigilancia europeas NO son de aplicación a:

a. La Agencia Europea de Medicamentos

b. Las autoridades competentes en los países miembros

c. Los pacientes

d. Los titulares de autorización de comercialización de medicamentos

1054. Sobre la fabricación de líquidos o cremas, según las normas de correcta fabricación, es FALSO:

a. Es preferible usar sistemas cerrados para prevenir la contaminación

b. Deberá hacerse un seguimiento de los tiempos de espera máximos

c. En sistemas dispersos, las paradas durante el llenado representan un riesgo para la homogeneidad

d. El agua utilizada en producción debe ser previamente desinfectada, para evitar la proliferación microbiana

1055. Sobre los sistemas de calidad farmacéuticos previstos en la directriz ICH Q10, cuál de las siguientes opciones es INCORRECTA:

a. Antes de seleccionar un proveedor, debe evaluarse su idoneidad y capacidad

b. La subcontratación de actividades requiere la aprobación de las autoridades competentes

c. Durante la prestación de servicios del subcontratado debe monitorizarse su rendimiento

d. La externalización requiere un contrato por escrito entre ambas partes

1056. Según el RDL 1/2015, de 25 de Julio, se entiende por Generador:

a. Cualquier producto que, cuando esté preparado para su uso con finalidad terapéutica o diagnóstica, contenga uno o más radionucleidos (isótopos radiactivos)

b. Cualquier sistema que incorpore un radionucleido (radionucleido padre) que en su desintegración origine otro radionucleido (radionucleido hijo) que se utilizará como parte integrante de un radiofármaco

c. Cualquier preparado industrial que deba combinarse con el radionucleido para obtener el radiofármaco final

d. Todo radionucleido producido industrialmente para el marcado radiactivo de otras sustancias antes de su administración

1057. Señalar la opción FALSA : La autorización individualizada para el cultivo de adormidera se otorga siempre y cuando se cumpla la siguiente condición:

a. Compromiso de entrega de la producción completa por parte de los agricultores al fabricante autorizado

b. Disponibilidad de medidas de seguridad en las parcelas

c. Idoneidad de los terrenos para el cultivo de adormidera, avalada por el Organismo competente del Ministerio de Agricultura, Pesca y Alimentación

d. El cultivo no necesita autorización

1058. La mayoría de las Benzodiacepinas se incluyen en la siguiente lista del Convenio sobre sustancias psicotrópicas de 1971:

a. Lista I b. Lista II

c. Lista III d. Lista IV

1059. Indique la FALSA. Según las normas de buena práctica clínica, se recomienda que el Comité Ético de Investigación Clínica (CEIC) esté integrado por:

a. Al menos cinco miembros

b. Al menos un miembro cuya área principal de interés no sea científica

c. Al menos un miembro debe ser experto en estadística

d. Al menos un miembro que sea independiente del centro del ensayo

1060. Para el caso de medicamentos no comercializados en España, su fabricante y/o importador, deberá notificar inmediatamente a la Agencia Española de Medicamentos y Productos Sanitarios:

a. Todas las detecciones de fuera de especificaciones por producto, con carácter anual

b. Todas las reclamaciones por producto, con carácter anual

c. Las retiradas del mercado que realice de sus medicamentos cuando identifique un problema de calidad en los mismos

d. Cualquier problema de calidad que pudiera llevar a la retirada del medicamento del mercado

1061. Sobre las inspecciones de farmacovigilancia, es FALSO:

a. Las inspecciones de farmacovigilancia en España son competencia exclusivamente estatal

b. Tras la inspección, los inspectores redactarán un informe según formato europeo

c. Si en las inspecciones se concluye que el titular de la autorización de comercialización no ha respetado el sistema de farmacovigilancia, se comunicará dicho incumplimiento al titular de la autorización de comercialización para su subsanación

d. La AEMPS comunicará los incumplimientos a los demás Estados miembros, a la Agencia Europea de Medicamentos y a la Comisión Europea

1062. Indique la FALSA. Para los ensayos clínicos multicéntricos, el promotor deberá garantizar:

a. Todos los investigadores realizan el ensayo con estricto cumplimiento del protocolo acordado con el promotor

b. Los cuadernos de recogida de datos (CRD) se han diseñado para recoger los datos requeridos en todos los centros

c. Todos los investigadores recibirán instrucciones sobre cómo seguir el protocolo

d. Los investigadores de los distintos centros comunicarán sus informes al promotor a fin de armonizar las respuestas

1063. El Comité de Evaluación de Riesgos de Farmacovigilancia de la EMA (PRAC) tiene la función principal de:

a. Redactar legislación sobre farmacovigilancia

b. Emitir recomendaciones sobre cualquier cuestión relacionada con la farmacovigilancia, para que se tomen decisiones armonizadas y simultáneas en todos los Estados Miembros

c. Realizar estadísticas sobre las reacciones adversas notificadas

d. Asegurar que se cumplen las buenas prácticas de farmacovigilancia en las notificaciones a través de Eudraviligance

1064. La exportación de medicamentos autorizados en España NO podrá realizarse por:

a. El laboratorio titular de su autorización de comercialización

b. Las oficinas de farmacia

c. El laboratorio fabricante

d. Los almacenes mayoristas

1065. El procedimiento descentralizado de autorización de medicamentos consiste en:

a. Nueva autorización de un medicamento en más de un Estado miembro de la UE cuando ya ha sido autorizado en uno de ellos

b. Nueva autorización simultánea de un mismo medicamento obligatoriamente en todos los Estados miembros de la UE

c. Revalidación de la autorización de varios medicamentos en un solo Estado miembro de la UE

d. Nueva autorización de un mismo medicamento en dos o más países de la UE que no disponga de autorización en ninguno de ellos

1066. Cuál de los siguientes elementos NO forma parte de la evaluación de riesgo para determinar las buenas prácticas de fabricación para los excipientes:

a. La estabilidad del excipiente

b. Las impurezas procedentes de las materias primas

c. La garantía de esterilidad de aquellos excipientes sobre los que se afirma que son estériles

d. La caducidad del excipiente

1067. Sobre los requisitos de los sistemas de calidad de los servicios de inspección establecidos en la Recopilación de procedimientos comunitarios sobre inspecciones e intercambio de información, indique la FALSA:

a. Está basado en estándares internacionales, como los de la Pharmaceutical inspection Convention/Scheme

b. Requiere aplicar criterios de gestión de riesgo en la realización de las inspecciones

c. Contempla la necesidad de que se hagan auditorías internas por otras autoridades sanitarias

d. Contempla la subcontratación de expertos externos en ciertas condiciones

1068. Las Normas de Correcta Fabricación establecen una serie de condiciones para la fabricación de medicamentos estériles por esterilización terminal EXCEPTO:

a. Deben establecerse patrones de carga validados para el autoclave

b. Hay que monitorizar presión y temperatura cuando se emplea esterilización mediante calor húmedo

c. Los indicadores biológicos determinan si el proceso se ha desarrollado satisfactoriamente

d. Los elementos a esterilizar deben ser protegidos de manera que no se contaminen

1069. Sobre el envase primario y material de acondicionamiento, es FALSO:

a. Siempre es necesario presentar estudios de toxicidad en la elección del envase

b. Si el material plástico usado en el envase primario no está descrito en la Farmacopea Europea deben establecerse especificaciones internas

c. Dependiendo de la vía de administración, los estudios de interacción envase/contenido pueden no ser requeridos

d. La elección del material plástico debe justificarse en relación a la compatibilidad con el medicamento según la vía de administración y método de esterilización

1070. La dispensación al público de los medicamentos veterinarios se realizará por los siguientes establecimientos EXCEPTO:

a. Las oficinas de farmacia legalmente establecidas

b. Los establecimientos comerciales detallistas autorizados

c. Las entidades o agrupaciones ganaderas autorizadas

d. Las entidades de distribución descritas en el RD 782/2013, 11 de octubre

1071. En el plan de toma de muestras para los materiales de acondicionamiento, el número de muestras se determinará:

a. Estadísticamente

b. Según la cantidad disponible en el momento de la toma de muestras

c. Aleatoriamente

d. Según el método de producción

1072. Los titulares de autorizaciones de comercialización de medicamentos deberán contar con autorización como laboratorio titular de la autorización de comercialización de medicamentos:

a. Si no disponen de instalaciones para almacenar sus medicamentos en España

b. Sólo si las instalaciones para el almacenamiento de sus medicamentos en España son todas propias

c. Sólo si las instalaciones para el almacenamiento de sus medicamentos en España son todas contratadas

d. Siempre que disponga de instalaciones para el almacenamiento de sus medicamentos en España, bien sean éstas propias o contratadas

1073. La ficha técnica de un medicamento NO incluye:

a. El distribuidor autorizado

b. La fecha de la primera autorización/renovación de la autorización

c. El titular de la autorización de comercialización

d. La fecha de la revisión del texto

1074. La detección de una impureza probablemente carcinogénica en el principio activo de un medicamento supondría una retirada por defecto de calidad de los medicamentos afectados:

a. Clase I

b. Clase II

c. Clase II a

d. Clase III

1075. Cuál de los siguientes sería considerado un medicamento falsificado, según lo definido en la Directiva 2011/62/UE:

a. Un medicamento autorizado en un tercer país, comercializado ilegalmente en España

b. Un medicamento en el que el contenido no se corresponde con el etiquetado por haberse fabricado sin cumplir las normas de correcta fabricación

c. Un medicamento autorizado, en el que los registros y documentos de los canales de distribución han sido manipulados

d. Un medicamento importado de un país tercero, vulnerando los derechos de propiedad intelectual

1076. Según las buenas prácticas de distribución de medicamentos veterinarios, entre las condiciones, para que un distribuidor de medicamentos veterinarios incorpore a las existencias vendibles un lote que haya sido devuelto por un cliente NO se requiere verificación de:

a. El lote no ha caducado y no ha sido retirado

b. El cliente ha demostrado que el lote se ha transportado, almacenado y manipulado acorde a las especificaciones

c. El lote tiene un período restante de vida útil aceptable

d. El lote ha sido evaluado por una persona autorizada para ello

1077. Señale la opción INCORRECTA respecto a las prácticas correctas de distribución de principios activos para medicamentos de uso humano:

a. El distribuidor que suministre al cliente el principio activo especificará el nombre y la dirección de su fabricante original

b. Los principios activos que hayan salido del control del distribuidor no podrán volver a existencias vendibles

c. El suministro de principios activos está limitado a otros distribuidores, a fabricantes o a farmacias

d. Los principios activos se transportarán en las condiciones especificadas por el fabricante

1078. Los estudios posautorización de medicamentos se pueden realizar con los siguientes fines, EXCEPTO:

a. Determinar la efectividad de los fármacos, en las condiciones de la práctica clínica habitual

b. Obtener información sobre la prescripción de los profesionales sanitarios

c. Evaluar la eficiencia de los medicamentos

d. Conocer los efectos de los medicamentos desde la perspectiva de los pacientes

1079. Sobre las monografías de Farmacopea Europea:

a. Son de obligado cumplimiento si el fabricante del medicamento está situado en un país que no tiene farmacopea propia

b. No existen monografías sobre excipientes

c. Las especificaciones definidas en ellas, constituyen exigencias mínimas de obligado cumplimiento

d. Sólo son de obligado cumplimiento cuando la Real Farmacopea Española hace referencia a ellas

1080. De acuerdo a lo establecido en el texto refundido de la Ley de garantías y uso racional de medicamentos y productos sanitarios, cuál de los siguientes NO es un medicamento especial:

a. Los radiofármacos

b. Los gases medicinales

c. Los medicamentos de plantas medicinales

d. Las fórmulas magistrales

1081. Conforme a la Ley 17/1967, de 8 de abril, por la que se actualizan las normas vigentes sobre estupefacientes y adaptándolas a lo establecido en el convenio del 1961 de las Naciones Unidas, la fijación de los precios interiores de compra y venta de materia prima elaborada es competencia de:

a. La Delegación del Gobierno para el Plan Nacional Sobre Drogas

b. El Servicio de Control de Estupefacientes

c. El Instituto Nacional de Toxicología y Ciencias Forenses

d. El Instituto Nacional de Consumo

1082. Sobre la definición de 'Riesgo asociado a la utilización del medicamento' según el Real decreto 577/2013, de 26 de julio, por el que se regula la farmacovigilancia de medicamentos de uso humano:

a. Cualquier riesgo para la salud del paciente o la salud pública relacionado con la calidad, la seguridad o la eficacia del medicamento, así como cualquier riesgo de efectos no deseados en el medio ambiente

b. Cualquier riesgo para la salud del paciente o la salud pública relacionado con la calidad, la seguridad o la eficacia del medicamento

c. Valoración del efecto terapéutico favorable del medicamento en relación con los riesgos asociados a su utilización

d. Cualquier riesgo para la salud del paciente o la salud pública relacionado con la seguridad del medicamento

1083. Según la ICH Q 1 A (R2) Estudios de estabilidad de nuevas sustancias activas y medicamentos, es FALSO:

a. Se deben proporcionar datos de estudios de estabilidad de al menos los tres primeros lotes fabricados del medicamento

b. Dos de los tres lotes debería ser al menos lotes de escala piloto y el tercero puede ser de menor tamaño

c. Si es posible, los lotes del medicamento deben ser fabricados usando diferentes lotes de la sustancia activa

d. Si es posible, los lotes del medicamento deber ser fabricados usando distintos fabricantes del medicamento

1084. Sobre la determinación de la Exposición Diaria Permitida (PDE), es FALSO:

a. Es necesario la identificación de los efectos críticos en el individuo expuesto

b. Es necesario el uso de varios factores de ajuste para tener en cuenta diversas incertidumbres

c. Es necesario la determinación de la dosis sin efecto adverso observado (NOAEL)

d. Es necesario la identificación de los factores asociados a los métodos de fabricación

1085. Sobre la fabricación de medicamentos derivados de sangre o plasma humanos:

a. Las disposiciones del anexo 14 no aplican a los componentes sanguíneos para transfusión

b. El reprocesado en el fraccionamiento no está permitido por las repercusiones en la calidad de los medicamentos fabricados

c. La normativa exige que los productos intermedios almacenados tengan un periodo de validez de un mes

d. Una mezcla de plasma puede emplearse únicamente en la fabricación de un solo lote de producto

1086. Entre la documentación a presentar por el titular de la autorización de comercialización para solicitar una variación urgente del medicamento por razones de seguridad NO se encuentra:

a. Informe sobre los riesgos detectados que hacen necesaria la modificación

b. Propuesta de modificación de la ficha técnica y prospecto

c. Solicitud de visita de inspección para verificar las acciones correctoras

d. Propuesta de información a los profesionales sanitarios y, en su caso, la que éstos deben suministrar a los usuarios

1087. Conforme al RDL 1/2015, por el que se aprueba el texto refundido de la Ley de garantías y uso racional de los medicamentos y productos sanitarios, el ejercicio clínico de la medicina, de la odontología, y de la veterinaria, será incompatible con cualquier clase de intereses económicos directos derivados de:

a. La fabricación, elaboración, distribución, intermediación y comercialización de los medicamentos y productos sanitarios

b. La publicidad de centros sanitarios

c. La actuación en el Comité de Seguridad de Medicamentos de la AEMPS

d. Distribución y venta de cosméticos

1088. Cuáles de las opciones NO está incluida en el objeto y ámbito de aplicación de la Ley de Investigación Biomédica:

a. El fomento y promoción, planificación, evaluación y coordinación de la investigación biomédica

b. Las implantaciones de órganos, tejidos y células de cualquier origen

c. El tratamiento de muestras biológicas

d. La donación y utilización de ovocitos, espermatozoides, preembriones, embriones y fetos humanos con fines de investigación biomédica y sus posibles aplicaciones clínicas

1089. Según las normas de correcta fabricación de principios activos de la UE, señale la opción FALSA sobre la mezcla de lotes de intermedios o sustancias activas:

a. La combinación de varias cargas de centrífugas de un lote se considera una mezcla

b. Cada lote incorporado a la mezcla debe cumplir las especificaciones antes del mezclado

c. El mezclado debe permitir la trazabilidad a los lotes individuales que constituyen la mezcla

d. Se entiende por mezcla, el proceso de combinar materiales que formen parte de una especificación para producir un intermedio o sustancia activa homogéneo

1090. Sobre la ICH Q9 Gestión de riesgos para la calidad, es FALSO:

a. El nivel de esfuerzo y documentación del proceso de gestión de riesgos debe ser proporcional con el nivel de riesgo

b. La evaluación del riesgo debe estar basado en el conocimiento científico

c. Es un proceso previo a la autorización del medicamento para la evaluación, control, comunicación y revisión de los riesgos para la calidad de un medicamento

d. Proporciona los principios y ejemplos de herramientas para la gestión de riesgos que pueden aplicarse en los procesos de desarrollo, fabricación, distribución e inspección

1091. En el uso de las radiaciones ionizantes en la fabricación de medicamentos es FALSO:

a. El proceso de irradiación debe incluir el patrón de carga de los contenedores de irradiación alrededor de la fuente de irradiación

b. Los contenedores para irradiación son un modelo único para todos los posibles productos a irradiar

c. La dosis exigida de radiación forma parte de la autorización de comercialización del medicamento

d. La calibración de los dosímetros usados en rutina debe ser trazable a un patrón nacional o internacional

1092. Según las normas de correcta fabricación de medicamentos de la UE, en las instalaciones dedicadas a la fabricación de medicamentos:

a. La humedad debe estar siempre controlada, en todo caso inferior al 35% de humedad relativa

b. Deben existir zonas separadas para la pesada de materiales de partida

c. No pueden existir desagües por ser una fuente de contaminación

d. Deben disponer de filtros de aire terminales de alta eficiencia

1093. Señale la opción FALSA respecto a los principios de las Buenas Prácticas de Laboratorio:

a. En el caso de estudios multicéntricos cada centro deberá desarrollar un protocolo y contar con su propio director de estudio

b. El promotor deberá informar al laboratorio donde se realiza el estudio de cualquier riesgo potencial del producto para la salud humana o el medio ambiente

c. Requiere el nombramiento de un director del estudio con la titulación, capacitación y experiencia apropiadas

d. El laboratorio debe designar y nombrar documentalmente a un responsable de archivo

1094. Conforme al artículo 16 sobre el director técnico del RD 824/2010, de 25 de junio, por el que se regulan los laboratorios farmacéuticos, los fabricantes de principios activos de uso farmacéutico y el comercio exterior de medicamentos y medicamentos en investigación:

a. El Director Técnico podrá asumir las funciones de responsable de producción

b. Cada planta de fabricación deberá contar con un responsable de garantía de calidad

c. Cada planta de fabricación deberá contar con un director técnico y, al menos, un director técnico suplente

d. El Director Técnico no podrá asumir las funciones de responsable de garantía de calidad

1095. La Comisión de Estupefacientes y la Junta Internacional de Fiscalización de Estupefacientes (JIFE):

a. Es un órgano fiscalizador independiente y cuasi judicial, encargado de aplicar las disposiciones de los Tratados internacionales relativos a estupefacientes y psicótropos y de asegurar el cumplimiento de los mismos, por parte de los Estados Miembros

b. Fue creada por el Reglamento CEE Nº 302/93, de 8 de febrero de 1993, y es una de las agencias descentralizadas de la UE

c. Promueve el uso de estupefacientes y psicótropos

d. Autoriza los psicótropos y estupefacientes

1096. Según las normas de correcta fabricación, en la fabricación de premezclas medicamentosas:

a. Las zonas deben contar con filtros terminales por el volumen de polvo generado

b. Las medidas contra insectos o roedores son particularmente importantes

c. Deben realizarse necesariamente en áreas dedicadas

d. No es un requisito realizar revisiones periódicas de calidad para estos productos

1097. Para determinar las prácticas de fabricación apropiadas para un excipiente, el fabricante del medicamento debe considerar los siguientes factores, EXCEPTO:

a. El volumen de producción del medicamento al que se destina

b. Los riesgos en función del origen del excipiente

c. La complejidad de la cadena de suministro

d. Los incidentes de falsificación o adulteración sucedidos con el excipiente

1098. Sobre las formas semisólidas para aplicación cutánea, es FALSO:

a. Las usadas en piel gravemente lesionada deben ser estériles

b. No requieren control microbiológico al estar formuladas en base oleosa que impide la proliferación microbiológica

c. En el proceso de fabricación deben tomarse medidas para asegurar las propiedades reológicas de la mezcla

d. Entre los test obligados a ser realizados se encuentra la uniformidad de contenido

1099. Las empresas de transporte de medicamentos:

a. Deberán contar con una autorización como entidad de distribución emitida por su comunidad autónoma y con el certificado de buenas prácticas de distribución

b. Deberán contar sólo con el certificado de buenas prácticas de distribución de medicamentos emitido por su correspondiente comunidad autónoma

c. Sólo serán objeto de emisión de una autorización como entidad de distribución y certificación en buenas prácticas de distribución, si se dedican al transporte de medicamentos de uso humano

d. Deberán cumplir con lo que les sea de aplicación de la guía de buenas prácticas de distribución y, en concreto, su capítulo nueve

1100. Es necesario contar con un responsable de farmacovigilancia en España:

a. Si. El titular de la autorización de comercialización (TAC) deberá disponer en España, de manera permanente y continua, de una persona de contacto en materia de farmacovigilancia

b. Sí, pero sólo para aquellos medicamentos autorizados por procedimiento nacional

c. No, con la persona cualificada del laboratorio es suficiente

d. Solo para aquellos medicamentos que se estime necesario en base a un análisis de riesgos

1101. Según las normas de buena práctica clínica, NO está incluido en el manual del investigador:

a. Propiedades físicas y químicas del medicamento

b. Información los excipientes del medicamento

c. Información sobre estudios no clínicos

d. Información sobre las desviaciones en el

proceso de fabricación

1102. Sobre las Entidades de Intermediación de medicamentos, señala la opción FALSA:

a. Han de estar inscritos en el Registro de entidades de intermediación de medicamentos de uso humano

b. Son propietarios de los medicamentos objeto de intermediación

c. No tienen contacto físico con los medicamentos

d. Realizan sus gestiones siempre por cuenta de un tercero y mantienen su, independencia en estas negociaciones entre las dos partes

1103. Sobre la fabricación de los medicamentos en investigación, es FALSO:

a. El proceso de fabricación no tiene necesariamente que estar validado al mismo nivel que medicamentos autorizados

b. Los controles en el empaquetado deben prevenir el desenmascaramiento no intencionado

c. El reenvasado o reempaquetado requieren una autorización de fabricación en todos los casos

d. La validación de los procesos asépticos debe dar una garantía de esterilidad equivalente que los medicamentos autorizados, en línea con el Anexo 1

1104. Respecto a la validación del proceso de fabricación de un medicamento, es FALSO:

a. Los proveedores de materias primas críticas deben cualificarse previamente a la fabricación de los lotes de validación

b. Los lotes fabricados para la validación del proceso no podrán liberarse al mercado

c. Los procesos de producción pueden utilizar un enfoque tradicional o un enfoque de verificación continua

d. El número de lotes de validación podría reducirse utilizando el 'bracketing' para las diferentes concentraciones, tamaños de lote, presentaciones y tipos de envases

1105. Según las Normas de correcta fabricación, en la producción de medicamentos biológicos empleando sistemas de bancos maestros y de trabajo:

a. El número de pases desde el banco de células está limitado por las propiedades fenotípicas de las células

b. El sistema de bancos celulares aplica solo a células eucariotas

c. Debe monitorizarse la consistencia de las características de las células y evaluar tendencias

d. Los viales extraídos del almacenamiento de banco de células solo pueden devolverse si se demuestra que mantienen sus propiedades

1106. En relación a gases medicinales es FALSO:

a. Los riesgos de contaminación cruzada con otros gases suelen aparecer debido a la reutilización de los recipientes

b. No es aceptable preparar, llenar y almacenar gases no medicinales en las mismas áreas que se preparan, llenan y almacenan gases medicinales

c. Si una cisterna vuelve a usarse para gases medicinales después de haber transportado gases no medicinales deben realizarse pruebas analíticas

d. En gases comprimidos, el valor máximo de impurezas teóricas es de 500 ppm en v/v para una presión de llenado de 200 bares a 15ºC antes de ser rellenadas

1107. Sobre las buenas prácticas de distribución de medicamentos de uso humano, es FALSO:

a. Los distribuidores deben investigar las pautas de ventas inusuales, e informar a las autoridades competentes

b. Los productos devueltos por entidades que no sean clientes del almacén, se admiten si van en su embalaje cerrado e intacto

c. El albarán debe incluir la dirección de entrega del destinatario, y permitir saber la localización real del producto

d. Debe ser posible iniciar una retirada en todo momento

1108. Sobre los ensayos clínicos indique la opción FALSA:

a. Los ensayos clínicos con medicamentos en investigación estarán sometidos a autorización por la AEMPS

b. Las Administraciones sanitarias velarán por el cumplimiento de las normas de «buena práctica clínica», sin acceso a las historias clínicas de los pacientes

c. El investigador de un ensayo deberá notificar inmediatamente al promotor todos los acontecimientos adversos graves, y éste a su vez a la AEMPS

d. El promotor deberá llevar un registro detallado de todos los acontecimientos adversos que le sean notificados

1109. Respecto a la cromatografía de exclusión por tamaño, indique la FALSA:

a. Idealmente, no existe interacción como adsorción o partición entre el analito y la fase estacionaria

b. Eluye primero el analito de menor diámetro efectivo, por su mayor movilidad

c. Es más frecuente en ensayos de macromoléculas (p.e. proteínas)

d. La fase estacionaria se selecciona en función del tamaño de los analitos

1110. Cuál de los siguientes objetivos NO es propio de un estudio clínico:

a. Descubrir o comprobar los efectos clínicos, farmacológicos o demás efectos farmacodinámicos de uno o más medicamentos

b. Identificar cualquier reacción adversa a uno o más medicamentos

c. Estudiar la absorción, distribución, metabolismo y excreción de uno o más medicamentos, con el objetivo de determinar su seguridad y/o eficacia

d. Determinar el coste de un medicamento según la población objeto de estudio

1111. Sobre la venta de medicamentos a distancia, es FALSO:

a. Solo está permitida la venta de medicamentos no sujetos a prescripción médica

b. La venta de medicamentos a través de internet únicamente la pueden realizar farmacias de venta exclusiva online

c. La venta debe ser directa desde la farmacia, con intervención de un farmacéutico responsable de la dispensación y sin intermediarios

d. La actuación profesional del farmacéutico es requisito inexcusable para la dispensación al público de medicamentos también a través de sitios web

1112. Respecto a los medicamentos en investigación, es FALSO:

a. Las Directrices sobre Normas de Correcta Fabricación de medicamentos en investigación aplican a la fabricación de medicamentos en investigación de terapia avanzada

b. El expediente de especificación del medicamento debe hacer referencia a las muestras de referencia y de retención

c. La persona cualificada que certifique el lote debe tener conocimiento de la cadena de suministro del lote

d. Los riesgos de contaminación cruzada en la fabricación deben estar basado en la gestión de riesgos para la calidad

1113. De acuerdo a la Guideline on plastic immediate packaging materials, sobre la documentación que se deben presentar del envase plástico para una forma farmacéutica solida de administración oral:

a. Información general y especificaciones del material plástico

b. Información general, especificaciones y estudios de interacción del material plástico con el medicamento

c. Información general, especificaciones e información toxicológica del material plástico

d. No es necesario presentar ninguna documentación si se presentan certificados analíticos del proveedor del material plástico

1114. Sobre las reacciones adversas tipo 'B' ('bizarre') de medicamentos:

a. Son predecibles
b. Normalmente dosis-dependientes
c. Tienen alta morbilidad
d. Suelen responder a la retirada del medicamento

1115. Sobre los estudios de toxicidad a dosis repetidas:

a. La duración del estudio es independiente del uso clínico previsto
b. Deben realizarse en animales macho, para evitar los efectos de las variaciones estacionales
c. En ningún caso se acepta el empleo de animales de una única especie
d. Debe demostrarse que la biotransformación de la sustancia a estudiar es similar a la que se produce en humanos

1116. Sobre el responsable de producción de un fabricante de medicamentos es FALSO que sea responsable de:

a. Asegurar que se realizan las validaciones adecuadas
b. Asegurar que los productos se fabrican y almacenan con el fin de obtener la calidad prevista
c. Aprobar o rechazar, según proceda, los materiales de partida, los materiales de acondicionamiento, productos intermedios, a granel y terminados
d. Asegurar que los registros de producción son evaluados y firmados por una persona autorizada

1117. Sobre los medicamentos veterinarios inmunológicos es FALSO:

a. El número de generaciones entre el lote de siembra o el banco de células y el producto acabado se ajustará al expediente de autorización de comercialización
b. Durante la constitución del lote de siembra y el banco celular se podrá manejar simultáneamente en la misma área otro material vivo o infeccioso si son del mismo género
c. La transferencia de materiales estériles, se llevarán a cabo en sistemas cerrados esterilizados o cabinas de flujo laminar
d. Los recipientes que contengan productos inactivados no se abrirán en áreas que contengan agentes biológicos vivos

1118. Sobre las soluciones orales, indique la afirmación INCORRECTA:

a. Se debe realizar un estudio de estabilidad en uso
b. Se debe justificar el conservante elegido así como la cantidad del mismo incluida en la formulación
c. Debe establecerse un límite para el parámetro disolución de acuerdo a los resultados obtenidos con el biolote
d. No debe incluir una especificación de esterilidad para el producto terminado

1119. Señale la opción INCORRECTA respecto a la gestión del conocimiento en un sistema de calidad farmacéutico:

a. Incluye las etapas de desarrollo del medicamento
b. Consiste en adquirir, analizar, almacenar y diseminar información sobre el producto, procesos y componentes
c. Aplica a los productos desarrollados mediante calidad por diseño
d. No aplica a la transferencia de tecnología entre plantas de fabricación

1120. El reactivo de Zimmermann se utiliza en el análisis presuntivo de:

a. Opiáceos
b. Cannabis
c. LSD
d. Benzodiacepinas

1121. Uno de los siguientes epígrafes no constituye un módulo de la Buenas Prácticas de Farmacovigilancia europeas:

a. Archivo maestro de farmacovigilancia
b. Estructura del Comité de Evaluación de Riesgos de Farmacovigilancia de la EMA (PRAC)
c. Inspecciones de farmacovigilancia
d. Auditorias de Farmacovigilancia

1122. En el caso de cromatografía líquida, cuál de las siguientes opciones NO debe ser consideraba una variación típica en la determinación de la robustez del método analítico:

a. Variaciones de pH en la base móvil
b. Columnas de diferentes proveedores
c. Temperatura
d. Presión atmosférica

1123. El archivo maestro del sistema de farmacovigilancia se define como:

a. El documento preparado por el titular de la autorización de comercialización cuya finalidad es actualizar la nueva información que se conoce sobre el medicamento en el periodo de referencia, incluyendo una evaluación científica del balance beneficioriesgo del medicamento
b. La descripción detallada del sistema de gestión de riesgos de un medicamento
c. El conjunto de normas de calidad referentes a la organización y funcionamiento de los titulares de autorización de comercialización de medicamentos dirigidas a garantizar la autenticidad y la calidad de los datos de seguridad
d. La descripción detallada del sistema de farmacovigilancia utilizado por el titular de la autorización de comercialización en relación con uno o varios medicamentos autorizados

1124. Las monografías de la Farmacopea Europea son aprobadas por:

a. La Comisión Europea
b. La Comisión de la Farmacopea Europea
c. El Consejo de Europa
d. La Agencia Europea del Medicamento

1125. Sobre la base de datos FEDRA (Farmacovigilancia Española, Datos de Reacciones Adversas), es FALSO:

a. Contiene notificaciones de sospechas de reacciones adversas a medicamentos (RAM) de uso humano, a excepción de los acontecimientos adversos ocurridos después de la vacunación
b. Recibe notificaciones de profesionales sanitarios y ciudadanos a los Centros Autonómicos de Farmacovigilancia, así como a través de los laboratorios titulares de autorización de comercialización (TAC)
c. Recoge casos ocurridos en España procedentes de la revisión de la bibliografía científica que realiza la Agencia Europea de Medicamentos (EMA)
d. En cada Comunidad Autónoma existe un centro de farmacovigilancia, encargado de registrar en FEDRA las notificaciones de sospecha de efectos adversos

1126 B	1164 D	1202 B	1240 A
1127 A	1165 A	1203 A	1241 B
1128 B	1166 B	1204 A	1242 D
1129 C	1167 A	1205 A	1243 D
1130 C	1168 C	1206 A	1244 B
1131 B	1169 A	1207 B	1245 D
1132 A	1170 B	1208 A	1246 C
1133 C	1171 C	1209 D	1247 D
1134 A	1172 C	1210 A	1248 D
1135 A	1173 A	1211 A	1249 D
1136 A	1174 B	1212 B	1250 D
1137 A	1175 A	1213 A	1251 A
1138 A	1176 D	1214 D	1252 C
1139 D	1177 C	1215 D	1253 B
1140 C	1178 C	1216 D	1254 D
1141 D	1179 D	1217 D	1255 C
1142 A	1180 C	1218 D	1256 A
1143 D	1181 A	1219 D	1257 A
1144 D	1182 B	1220 D	1258 A
1145 A	1183 A	1221 C	1259 A
1146 C	1184 C	1222 A	1260 B
1147 D	1185 B	1223 B	1261 D
1148 D	1186 C	1224 B	1262 D
1149 A	1187 C	1225 B	1263 C
1150 C	1188 D	1226 C	1264 D
1151 B	1189 C	1227 A	1265 C
1152 D	1190 C	1228 A	1266 D
1153 A	1191 B	1229 C	1267 B
1154 D	1192 A	1230 B	1268 C
1155 D	1193 A	1231 A	1269 D
1156 D	1194 A	1232 B	1270 B
1157 C	1195 D	1233 A	1271 B
1158 D	1196 D	1234 B	1272 C
1159 B	1197 B	1235 A	1273 C
1160 A	1198 C	1236 A	
1161 C	1199 D	1237 D	1274 C
1162 A	1200 B	1238 C	1275 A
1163 D	1201 D	1239 C	

1126. Sobre el Procedimiento ASMF (Active Substance Master File):

a. Se puede usar para avalar la calidad de un intermedio de la síntesis de una sustancia activa

b. No se puede usar para avalar la calidad de un intermedio de la síntesis de una sustancia activa

c. Se puede usar para avalar la calidad de un intermedio de la síntesis de una sustancia activa, siempre y cuando dicho intermedio sea una sustancia activa autorizada en algún país de la UE

d. Se puede usar para avalar la calidad de un intermedio de la síntesis de una sustancia activa siempre y cuando dicho intermedio cumpla con una monografía de Ph. Eur

1127. Con respecto a la Farmacopea Europea:

a. Las monografías de las sustancias quirales que describen un enantiómero en particular, deben incluir un test para confirmar la pureza enantiomérica

b. Los textos de Farmacopea Europea no son directamente aplicables en los Estados Miembros

c. La Farmacopea Europea no incluye monografías de producto terminado

d. El único órgano ejecutivo es la Comisión Europea de Farmacopea

1128. Sobre el documento europeo Concept Paper:

a. Es un artículo científico publicado en revistas de reconocido prestigio internacional

b. Es un documento público que está destinado principalmente a transmitir la necesidad de discutir cuestiones específicas, innovaciones o puntos clave controvertidos en cualquier etapa del desarrollo de medicamentos con vistas a sentar las bases de futuras directrices

c. Es un documento legislativo que debe transponerse a la legislación nacional

d. Es un texto extraído de la Farmacopea Europea

1129. Sobre los estudios de similitud de perfiles de disolución:

a. Los perfiles se consideran similares sin necesidad de presentar evaluación matemática si se disuelve más del 80% de la sustancia activa en 15 minutos

b. Si se disuelve más del 85% de la sustancia activa en 30 minutos se deben presentar perfiles que incluyan, al menos, dos puntos temporales

c. La similitud de los perfiles se puede determinar calculando el factor f2

d. Los perfiles de disolución se deben calcular sobre, al menos, seis valores individuales para cada formulación

1130. Sobre la Calorimetría diferencial de barrido indique la opción INCORRECTA:

a. Es una técnica en la que la diferencia de calor entre una muestra y una referencia es medida como una función de temperatura

b. El resultado se expresa como una curva de flujo calorífico versus temperatura o versus tiempo

c. Usando esta técnica no es posible determinar temperaturas de transición vítreas

d. Se utiliza para la caracterización de polímeros

1131. Qué evalúa el ensayo de resistencia hidrolítica de Farmacopea Europea en un envase de vidrio para uso farmacéutico:

a. Resistencia al paso de la luz y a la hidrolisis

b. Resistencia que ofrece el vidrio a la liberación de sustancias minerales solubles en agua hacia el preparado que contiene

c. Fuerza que hay que ejercer para la rotura del envase

d. Resistencia del sistema de cierre

1132. Indique la correcta:

a. La calibración permite estimar el error de indicación de un instrumento de medida

b. La calibración de un instrumento consiste en la comprobación de las especificaciones del instrumento

c. Calibrar es lo mismo que verificar un instrumento de medida

d. Calibrar es lo mismo que cualificar un instrumento de medida

1133. De acuerdo a lo establecido en la directriz 'Guideline on process validation for finished products – information and data to be provided in regulatory submissions' ¿Cuál de los siguientes productos se considera fabricado por un proceso no-estándar:

a. Granulado efervescente
b. Gel gingival
c. Colirio en emulsión
d. Solución para pulverización nasal

1134. Con respecto a la técnica fluorimetría:

a. Mide la intensidad de la luz fluorescente emitida por la sustancia a examinar en relación con la emitida por un patrón determinado
b. Mide la intensidad de la luz fluorescente emitida por la sustancia sin necesidad de un patrón determinado
c. Utiliza un rayo de luz para excitar la muestra que no necesariamente tiene que ser a una longitud de onda determinada
d. No se puede usar para medidas cuantitativas

1135. Sobre los certificados de calibración de los equipos de un laboratorio de ensayo acreditado, indique la opción INCORRECTA:

a. Los certificados de calibración no deben incluir las condiciones ambientales en las que se hicieron las calibraciones
b. Los certificados de calibración debe incluir la incertidumbre de medición del resultado de medición presentado en la misma unidad que la unidad del mensurando o en un término relativo a dicha unidad
c. Los certificados de calibración deben incluir una declaración que identifique como las mediciones son trazables metrológicamente
d. Los certificados de calibración no deben contener recomendaciones sobre el intervalo de calibración, excepto cuando así se haya acordado con el cliente

1136. Qué información nos da el número de platos teóricos de una columna cromatográfica:

a. Es una medida de la eficacia de la columna
b. Indica las dimensiones de la columna
c. Da idea de la anchura de la columna
d. Indica el tiempo de retención nulo

1137. Cuando una sustancia activa está descrita en una monografía de la Farmacopea Europea:

a. No se requieren estudios de estabilidad
b. Se requieren estudios de fotoestabilidad
c. Se requieren estudios de estabilidad
d. Se requieren las pruebas de degradación por oxidación

1138. Cómo clasifica ENAC las no conformidades detectadas durante los procesos de acreditación de un organismo de evaluación de la conformidad:

a. No conformidades Mayores y Menores
b. Observaciones y comentarios
c. No conformidades e incidencias
d. No conformidades relacionadas con los requisitos técnicos y con los formales

1139. Cuál de los siguientes hallazgos consideraría ENAC una 'No conformidad Menor' durante una auditoria a un laboratorio de ensayo:

a. Aquel que cuestiona la validez de los resultados de la actividad acreditada
b. Aquel que cuestiona la competencia del personal
c. Aquel que cuestiona la validez de los métodos de evaluación de la conformidad
d. Aquel que supone un incumplimiento esporádico de las obligaciones del laboratorio acreditado siempre que no sea intencionado

1140. De acuerdo a la guía ICH Q6A señale NO es un test universal para nuevas sustancias activas:

a. Identificación
b. Valoración
c. Tamaño de partícula
d. Impurezas

1141. El procedimiento descentralizado consiste en:

a. Nueva autorización de un medicamento en más de un Estado miembro de la UE cuando ya ha sido autorizado en uno de ellos
b. Nueva autorización simultánea de un mismo medicamento obligatoriamente en todos los Estados miembros de la UE
c. Revalidación de la autorización de varios medicamentos en un solo Estado miembro de la UE
d. Nueva autorización de un mismo medicamento en dos o más países de la UE que no disponga de autorización en ninguno de ellos

1142. Cuál de estas fases sería la de primera elección en el árbol de decisiones del método de esterilización:

a. Esterilización por calor húmedo
b. Filtración por membrana
c. Filtración y procesado aséptico
d. Uso de componentes individuales pre-esterilizados y procesado aséptico

1143. La purificación de los liposomas es una etapa crítica en la fabricación de los mismos. Cuál de las siguientes técnicas NO se utiliza:

a. Filtración por columna
b. Centrifugación
c. Diálisis
d. Cristalización

1144. Según la clasificación biofarmacéutica, una sustancia activa Clase II es aquélla:

a. De alta permeabilidad y alta solubilidad
b. De baja permeabilidad y baja solubilidad
c. De baja permeabilidad y alta solubilidad
d. De alta permeabilidad y baja solubilidad

1145. Qué se entiende por cualificación de una impureza:

a. Proceso de adquirir y evaluar datos que establezcan su seguridad biológica al nivel especificado
b. Proceso llevado a cabo para la elucidación estructural
c. Determinar su contenido en la sustancia activa
d. Determinar su forma polimórfica

1146. Debe incluirse en la especificación de una nueva sustancia activa la determinación de tamaño de partícula:

a. Sí, siempre
b. En ningún caso
c. Solo en el caso de que sea relevante para el producto terminado
d. Solo para medicamentos inyectables

1147. Sobre el procedimiento de Certificación de Farmacopea Europea (CEP), es FALSO:

a. No es aplicable a sustancias de origen biológico
b. Un CEP para riesgo de TSE (transmitting animal sponiform encephalopaty) certifica que la sustancia cumple con la monografía 1483 de Farmacopea Europea
c. Permite evaluar la idoneidad de la monografía de la Farmacopea Europea para el control de la pureza química y la calidad microbiológica de una sustancia determinada
d. Es equivalente a un certificado de liberación de lotes

1148. Según el reglamento 1907/2006(CE) qué epígrafe NO se incluirá en la ficha de datos de seguridad de una sustancia:

a. Identificación de la sustancia
b. Identificación de los peligros
c. Medidas de lucha contra incendios
d. Información sobre la síntesis de la sustancia

1149. Sobre la Espectrometría de Resonancia Magnética Nuclear (RMN) es FALSO:

a. El uso principal de los espectros RMN es análisis cuantitativo
b. En un experimento básico de RMN, la intensidad de la señal es el área, obtenida por integración, situada bajo la curva de la señal medida
c. Las integrales de las señales pueden ser utilizadas para análisis cuantitativo
d. Los espectrómetros actuales operan según el principio de transformada de Fourier (FT)

1150. Cuál aplica al parámetro precisión según la Guía ICH Q2(R1) de validación de procedimientos analíticos:

a. Es la mínima cantidad de analito en una muestra que puede ser detectada

b. Es directamente proporcional a la concentración de analito en la muestra

c. Se expresa, generalmente, como la varianza, la desviación estándar o el coeficiente de variación de una serie de medidas

d. Aprecia inequívocamente el analito en presencia de componentes que pueden estar presentes en la muestra

1151. Qué referencia se incluye una tabla donde se establecen los límites de identificación, informe y cualificación de impurezas en sustancias activas peptídicas obtenidas por síntesis química:

a. Guía ICH Q3A (R2) de Impurezas en nuevas sustancias activas

b. Monografía 2034 de Sustancias para Uso Farmacéutico de la Farmacopea Europea

c. Monografía 5.10 de Control de Impurezas en Sustancias para Uso Farmacéutico de la Farmacopea Europea

d. Monografía 2.2.55 de Mapeo de péptidos de la Farmacopea Europea

1152. Según la 'Guideline on summary of product characteristics (SmPC)' sobre la ficha técnica, es FALSO:

a. Los excipientes químicamente modificados se deben declarar de tal forma que se evite la confusión con el excipiente sin modificar

b. Se deben declarar todos los componentes de un excipiente compuesto o de una mezcla

c. Todos los excipientes presentes en el producto deben estar incluidos en la ficha técnica, incluso aquellos que estén en cantidades pequeñas, como las tintas de impresión

d. En la sección 6.1 se deben declarar cuantitativamente todos los excipientes que contiene el medicamento

1153. La determinación de pureza por análisis calorimétrico diferencial (DSC) está limitada a:

a. Detección de las impurezas que forman una mezcla eutéctica con el compuesto principal y que están presentes en una fracción molar inferior al 2 % en la sustancia a examinar

b. Sustancias amorfas

c. Solvatos que son inestables en el intervalo de temperatura experimental

d. Impurezas que forman disoluciones sólidas con la sustancia principal

1154. NO forma parte de un equipo de absorción atómica:

a. Fuente de radiación

b. Atomizador de la muestra

c. Monocromador o policromador

d. Detector de tiempo de vuelo

1155. Con respecto a la ICH (International Council for Harmonisation), señale la respuesta FALSA:

a. El proceso de armonización se inicia siempre con un 'Concept Paper'

b. La FDA es un miembro fundador

c. Entre sus objetivos está contribuir a la protección de la salud pública desde una perspectiva internacional

d. Canadá actúa como observador

1156. Las especificaciones establecidas para un radiofármaco NO deben incluir:

a. Identidad radioquímica

b. Pureza radioquímica

c. Radioactividad específica

d. Caracterización microscópica

1157. Con respecto a la difracción de rayos-X señale la opción FALSA:

a. Cada fase cristalina de una sustancia dada produce una imagen de difracción de rayos característica

b. Los difractogramas se pueden obtener a partir de un polvo cristalino

c. Se puede hacer con la muestra líquida

d. Sirve para analizar muestras polimórficas

1158. Sobre la estructura y el contenido del módulo 3 del expediente de registro de un medicamento:

a. En la sección 3.2.P.7.1. se incluyen las especificaciones propuestas para el control de la sustancia activa

b. Si se trata de una solicitud de un genérico no es necesario presentar la sección 3.2.P.2. Desarrollo Farmacéutico

c. En la sección 3.2.P.5.3. se incluyen los datos de estabilidad del producto terminado

d. La información relativa a fabricantes del producto terminado se proporciona en la sección 3.2.P.3.1

1159. Una de las siguientes recomendaciones NO es de aplicación para un medicamento cuya sustancia activa es un péptido sintético:

a. ICH Q3D

b. ICH Q3A

c. ICH Q3C

d. La monografía general 'Sustancias para Uso Farmacéutico' de la Farmacopea Europea

1160. Según la ICH Topic Q 6 A (Specifications: Test Procedures and Acceptance Criteria for New Drug Substances and New Drug Products: Chemical Substances), indique cuál de los siguientes parámetros debe incluirse entre las especificaciones de sustancia activa:

a. Descripción

b. Disolución

c. Uniformidad de dosis unitaria

d. Dureza

1161. El ensayo de friabilidad de los comprimidos no recubiertos debe:

a. Realizarse en un aparato específicamente desarrollado por el fabricante

b. Realizarse siempre en un ambiente de humedad controlada

c. Realizarse de acuerdo al ensayo 2.9.7.de la Farmacopea Europea

d. Realizarse antes y después de la etapa recubrimiento

1162. El Procedimiento Centralizado es obligatorio para una solicitud de un medicamento:

a. Que ha obtenido la condición de medicamento huérfano

b. Desarrollado por medio de granulación húmeda

c. Genérico cuyo medicamento de referencia fue aprobado por procedimiento centralizado

d. Indicado para el tratamiento del reflujo gastroesofágico

1163. Sobre las soluciones micelares, es FALSO:

a. Normalmente se preparan para infusión intravenosa diluidas en grandes volúmenes de soluciones de cloruro sódico o glucosa al 5%

b. Teniendo en cuenta la complejidad de los productos se debe remitir la sección de desarrollo farmacéutico muy exhaustiva

c. Suelen presentarse como concentrados estériles estables

d. Son muy inestables y tienen una vida media muy corta

1164. NO es una función del Comité de Medicamentos de Uso Humano de la AEMPS:

a. Velar por la eficiencia y transparencia en los procedimientos de autorización de medicamentos humanos

b. Informar preceptivamente los procedimientos de autorización, modificación relevante, suspensión o revocación de medicamentos de uso humano llevados a cabo desde la Agencia, por cualquiera de los procedimientos en vigencia

c. Con carácter facultativo, a solicitud del Director de la Agencia, emitirá informes sobre los procedimientos relacionados con los medicamentos humanos

d. Proponer a la Agencia la realización de los estudios e investigaciones que estime necesarios para el mejor ejercicio de la farmacovigilancia de medicamentos de uso humano

1165. Sobre la especificación de disolución de una forma farmacéutica sólida de administración oral de liberación prolongada, ésta debe definirse:

a. Con un mínimo de tres puntos

b. Con un límite de <del 10% tras 2 horas a pH 1.2 y un segundo punto a pH 6,8 establecido de acuerdo al perfil del biolote

c. Con un límite de <del 10% tras 2 horas a pH 1.2 y un segundo punto a pH 4,5 establecido de acuerdo al perfil del biolote

d. Con un límite de > 75% en 45 minutos a pH 1,2, de acuerdo a lo establecido en Farmacopea Europea

1166. En soluciones orales que necesitan en su composición un conservante:

a. Solo se requiere incluir en especificaciones un criterio de aceptación para el ensayo de pH
b. Se debe establecer en la especificación un criterio de aceptación para el contenido en conservante
c. No es necesario establecer en la especificación un criterio de aceptación para el contenido en conservante
d. Las soluciones orales no pueden contener conservantes

1167. La especificación de disolución de un medicamento genérico solido oral de liberación inmediata cuyo biolote se disuelve de media un 85% en 15 minutos debería ser:

a. 75% en 15 minutos
b. Si es de liberación inmediata no necesita definir una especificación de disolución
c. 75% en 45 minutos
d. 85% en 15 minutos

1168. Las lámparas de cátodo hueco. En qué tipo de análisis se utilizan:

a. Espectrofotometría Ultravioleta
b. Espectrofotometría visible
c. Espectrofotometría de absorción atómica
d. Espectrofotometría de masas

1169. En la Farmacopea Europea podemos encontrar monografías que establecen distinta calidad de agua. Cuál es FALSA:

a. Agua para síntesis química
b. Agua para preparaciones inyectables
c. Agua para la preparación de extractos
d. Agua altamente purificada

1170. En la espectrometría de masas 'Perfil isotópico' es:

a. Al pico que representa los isótopos más abundantes de cada átomo
b. A varios picos que corresponden a la distribución estadística de los diferentes isótopos de dicho ion
c. Cada pico representa un único ion
d. A varios picos que corresponden a los carbonos de dicha molécula

1171. Indique la FALSA. Sobre las condiciones del ensayo, que según Ph. Eur. (Farmacopea Europea), son críticas en la termogravimetría, y por tanto deben apuntarse en cada medida:

a. Rango de temperatura
b. Composición del gas
c. Operario responsable
d. Presión o caudal del gas

1172. Según la guía de validación de procedimientos analíticos (ICH Q2 (R1)) en los ensayos analíticos de identificación siempre se comprobará:

a. La exactitud
b. El límite de cuantificación
c. La especificidad
d. La precisión intermedia

1173. Según la directriz 'Guideline on quality of transdermal patches', cuál de los siguientes cambios NO está entre los podrían tener impacto en la seguridad, calidad o eficacia de un parche transdérmico:

a. Cambio en un método de control de un excipiente
b. Cambio en la actividad termodinámica de la sustancia activa
c. Cambio en los parámetros críticos del proceso de fabricación
d. Cambios que afecten a las características de adhesión in vitro del producto terminado

1174. Sobre el procedimiento de Certificación de la Famacopea Europea, es FALSO:

a. Se puede aplicar a sustancias activas y excipientes
b. La evaluación de los expedientes de sustancias activas presentados al procedimiento de Certificación se realiza por reconocimiento mutuo entre los estados firmantes de la Convención sobre la elaboración de la Farmacopea Europea
c. Permite evaluar la idoneidad de la monografía de la Farmacopea Europea para el control de la pureza química y la calidad microbiológica de una sustancia determinada
d. Puede evaluar la reducción del riesgo de transmisión de encefalopatías espongiformes de una determinada sustancia

1175. Siguiendo las recomendaciones de la ICH Q2, se valida un HPLC utilizado para cuantificar el principio activo en un medicamento, se recomienda, para determinar la exactitud del mismo, que la exactitud debe evaluarse utilizando un mínimo de :

a. 9 determinaciones sobre un mínimo de 3 concentraciones que abarquen el rango especificado
b. 6 determinaciones sobre un mínimo de 3 concentraciones que abarquen el rango especificado
c. 12 determinaciones sobre un mínimo de 4 concentraciones que abarquen el rango especificado
d. 6 determinaciones sobre un mínimo de 2 concentraciones que abarquen el rango especificado

1176. Señale la respuesta FALSA, relativa a las sustancias activas obtenidas por fermentación con respecto a los ingredientes del medio de fermentación:

a. Pueden añadirse ingredientes para cambiar el pH
b. Pueden añadirse ingredientes como sustrato metabólico
c. Pueden añadirse ingredientes para evitar la formación de espuma
d. No pueden añadirse ingredientes adicionales al medio de fermentación

1177. Principal limitación de la cromatografía de gases:

a. Los analitos deben ser gases en condiciones normales
b. Requiere un elevado gasto de disolventes
c. Los analitos deben ser termoestables y suficientemente volátiles
d. Es imprescindible que los analitos sean solubles en agua

1178. Cuál de los siguientes ensayos NO es un ensayo farmacotécnico:

a. Disgregación de comprimidos y cápsulas
b. Disolución de formas farmacéuticas sólidas
c. Rotación óptica
d. Uniformidad de masa de las preparaciones unidosis

1179. Sobre la electroforesis:

a. Es una técnica en la que la diferencia de calor entre una muestra y una referencia es medida como una función de temperatura
b. Es una técnica instrumental que separa los componentes de una mezcla en función de la afinidad de dichos componentes por la fase móvil y estacionaria
c. Es una técnica instrumental que separa los núcleos atómicos en función de su carga
d. Es una técnica de separación de moléculas según la movilidad de estas en un campo eléctrico

1180. En un espectro de Masas:

a. La información obtenida es únicamente de los fragmentos de las moléculas presentes
b. Se muestra la abundancia absoluta de los iones presentes únicamente en función de su masa
c. Se muestra la abundancia relativa de las especies iónicas presentes como una función de la relación de la masa al número de cargas elementales positivas o negativas de los iones (m/z)
d. No se puede ver la distribución isotópica

1181. Indique la opción INCORRECTA sobre los métodos potenciométricos de análisis:

a. Se usan como método de identificación porque son muy específicos
b. Se usan para medir el pH de una disolución
c. El aparato utilizado suele incluir un voltímetro
d. Se usan para la valoración de ácidos débiles

1182. Un laboratorio oficial de control de la UE, está obligado a validar un método que se encuentra descrito en farmacopea europea:

a. No, en ningún caso
b. Sólo cuando se utilice fuera de su alcance previsto o sea modificado
c. Sí, siempre debe hacerse una validación completa de un método antes de uso
d. No es necesario validar ningún método

**1183. Los cambios en la especifica-
ción autorizada de la sustancia activa de un medicamento ¿requieren
siempre la aprobación de la autoridad regulatoria:**

a. Sí, siempre
b. No, nunca
c. Sólo cuando afecta al contenido en impurezas
d. Sólo cuando afecta a la valoración

**1184. Para avalar el proceso de fa-
bricación de un producto formulado como granulado para solución
oral para población pediátrica, indique el estudio que NO se consideraría necesario realizar durante
el desarrollo farmacéutico:**

a. Estudio de compatibilidad de la formulación con el acondicionamiento primario
propuesto
b. Estudio de compatibilidad con el líquido
para disolver indicado en la ficha técnica
c. Perfiles de disolución comparativos con el
innovador
d. Estudios de compatibilidad entre las sustancias activas y los excipientes de la formulación

**1185. Los medicamentos que requie-
ren ser estériles ¿pueden someterse a una esterilización terminal
en su envase final:**

a. No, nunca porque se degradaría y se for-
marían extraíbles
b. Sí. Deben someterse a esterilización terminal siempre que sea posible
c. Sólo en caso de que no sea posible la fabricación aséptica
d. Sólo en caso de que no sea posible el uso
de óxido de etileno

**1186. Con respecto a la espectrome-
tría de emisión atómica de plasma
de acoplamiento inductivo (ICP-
AES) señale la opción FALSA:**

a. Es un método de espectrometría de emisión atómica que utiliza como fuente de
excitación un plasma de acoplamiento inductivo (ICP)
b. El plasma de acoplamiento inductivo es un
gas inerte altamente ionizado, generalmente argón
c. El aparato no requiere un generador de ra-
diofrecuencia
d. Las interferencias físicas se pueden minimizar por dilución de la muestra

**1187. Si en una sustancia activa apa-
rece uno de los siguientes, cuál NO
se considera una impureza:**

a. Producto de degradación
b. Catalizador metálico
c. Contaminante
d. Solvente residual

**1188. Sobre el Procedimiento Centra-
lizado de autorización de medicamentos:**

a. Los medicamentos son autorizados por la
EMA
b. Es un procedimiento opcional para comercializar medicamentos para el tratamiento del SIDA
c. Se autorizan tras el dictamen de los países Rapporteur y Co-Rapporteur del procedimiento
d. Sólo algunos medicamentos son susceptibles de autorizarse bajo este procedimiento

**1189. De acuerdo a lo establecido en
la Guideline ICH Q6A, se entiende
por especificaciones:**

a. La confirmación de que el procedimiento
analítico utilizado para una prueba en concreto es adecuado para el uso previsto
b. Los límites numéricos que se establecen
para el control de una sustancia
c. Una lista de ensayos, referenciado a unos
procedimientos analíticos y con unos criterios de aceptación
d. Identificación de las características críticas
de una materia prima para asegurar la calidad de un producto terminado

**1190. De acuerdo al Artículo 52.5 del
RDL 1/2015, ley de garantías y uso
racional de los medicamentos y
productos sanitarios ¿Cuál de los
siguientes gases NO se considera
gas medicinal licuado:**

a. Oxígeno líquido
b. Nitrógeno líquido
c. Óxido Nítrico líquido
d. Protóxido de nitrógeno líquido

**1191. 'Capacidad para evaluar de
modo inequívoco un analito en presencia de otros componentes que
puedan estar presentes en la
muestra:**

a. Robustez   b. Especificidad
c. Precisión   d. Exactitud

**1192. Cuando una monografía indica
que una sustancia presenta polimorfismo, puede tratarse de:**

a. Polimorfismo cristalino verdadero, solvatos o una forma amorfa
b. Únicamente de una forma cristalina, nunca
de un solvato
c. Únicamente de una forma cristalina, nunca
de un solvato o de una forma amorfa
d. Únicamente de una forma amorfa

**1193. Quién ha designado a ENAC
(Entidad Nacional de Acreditación)
para operar en España como el
único Organismo Nacional de Acreditación:**

a. El Gobierno
b. La ILAC (International Laboratory Accreditation Cooperation)
c. La IAF (International Accreditation Forum)
d. La EA (European Accreditation)

**1194. La espectrometría de infrarrojo
se basa en un proceso de:**

a. Absorción molecular
b. Emisión atómica
c. Emisión molecular
d. Transición electrónica

**1195. Sobre la fabricación de medi-
camentos, cuál de los siguientes
procesos se considera un proceso
de fabricación complejo:**

a. Compresión directa
b. Granulación húmeda
c. Llenado de cápsulas
d. Llenado aséptico

1196. Sobre el procedimiento ASMF:

a. Se puede usar para avalar la calidad de
un intermedio de la síntesis de una sustancia activa que tenga monografía en
Farmacopea Europea
b. Se puede usar para avalar la calidad de
sustancias activas de origen biológico
c. Se puede usar para avalar la calidad de
materiales plásticos
d. Se puede usar para avalar la calidad de
sustancias activas conocidas, obtenidas
por síntesis química, que tengan monografía en Farmacopea Europea

**1197. Puede un laboratorio de ensayo
en España ser acreditado por una
entidad acreditadora de otro país,
según la norma UNE EN
ISO/IEC17025 Requisitos generales
para la competencia de los laboratorios de ensayo y calibración:**

a. Sí, cualquier país perteneciente al Espacio Económico Europeo puede acreditar
en España
b. No, ENAC es el único Organismo que
puede acreditar en España
c. Sí, existen organismos internacionales
como AENOR que pueden acreditar en
cualquier país
d. Sí, siempre que haya firmado un acuerdo
con ENAC

**1198. Sobre el uso de disolventes re-
cuperados en la síntesis de sustancias activas de origen químico:**

a. No pueden utilizarse disolventes recuperados en la síntesis de una sustancia activa
b. Pueden utilizarse disolventes recuperados
en la síntesis de una sustancia activa,
siempre y cuando cumpla con las mismas
especificaciones que el disolvente original
sin recuperar
c. Pueden utilizarse disolventes recuperados
en el mismo proceso de síntesis en el que
se usó el disolvente original sin recuperar,
o en otros procesos de síntesis diferentes
d. Los disolventes recuperados no pueden
mezclarse con los disolventes originales
no recuperados

**1199. NO es una valoración potencio-
métrica:**

a. Valoraciones ácido-base
b. Valoraciones redox
c. Valoraciones de precipitación
d. Valoraciones de polímeros

1200. NO forma parte de un espectrofotómetro ultravioleta:

a. Lámpara   b. Columna
c. Monocromador   d. Detector

1201. Es un índice de dispersión:

a. Media Aritmética   b. Moda
c. Mediana   d. Desviación Estándar

1202. Sobre los medicamentos falsificados:

a. Todos los medicamentos ilegales son medicamentos falsificados
b. Cualquier medicamento cuya presentación sea falsa con respecto a su identidad, incluidos envase y etiquetado es un medicamento falsificado
c. Cualquier medicamento con un defecto de calidad involuntario es un medicamento ilegal
d. La venta de medicamentos no sometidos a prescripción médica a distancia por procedimientos telemáticos es ilegal

1203. La técnica de análisis térmico diferencial se puede utilizar para:

a. Determinación de cambios de fases y de pureza
b. Separación de enantiómeros
c. Identificación de enantiómeros
d. Cuantificación de impurezas genotóxicas

1204. Un fármaco de clasificación biofarmacéutica de tipo Clase III presenta:

a. Alta solubilidad y baja permeabilidad
b. Baja solubilidad y baja permeabilidad
c. Baja solubilidad y alta permeabilidad
d. Alta solubilidad y alta permeabilidad

1205. Si durante los análisis confirmatorios del step 2 del arbitraje de art. 5.3. de nitrosaminas se cuantifica en un producto terminado una nitrosamina conocida por encima del límite aceptable establecido, de qué 'Escenario' se trata:

a. A   b. B   c. C   d. D

1206. En un método cromatográfico, el cálculo de la resolución entre los picos de dos componentes es función de:

a. Los tiempos de retención de los picos y la anchura de los picos a la mitad de la altura
b. Distancia entre la perpendicular trazada desde el máximo del pico
c. Volumen de retención de cada uno de los componentes
d. El tiempo de fase móvil total

1207. La directriz 'Note for guidance on minimising the risk of transmitting animal sponiform encephalopaty agents via human and veterinary medicinal products' (EMA/410/01 rev.3) ¿Qué tejidos establece como de categoría IA:

a. Tejidos poco infectivos
b. Tejidos altamente infectivos
c. Tejidos parcialmente infectivos
d. Tejidos no infectivos

1208. Según la 'Guideline on plastic immediate packaging materials' sobre la documentación que se deben presentar del envase plástico para una forma farmacéutica solida de administración oral:

a. Información general y especificaciones del material plástico
b. Información general, especificaciones y estudios de interacción del material plástico con el medicamento
c. Información general, especificaciones e información toxicológica del material plástico
d. No es necesario presentar documentación si se presentan certificados analíticos del proveedor del material plástico

1209. En las preparaciones vegetales estandarizadas, cómo se ajusta el contenido:

a. La estandarización a un contenido dado de marcadores analíticos, se consigue ajustando con excipientes o mezclando lotes de preparaciones vegetales
b. La estandarización a un contenido dado de marcadores analíticos, sólo puede conseguirse mezclando lotes de preparaciones vegetales
c. La estandarización a un contenido dado de constituyentes con actividad terapéutica conocida, sólo puede conseguirse mezclando lotes de preparaciones vegetales
d. La estandarización a un contenido dado de constituyentes con actividad terapéutica conocida, se consigue ajustando con excipientes o mezclando lotes de preparaciones vegetales

1210. El prospecto de un medicamento NO incluye:

a. El plazo de validez autorizado para el producto
b. Las condiciones de conservación autorizadas para el producto
c. La composición autorizada del producto
d. La fecha de la última revisión del texto

1211. El polimorfismo es:

a. La habilidad de un compuesto en estado sólido de existir en diferentes formas cristalinas teniendo la misma composición química
b. Irrelevante en la formulación de formas sólidas orales
c. Un fenómeno que se observa cuando el compuesto está en estado líquido
d. La habilidad de un compuesto en solución de tener distinto comportamiento teniendo la misma composición química

1212. Sobre el procedimiento 'Active Substance Master File' (ASMF):

a. La parte cerrada del ASMF debe incorporarse al dossier de registro del producto terminado
b. La parte abierta del ASMF debe incorporarse al dossier de registro del producto terminado
c. El ASMF se evalúa y autoriza de manera independiente al dossier de registro del producto terminado
d. Habrá tantas versiones en vigor del ASMF como expedientes de autorización en los que se haya incluido dicho ASMF

1213. Se puede utilizar un método distinto a los descritos en Farmacopea Europea para el control microbiológico de un medicamento no estéril:

a. Sí, siempre que se demuestre que el método propuesto es equivalente al descrito en farmacopea europea
b. Sí, se puede utilizar cualquier método sin demostrar equivalencia con Farmacopea Europea
c. En general no. Sólo para la determinación de salmonela
d. No, en ningún caso

1214. Con respecto a las fuentes que contribuyen a la incertidumbre de la medida, indique la opción INCORRECTA:

a. Los patrones de referencia utilizados
b. Los métodos y equipos utilizados
c. Las condiciones ambientales
d. El comportamiento previsto a largo plazo del ítem ensayado

1215. En el contexto de la ICH Q11, los materiales de partida:

a. Son sustancias químicas comúnmente disponibles utilizadas para crear sales o esteres
b. Deben fabricarse cumpliendo los criterios establecidos en la ICH Q7
c. Deben cumplir con la monografía de Ph. Eur. correspondiente y en el expediente de registro debe presentarse un Certificado de Conformidad con la misma
d. Se incorpora a la sustancia activa como un fragmento estructural relevante

1216. En un ensayo de difracción por rayos X sobre polvo, en la preparación de la muestra la reducción del tamaño de partícula por debajo de los 0,5 micrometros puede:

a. Reducir el ruido del ensayo
b. Reducir la contaminación de la muestra
c. Aumentar el grado de cristalinidad
d. Producir cambios significativos de la propia muestra

1217. Señale qué es FALSO sobre el Grupo de Coordinación de Reconocimiento Mutuo y Descentralizado (CMDH):

a. Hay un representante por cada estado miembro de la UE
b. Tiene como una de las tareas solucionar las discrepancias surgidas en los procedimientos de reconocimiento mutuo o descentralizado antes de llegar a arbitraje al Comité de la EMA correspondiente
c. Promueve la armonización de las fichas técnicas de los medicamentos autorizados en la UE por los procedimientos de Reconocimiento Mutuo, Descentralizado y Nacional
d. Previa a la presentación de una solicitud

de autorización decide si el medicamento será evaluado bajo el procedimiento de reconocimiento mutuo o descentralizado

1218. Sobre el tipo de cubetas portamuestras que se deben emplear en espectrofotometría Ultravioleta:

a. Deben ser de plástico
b. Deben ser de bromuro potásico
c. Deben ser de vidrio borosilicatado
d. Deben ser de cuarzo

1219. Señale la opción FALSA, en relación con los requisitos de la norma UNE-EN ISO/IEC 17025:2017 sobre la gestión de equipos de un laboratorio de ensayo:

a. Se debe conservar registros de los equipos que pueden influir en las actividades del laboratorio
b. El laboratorio debe verificar que el equipamiento cumple con los requisitos especificados, antes de ser instalado o reinstalado para su servicio
c. El equipo utilizado para la medición debe ser capaz de lograr la exactitud de la medición y/o la incertidumbre de medición requeridas para proporcionar un resultado válido
d. El programa de calibración de un equipo es establecido por el fabricante del mismo

1220. Qué normativa europea vigente describe el etiquetado de las sustancias químicas, basado en un sistema armonizado a nivel mundial:

a. Directiva 2001/83 del Parlamento Europeo y del Consejo, de 6 de noviembre de 2001, por la que se establece un código comunitario sobre medicamentos para uso humano
b. Directiva 91/271/CEE del Consejo, de 21 de mayo de 1991, sobre el tratamiento de las aguas residuales urbanas
c. Directiva 76/769/CEE del Consejo, de 27 de julio de 1976, relativa a la aproximación de las disposiciones legales, reglamentarias y administrativas de los estados miembros que limitan la comercialización y el uso de determinadas sustancias y preparados peligrosos
d. Reglamento 1272/2008 del Parlamento Europeo y del Consejo de 16 de diciembre de 2008, sobre clasificación, etiquetado y envasado de sustancias y mezclas

1221. Se define como isómeros:

a. Aquellas moléculas que poseen la misma estructura pero diferente fórmula molecular
b. Aquellas moléculas con el mismo grupo funcional
c. Aquellas moléculas que poseen la misma fórmula molecular pero diferente estructura
d. Aquellas moléculas con una misma temperatura de fusión

1222. Sobre la espectrometría de emisión con fuente de plasma de acoplamiento inductivo (ICP) indique la opción INCORRECTA:

a. Las temperaturas en un plasma ICP son muy bajas (4-10 ºC)
b. En el Plasma ICP la ionización se realiza mediante una corriente inducida de alta frecuencia
c. Se denomina Plasma a un gas parcialmente ionizado, eléctricamente neutro en su conjunto y confinado en un campo electromagnético
d. Permite la cuantificación de los elementos de una mezcla, en el nivel de trazas, gracias a la eliminación de la mayor parte de las interferencias químicas

1223. Se recomienda la determinación de contenido en agua de una sustancia activa mediante un método especifico como:

a. Pérdida de masa por desecación
b. Valoración por Karl-Fischer
c. HPLC, cromatografía liquida de alta eficacia
d. Espectrofotometría ultravioleta

1224. Cuál de estas técnicas NO puede usarse para cuantificación:

a. Cromatografía líquida con detector de ultravioleta
b. Determinación de punto de fusión
c. Cromatografía de gases
d. Cromatografía líquida con detector de masas

1225. Indique la opción INCORRECTA sobre los estudios de estabilidad de una sustancia activa nueva:

a. Deben realizarse en un sistema de envase que simule el envase propuesto para el almacenamiento y distribución de la sustancia activa
b. Deben realizarse estudios de estabilidad en uso
c. Deben realizarse estudios en condiciones stress
d. Deben realizarse estudios en condiciones aceleradas

1226. El análisis termogravimétrico:

a. Mide la energía ultravioleta desprendida de una muestra
b. Mide el calor desprendido por una muestra a lo largo del tiempo
c. Mide la masa de una muestra a lo largo del tiempo a medida que cambia la temperatura
d. Mide el tiempo que tarda una muestra en cambiar de estado

1227. La Varianza Muestral es:

a. El cuadrado de la Desviación Estándar
b. La raíz cuadrada de la Desviación Estándar
c. El cociente entre la mediana y los Grados de Libertad
d. El cociente entre la Media y los Grados de Libertad

1228. Es un requisito de la Norma UNE EN ISO/IEC 17025 que los laboratorios de ensayo y calibración dispongan de procedimientos para la estimación de la incertidumbre de medida:

a. Sí, es un requisito
b. La norma no hace referencia a la incertidumbre
c. No, es solo una recomendación
d. Es un requisito solo para laboratorios de calibración

1229. En qué caso se podría sustituir el ensayo de disolución por disgregación, para comprimidos recubiertos de un nuevo medicamento:

a. Para medicamentos que contengan sustancias activas clase II según el Sistema de Clasificación Biofarmacéutica
b. Para medicamentos que contengan sustancias activas clase IV según la Sistema de Clasificación Biofarmacéutica
c. Para medicamentos de rápida disolución cuya sustancia activa sea altamente soluble y el ensayo de disgregación haya demostrado ser más discriminativo que disolución
d. Para medicamentos con sustancias activas poco solubles y altamente permeables

1230. La Note for guidance on minimising the risk of transmitting animal spongiform encephalopathy agents via human and veterinary medicinal products (EMA/410/01 rev.3) ¿a qué tipo de materiales se refiere:

a. Sustancia plásticas
b. Excipientes y adyuvantes
c. Minerales
d. Metales

1231. De acuerdo a la guía 'ICH Topic Q 2 (R1) Validation of Analytical Procedures: Text and Methodology' para la validación de un método de identificación se debe realizar:

a. Especificidad
b. Especificidad y límite de detección
c. Especificidad y precisión
d. Límite de detección

1232. Cuál de los siguientes atomizadores NO se utilizan en la espectrometría de absorción atómica:

a. Técnica de atomización en llama
b. Técnica de nebulización
c. Técnica de atomización electrotérmica
d. Técnica de generación de vapor frío e hidruros

1233. Se considera una modificación sustancial en un dosier de medicamento en investigación (IMPD):

a. La eliminación de un lugar de fabricación de la sustancia activa por motivos de calidad o seguridad

b. Cambio del nombre o dirección del fabricante de sustancia activa, si no hay cambio en el lugar de fabricación

c. Cambio del lugar de control de la sustancia activa, si se mantienen los mismos métodos de control

d. Adición de lugares alternativos de fabricación de la sustancia activa que formen parte de la compañía autorizada y estén localizados en el mismo país

1234. La red europea de laboratorios oficiales de control de medicamentos participa en el programa anual de control de calidad de medicamentos autorizados por procedimiento centralizado. Qué organismo decide los medicamentos a incluir en dicho programa:

a. EDQM, Dirección Europea para la Calidad de Medicamentos y Cuidado de la Salud

b. EMA, Agencia Europea de Medicamentos

c. OMS, Organización Mundial de la Salud

d. Un Estado miembro de la UE rotatorio cada año

1235. Sobre los Radiofármacos, es FALSO:

a. Tienen un contenido de radioactividad creciente con el tiempo, como consecuencia de su naturaleza radiactiva

b. Deberán cumplir con las características técnicas de calidad exigidas en la Farmacopea Europea para Radiofármacos

c. Para las sustancias radiactivas, la especificación debe incluir identidad y pureza radionuclear, identidad y pureza radioquímica, radiactividad específica y concentración radiactiva

d. Para los kits de radiofármacos, la idoneidad del procedimiento de radiomarcaje propuesto debe demostrarse plenamente, utilizando los extremos de volumen y radioactividad recomendados

1236. De acuerdo a lo establecido en la 'Guideline on Excipients in the Dossier for Application for Marketing Authorisation of a Medicinal Product', indique la opción INCORRECTA:

a. Los excipientes no deben indicarse en la sección 3.2.P.1. Descripción y composición del producto

b. La compatibilidad entre excipientes debe establecerse durante el desarrollo farmacéutico

c. Para excipientes descritos en Farmacopea Europea no es necesario justificar las especificaciones propuestas para su control

d. Para avalar el uso de un nuevo excipiente se debe remitir toda la información referente al mismo, como si se tratara de una sustancia activa

1237. De acuerdo a lo establecido en la Guideline on the Pharmaceutical Quality of inhalation and nasal products. Sobre los productos nasales presurizados a dosis fija (presurized metered dose nasal sprays):

a. Los estudios de estabilidad deben realizarse sobre productos almacenados en una sola orientación

b. No se debe controlar la uniformidad de dosis liberada en las especificaciones de producto terminado

c. Se debe controlar esterilidad en las especificaciones de producto terminado

d. Si no contiene la sustancia activa en solución, se debe controlar el tamaño de partícula en las especificaciones de la misma

1238. Con respecto al diseño de experimentos (DoE) ¿Cuál de las siguientes opciones es FALSA:

a. Un diseño de experimentos es un método estructurado y organizado para determinar la relación entre los factores que afectan a un proceso y la respuesta obtenida

b. El objetivo del estudio determina la complejidad del diseño de experimentos que debe utilizarse

c. La utilización de diseño de experimentos implica necesariamente el desarrollo de un espacio de diseño

d. Con el uso de diseño de experimentos se puede obtener información relevante con un número menos de experimentos

1239. Sobre las monografías de Farmacopea Europea:

a. Son de obligado cumplimiento si el fabricante del medicamento está situado en un país que no tiene farmacopea propia

b. No existen monografías sobre excipientes

c. Las especificaciones definidas en ellas, constituyen exigencias mínimas de obligado cumplimiento

d. Sólo son de obligado cumplimiento cuando la Real Farmacopea Española hace referencia a ellas

1240. Sobre el proceso de evaluación de medicamentos por procedimiento nacional:

a. La evaluación de la solicitud de autorización de comercialización la realiza la Agencia Española de Medicamentos y Productos Sanitarios (AEMPS)

b. La evaluación de la solicitud de autorización de comercialización la realiza la Agencia Europea del Medicamento (EMA)

c. La evaluación de la solicitud de autorización de comercialización la realiza las CC AA

d. La evaluación de la solicitud de autorización de comercialización la realiza la Red de Jefes de Agencias (HMA)

1241. Señale la afirmación FALSA sobre la estructura y el contenido del módulo 3 del expediente de registro de un medicamento:

a. En el módulo 3 se incluye la documentación que avala la calidad de la sustancia activa y el producto terminado

b. Si se trata de una solicitud de un genérico no es necesario presentar la sección 3.2.P.2. Desarrollo Farmacéutico

c. En la sección 3.2.P.8.3. se incluyen los datos de estabilidad del producto terminado

d. La información relativa a fabricantes del producto terminado se proporciona en la sección 3.2.P.3.1

1242. Sobre el proceso de evaluación de medicamentos por procedimiento descentralizado:

a. Para cada solicitud de nuevo medicamento se nombran dos miembros del grupo de coordinación de procedimientos de reconocimiento mutuo y descentralizado (ponente y coponente) que llevarán a cabo la evaluación de la solicitud

b. La decisión jurídica de conceder la autorización de comercialización es competencia de la Agencia Europea de Medicamentos (EMA)

c. Es obligatorio para solicitudes de autorización de medicamentos genéricos

d. La evaluación se llevará a cabo por un estado miembro de referencia (EMR) y los estados miembros concernidos (EMCs)

1243. Con respecto a las especificaciones de las sustancias de origen vegetal, marque la opción FALSA:

a. Deben incluir un test de identificación

b. Deben incluir control de pesticidas

c. Deben incluir un control de contenido en agua

d. Deben incluir un control de esterilidad

1244. Sobre la posible exención de presentar estudios de bioequivalencia (bioexención):

a. Es aplicable a formas sólidas orales de liberación modificada y con acción sistémica independientemente de la forma farmacéutica en que se presenten

b. Es aplicable a fármacos de alta solubilidad con absorción conocida en humanos que tengan un amplio margen terapéutico

c. Es aplicable para medicamentos administrados por vía sublingual

d. Es aplicable para formulaciones bucodispersables con absorción oral

1245. 'Patrón secundario de medida' es:

a. Patrón reconocido por los firmantes de un acuerdo internacional con la intención de ser utilizado mundialmente

b. Patrón solo utilizado en calibraciones

c. Patrón solo utilizado en verificaciones

d. Patrón establecido por medio de una calibración respecto a un patrón primario de una magnitud de la misma naturaleza

1246. Sobre el procedimiento ASMF (Active Substance Master File), es FALSO:

a. Puede utilizarse para sustancias activas conocidas, obtenidas por síntesis química, que no tengan monografía en Farmacopea Europea

b. La información científica debe estar dividida físicamente en dos partes separadas, la parte restringida y la parte del solicitante

c. El titular del ASMF debe solicitar cualquier cambio con la correspondiente variación

d. El solicitante debe incluir una copia de la parte del solicitante en el dossier de registro

1247. Es FALSO:

a. Se considera un medicamento ilegal en España aquel que no tiene una autorización de comercialización en la AEMPS

b. EDQM organiza estudios de vigilancia del mercado ilegal (Market Surveillance Studies on Illegal Products MSSIP)

c. Existe una estrategia de medicamentos falsificados en la AEMPS

d. La identificación por cromatografía líquida acoplada a un detector de masas de alta resolución no es una técnica apropiada para los medicamentos ilegales

1248. De acuerdo al apartado de Producción de la monografía 0008 de Farmacopea Europea, el agua purificada a granel puede obtenerse:

a. Únicamente por destilación

b. Únicamente por destilación o por intercambio iónico

c. Únicamente por destilación o por ósmosis reversa

d. Por destilación, por intercambio iónico y por ósmosis reversa o por cualquier otro método que cumpla con la regulación sobre consumo humano establecido por la Autoridad Competente

1249. Durante el desarrollo farmacéutico de un medicamento pediátrico para administración oral NO debe considerarse:

a. La seguridad de los excipientes

b. El volumen de administración

c. La palatabilidad de la formulación

d. El criterio de aceptación para solventes residuales en la sustancia activa

1250. NO es una aplicación de la Espectrometría de infrarrojo cercano (NIR):

a. Identificación de sustancias activas

b. Seguimiento de la síntesis de sustancias activas como control en proceso

c. Análisis de polimorfismo

d. Obtención de la fórmula molecular

1251. Como norma general en la fabricación de un colirio se prefiere:

a. La esterilización terminal

b. La filtración esterilizante

c. El procesado aséptico

d. Ninguna de las anteriores, porque una preparación oftálmica no tiene que ser estéril

1252. Sobre las soluciones orales, indique la opción INCORRECTA:

a. Se debe realizar un estudio de estabilidad en uso

b. Se debe justificar el conservante elegido así como la cantidad del mismo incluida en la formulación

c. Debe establecerse un límite para el parámetro disolución de acuerdo a los resultados obtenidos con el biolote

d. No debe incluir una especificación de esterilidad para el producto terminado

1253. Sobre los enantiómeros:

a. No son compuestos quirales

b. Se diferencian por su comportamiento frente a la luz polarizada

c. Se diferencian en los grupos funcionales

d. No tienen la misma fórmula molecular

1254. Señale la opción FALSA con respecto a la técnica de calorimetría diferencial de barrido:

a. Se puede utilizar para demostrar los fenómenos energéticos producidos durante el calentamiento (o enfriamiento) de una sustancia

b. Sirve para determinar los cambios de entalpía y de calor específico

c. Se obtiene un termograma

d. No se puede usar para la determinación del punto de fusión

1255. Según la Norma ISO/IEC 17025:2017, en relación con lo que debe asegurar el procedimiento que se implementará en el caso de trabajos no conformes, es FALSO:

a. Que estén definidas las responsabilidades y autoridades para la gestión del trabajo no conforme

b. Que se tome una decisión sobre la aceptabilidad del trabajo no conforme

c. Que no se notifique al cliente ni se anule el trabajo

d. Que se defina la responsabilidad para autorizar la reanudación del trabajo

1256. Según la ICH Topic Q 6 A (Specifications: Test Procedures and Acceptance Criteria for New Drug Substances and New Drug Products: Chemical Substances) ¿Qué prueba ó pruebas de identificación no se consideran específicas:

a. Identificación por un solo tiempo de retención

b. HPLC / UV matriz de diodos

c. HPLC / MS

d. GC / MS

1257. La ficha técnica de un medicamento NO incluye:

a. El distribuidor autorizado

b. La fecha de la primera autorización/renovación de la autorización

c. El titular de la autorización de comercialización

d. La fecha de la revisión del texto

1258. Un aspecto para evaluar tras la participación en ejercicios de intercomparación es la evaluación del rendimiento. Cuál de los siguientes sistemas de cálculo es uno de los más utilizados:

a. Z-score

b. Media poblacional intercomparativa

c. Covarianza muestra

d. Frecuencia relativa acumulada

1259. Con respecto a la electroforesis, es FALSO:

a. Es una técnica de análisis térmico

b. Se utilizan geles de poliacrilamida

c. Se basa en la migración de las partículas cargadas por efecto de un campo eléctrico hacia el electrodo de polaridad opuesta

d. Se usa para la determinación de la masa molecular de proteínas

1260. Sobre la especificación de disolución de una forma farmacéutica sólida de administración oral gastro-resistente, ésta debe definirse:

a. Con un mínimo de tres puntos

b. Con un límite de < del 10% tras 2 horas a pH 1.2 y un segundo punto a pH 6,8 establecido de acuerdo al perfil del biolote

c. Con un límite de < del 10% tras 2 horas a pH 1.2 y un segundo punto a pH 4,5 establecido de acuerdo al perfil del biolote

d. De acuerdo a Ph. Eur. con un límite de > 75% en 45 minutos a pH 1.2

1261. Sobre el criterio de aceptación de la calidad microbiológica de unas cápsulas duras para administración oral, es FALSO:

a. El recuento de microorganismos aerobios totales (RMAT) debe ser no mayor de 103 UFC/g

b. El recuento de levaduras y mohos totales (RLMT) debe ser no mayor de 102 UFC/g

c. Ausencia de Escherichia coli (en 1 g o 1 mL)

d. Como máximo 102 UFC de bacterias gramnegativas resistentes a las sales biliares (en 1 g)

1262. Cuál de los siguientes materiales NO se utiliza como fase estacionaria en cromatografía Liquida:

a. Silica   b. Alúmina

c. Resinas con grupos ácido   d. Cobre

1263. Para actualizar un CEP (Certificado de Conformidad con Farmacopea Europea) autorizado se debe presentar una variación tipo B.III.1.a.2. En el caso de NO cumplirse alguna de las condiciones indicadas en la directriz de categorización de variaciones, como debe tipificarse este cambio:

a. Como variación tipo IA

b. Como variación tipo II

c. Como variación tipo IB

d. Como variación tipo z, de acuerdo a las recomendaciones del art.5

1264. Con respecto a la clasificación de variaciones imprevistas bajo el artículo 5, indique la opción INCORRECTA:

a. Las recomendaciones de clasificación se acuerdan en el seno del CMDh/v
b. Las recomendaciones de clasificación son públicas
c. Esta clasificación se puede solicitar por un titular o una autoridad competente de un estado miembro
d. Las variaciones que siguen este procedimiento se tipifican siempre como variaciones tipo IB

1265. Sobre la calidad del medicamento, es FALSO:

a. El medicamento debe cumplir con las especificaciones establecidas
b. El medicamento debe ser fabricado bajo Normas de Correcta Fabricación
c. La calidad del medicamento no afecta a la seguridad y eficacia del mismo
d. La estabilidad del medicamento debe asegurarse mediante los estudios de estabilidad correspondientes

1266. En relación a una solicitud de ensayo clínico controlado con placebo. Hay que presentar dossier de medicamento en investigación para el placebo:

a. No, porque no se considera un medicamento en investigación
b. Sí, siempre hay que presentarlo
c. Sólo si se trata de un ensayo fase II ó fase III
d. Si el placebo tiene la misma composición que el medicamento en investigación experimental (a excepción de la sustancia activa), es fabricado por el mismo fabricante y no es estéril, no es necesario presentarlo

1267. Uno de los objetivos del desarrollo farmacéutico y de la calidad por diseño puede ser el establecimiento de un espacio de diseño, es FALSO:

a. Un espacio de diseño puede describirse en términos de rangos de atributos de materiales y parámetros del proceso
b. Un espacio de diseño es siempre escala independiente
c. Una combinación de PAR (proven acceptable ranges) no constituyen un espacio de diseño
d. La determinación del límite de fallo (edge of failure) no es una parte esencial del establecimiento de un espacio de diseño

1268. En un laboratorio de ensayo 'Verificación de un sistema de medida'es:

a. Ajuste de un sistema de medida
b. Cálculo de la incertidumbre del equipo
c. Confirmación de que se satisfacen las propiedades de funcionamiento declaradas o los requisitos legales
d. Relación matemática entre todas las magnitudes conocidas que intervienen en una medición

1269. NO es miembro del Consejo Internacional para la Armonización de Requisitos Técnicos para Productos Farmacéuticos de Uso Humano (ICH):

a. Canadá
b. Japón
c. Estados Unidos
d. México

1270. Las siguientes variables afectan a la fluorescencia de un compuesto EXCEPTO una:

a. El rendimiento cuántico o la eficacia cuántica de la fluorescencia, que es simplemente, la relación entre el número de moléculas que emiten fluorescencia respecto al número total de moléculas excitadas
b. La presión atmosférica, ya que empíricamente se encuentra que la fluorescencia está particularmente favorecida bajo altas presiones atmosféricas
c. La temperatura, ya que la eficacia cuántica de la fluorescencia disminuye en muchas moléculas con el aumento de la temperatura, debido a que el aumento de la frecuencia de las colisiones a temperatura elevada hace aumentar la probabilidad de desactivación no radiante (conversión externa)
d. La estructura molecular, ya que la fluorescencia más intensa y la más útil es la que presentan los compuestos que contienen grupos funcionales aromáticos

1271. Según la directriz ICH Q6A 'Specifications: test procedures and acceptance criteria for new drug substances and new drug products: chemical substances':

a. Es aceptable establecer límites diferentes a liberación y plazo de validez para los distintos parámetros, solo en las especificaciones de sustancia activa
b. Es aceptable establecer límites diferentes a liberación y plazo de validez para los distintos parámetros, solo en las especificaciones de producto terminado
c. No es aceptable establecer límites diferentes a liberación y plazo de validez para los distintos parámetros
d. Es aceptable establecer límites diferentes a liberación y plazo de validez para los distintos parámetros, tanto en las especificaciones de sustancia activa como en las de producto terminado

1272. Según la Farmacopea Europea, sobre los parches transdérmicos, es FALSO:

a. Los parches transdérmicos son preparaciones farmacéuticas flexibles de tamaño variable, que contienen uno o varios principios activos
b. Están destinados a ser aplicados sobre piel intacta para liberar y difundir el principio o principios activos en la circulación general después de atravesar la barrera cutánea
c. Están destinados a ser aplicados sobre piel lesionada y permiten mantener un estrecho contacto de los principios activos con la piel, garantizando así una acción local
d. No deben ser irritantes, ni sensibilizar la piel, incluso tras aplicaciones repetidas

1273. Sobre las funciones del Comité de Medicamentos de Uso Humano (CHMP) de la Agencia Europea de Medicamentos (EMA):

a. Promover la armonización de las fichas técnicas de los medicamentos autorizados en la UE por procedimiento descentralizado
b. Informar preceptivamente de los procedimientos de autorización de medicamentos de uso humano llevados a cabo desde la agencia, salvo para los medicamentos genéricos
c. Con carácter facultativo, a solicitud del director de la Agencia, emitirá informes sobre los procedimientos relacionados con los medicamentos de uso humano
d. Redactar monografías generales y específicas, para sustancias activas y excipientes

1274. [ANULADA] En lo relativo a envases de vidrio de uso farmacéutico, indique la FALSA:

a. Los envases de vidrio clasificados como tipo I según Farmacopea Europea tienen una baja resistencia hidrolítica
b. Envases utilizados para preparaciones farmacéuticas no deben ser reutilizados, excepto los Tipo I
c. Los envases de vidrio clasificados como tipo I según Farmacopea Europea tienen una baja resistencia hidrolítica
d. Los envases de vidrio clasificados como tipo III según Farmacopea Europea presentan una resistencia hidrolítica moderada

1275. [ANULADA] En el contexto de un ensayo clínico, se presentan resultados del estudio de estabilidad a 6 meses en condiciones aceleradas y a largo plazo, en los que no se observa ninguna fuera de especificaciones. Qué plazo de validez podría asignarse por extrapolación:

a. 24 meses
b. 12 meses
c. 9 meses
d. 6 meses

1276 A	1314 A	1352 D	1390 D
1277 B	1315 B	1353 D	1391 A
1278 B	1316 D	1354 D	1392 D
1279 D	1317 D	1355 D	1393 A
1280 C	1318 A	1356 B	1394 A
1281 C	1319 D	1357 A	1395 B
1282 B	1320 A	1358 A	1396 A
1283 B	1321 C	1359 A	1397 C
1284 A	1322 C	1360 C	1398 C
1285 C	1323 D	1361 B	1399 A
1286 C	1324 A	1362 A	1400 C
1287 B	1325 C	1363 B	1401 B
1288 A	1326 D	1364 D	1402 C
1289 B	1327 B	1365 C	1403 B
1290 D	1328 D	1366 C	1404 B
1291 B	1329 A	1367 A	1405 A
1292 C	1330 A	1368 B	1406 A
1293 C	1331 B	1369 D	1407 A
1294 D	1332 C	1370 C	1408 A
1295 B	1333 C	1371 D	1409 B
1296 A	1334 D	1372 D	1410 A
1297 A	1335 B	1373 C	1411 C
1298 A	1336 C	1374 A	1412 A
1299 D	1337 B	1375 A	1413 C
1300 A	1338 A	1376 C	1414 B
1301 B	1339 C	1377 B	1415 B
1302 A	1340 A	1378 A	1416 D
1303 B	1341 C	1379 B	1417 A
1304 D	1342 D	1380 A	1418 D
1305 A	1343 A	1381 C	1419 C
1306 C	1344 D	1382 D	1420 D
1307 D	1345 A	1383 C	1421 B
1308 A	1346 C	1384 C	1422 B
1309 D	1347 D	1385 C	1423 B
1310 A	1348 D	1386 C	__
1311 D	1349 B	1387 D	1424 A
1312 C	1350 D	1388 B	1425 D
1313 B	1351 D	1389 A	

1276. En función del origen de su secuencia de aminoácidos, los anticuerpos monoclonales de uso terapéutico humano pueden dividirse en varios tipos. Señale de entre los cuatro siguientes cuales son, a priori, los más inmunogénicos:

a. Secuencia completa de ratón
b. Secuencia humanizada
c. Secuencia quimérica
d. Secuencia completa de origen humano

1277. En el dosier de registro de un medicamento en el que la información sobre el principio activo se describe en un único ASMF:

a. La especificación de la sustancia activa aplicada por el fabricante del medicamento debe ser fundamentalmente idéntica a la fijada por el fabricante de la sustancia
b. Los procedimientos de ensayo empleados por el fabricante de medicamento para el control de la sustancia activa no pueden diferir de los descritos y validados por el fabricante de la sustancia
c. La especificación de la sustancia activa aplicada por el fabricante del medicamento puede incluir requisitos adicionales fijados en función de la forma farmacéutica
d. Los procedimientos de ensayo empleados por el fabricante de medicamento para el control de la sustancia activa pueden ser diferentes de los descritos y validados por el fabricante de la sustancia

1278. Una Compañía farmacéutica quiere registrar en un país europeo una vacuna antigripal basada en una proteína viral expresada en células de insecto, la debe registrar utilizando:

a. El procedimiento nacional
b. El procedimiento centralizado
c. El procedimiento de reconocimiento mutuo
d. El procedimiento descentralizado

1279. Sobre el diseño de los estudios de validación de la seguridad viral del proceso de fabricación:

a. Consiste en la utilización de muestras de material de partida contaminadas con virus y la valoración de su eliminación o inactivación
b. La validación debe hacerse en un laboratorio de las instalaciones de producción, siguiendo las normas NCF
c. La pérdida de infectividad debe demostrarse por PCR que es la técnica más sensible
d. Es necesario asegurarse de que los virus retenidos en el sistema de producción son eliminados antes de la reutilización de los sistemas (por ejemplo, sanitización de columnas)

1280. Según el documento de la Agencia Europea de Medicamentos EMEA/CPMP/ BWP/1818/02/Final (Donantes remunerados o no remunerados: seguridad y suministro de medicamentos Hemoderivados) sobre el origen del plasma usado en la fabricación de hemoderivados:

a. Se debe emplear exclusivamente plasma de donantes remunerados, porque es la única forma de mantener el suministro de hemoderivados
b. Se debe emplear exclusivamente plasma de donantes no remunerados, porque de esta forma se contribuye de forma esencial a la seguridad
c. Se puede usar tanto el plasma de donantes remunerados como el de donantes no remunerados
d. El plasma que se obtiene a partir de donantes no remunerados es suficiente para satisfacer la demanda global de inmunoglobulina

1281. Cuál de los siguientes virus humanos NO es oncogénico:

a. El virus de la hepatitis B
b. El virus del papiloma humano
c. El virus de la hepatitis A
d. El virus Epstein Barr

1282. Sobre los estudios de comparabilidad de medicamentos biotecnológicos:

a. Se deben realizar una vez al año para asegurar que el medicamento es comparable a lo largo del tiempo

b. Pretenden asegurar que el medicamento es comparable tras introducir cambios en el proceso de fabricación

c. Se deben realizar en cada lote para demostrar que el principio activo y el producto terminado son comparables

d. Se deben realizar solamente si cambia el nombre del fabricante del medicamento

1283. Cuál de las siguientes vacunas está incluida en el actual calendario de vacunación común de vacunación infantil aprobado por el Consejo Interterritorial del SNS:

a. Vacuna frente a la Hepatitis A

b. Vacuna frente a la Hepatitis B

c. Vacuna frente a la Hepatitis C

d. Vacuna frente a la Hepatitis E

1284. La técnica de la 'reacción en cadena de la Polimerasa' (PCR) permite amplificar el genoma de los siguientes elementos. Indicar la opción FALSA:

a. Priones purificados

b. Virus DNA de doble banda

c. Virus DNA simple banda

d. Levaduras en su forma esporulada

1285. Sobre la enfermedad de la polio y a su vacuna una de las siguientes opciones es FALSA:

a. La enfermedad la causa un virus con genoma RNA de simple banda

b. El agente causal de la polio se transmite por vía oral

c. El calendario común de vacunación actual español recomienda usar la vacuna atenuada

d. La polio sólo afecta a humanos y no hay un reservorio animal

1286. Con respecto al desarrollo de tratamientos basados en linfocitos T modificados genéticamente para que expresen un receptor para antígenos quimérico (CAR-T):

a. Con la tecnología disponible en la actualidad, sólo es posible desarrollar CAR-T autólogos

b. Los CAR-T más avanzados en su desarrollo clínico tienen como diana el antígeno CD3, estando indicados para el tratamiento de linfomas de linfocitos T

c. Los CAR-T más avanzados en su desarrollo clínico tienen como diana el antígeno CD19, estando indicados para el tratamiento de linfomas y leucemias de células de la serie B

d. Los CAR-T están en fase de investigación pre-clínica, no habiéndose usado aún ninguno en pacientes

1287. De acuerdo a la directriz en vigor sobre evaluación de la seguridad viral en medicamentos biotecnológicos en investigación, los graneles (bulks) sin procesar de medicamentos producidos en células CHO:

a. Deben ser analizados para determinar la presencia de virus mediante ensayos in vivo

b. No necesitan ser analizados para determinar la presencia de virus mediante ensayos in vivo

c. Deben ser analizados para determinar la presencia de retrovirus infecciosos in vitro

d. Deben ser analizados para determinar la presencia de retrovirus infecciosos in vivo

1288. Según el RD 477/2014, de 13 de junio, por el que se regula la autorización de medicamentos de terapia avanzada de fabricación no industrial:

a. El medicamento sólo puede utilizarse en el hospital que reciba la autorización de uso

b. El medicamento puede utilizarse en cualquier hospital que se encuentre en la misma comunidad autónoma que el hospital que reciba la autorización de uso

c. El medicamento debe fabricarse en el hospital que reciba la autorización de uso

d. El medicamento puede exportarse a cualquier país de la UE

1289. Sobre la autorización de biosimilares en la UE, cuál de las siguientes afirmaciones es FALSA:

a. El medicamento de referencia debe estar autorizado en la UE

b. El biosimilar y el medicamento de referencia deben tener exactamente la misma formulación

c. El biosimilar y el medicamento de referencia deben tener la misma posología

d. Si está debidamente justificado, una vez demostrada la biosimilitud en una indicación se puede extrapolar a otras indicaciones

1290. El procedimiento de ASMF puede emplearse para:

a. Una sustancia activa nueva, de origen biológico

b. Un medicamento nuevo, de liberación modificada

c. Un medicamento nuevo, de Terapia Avanzada

d. Una sustancia activa nueva, obtenida por fermentación

1291. Sobre los ensayos analíticos de caracterización de la calidad de los anticuerpos monoclonales, es FALSO:

a. Realizar ensayos de unión del anticuerpo a antígeno para determinar la afinidad, la avidez y la reactividad cruzada con otras proteínas

b. La actividad biológica (capacidad específica para lograr un efecto biológico definido) debe evaluarse mediante ensayos in vivo

c. Los multímetros y agregados deben caracterizarse adecuadamente utilizando una combinación de métodos

d. Deben identificarse las posibles impurezas relacionadas con el proceso

1292. Entre las aplicaciones terapéuticas de los anticuerpos monoclonales autorizados en Europa, NO está:

a. Tratamiento de artritis reumatoide

b. Prevención de infección por el virus respiratorio sincitial

c. Prevención de infecciones por virus de la gripe tipo B

d. Tratamiento de la Hemoglobinuria paroxística nocturna

1293. Para la validación de un método de determinación cuantitativa de productos degradación (impurezas) por HPLC en un medicamento antimicrobiano, conforme a la guía ICH Q2R (Validación de procedimientos analíticos), NO es necesario estudiar:

a. La linealidad

b. La especificidad

c. El límite de detección

d. El límite de cuantificación

1294. Cuál de estas características es relevante en la caracterización fisicoquímica de anticuerpos monoclonales producidos mediante tecnología del DNA recombinante en líneas celulares de mamíferos:

a. Nivel de impurezas de proteínas de las células productoras

b. El pH

c. Nivel de impurezas de DNA

d. Perfil de glicosilación

1295. Sobre el reconocimiento antigénico, es FALSO:

a. Los receptores específicos de antígeno de los linfocitos B y T se generan por recombinación de segmentos genéticos individuales

b. El receptor del linfocito T (TCR) está constituido por 2 cadenas pesadas y una cadena ligera

c. Los linfocitos T reconocen el antígeno asociado a una proteína del sistema mayor de histocompatibilidad (MHC)

d. El receptor del linfocito B la inmunoglobulina de superficie reconoce un fragmento del antígeno que se denomina epítopo

1296. Entre los órganos linfoides se-cundarios NO se encuentra:

a. El timo
b. El bazo
c. Los ganglios linfáticos
d. Tejido linfoide asociado a mucosas

1297. En la mezcla (pool) de plasmas para la fabricación de un factor IX de coagulación, y respecto a la de-terminación de marcadores virales en dicho pool:

a. Es obligatorio analizar un marcador viral de Hepatitis B
b. Es obligatorio analizar un marcador viral de Hepatitis A
c. Es obligatorio analizar un marcador viral de Zika
d. No es obligatorio analizar el pool de plasma para ningún marcador viral, puesto que ya se analizan en la donación indivi-dual

1298. Cuál de las siguientes células son un elemento de la respuesta inmune innata:

a. Células asesinas naturales (natural Killer cells -NK)
b. Linfocitos T CD4
c. Linfocitos T CD8
d. Células obús naturales (natural Howitzer cells- NH)

1299. NO es un método utilizado para la transferencia de genes a células humanas:

a. Vectores virales que infectan la célula y transportan secuencias de ADN exógenas introducidas en ellos por ingeniería gené-tica
b. Microinyección del material genético indi-vidualmente célula a célula
c. Electroporación, con pulsos eléctricos rá-pidos de alto voltaje que permeabilizan las células
d. Transformación de las células con CaCl2 y el plásmido a través de un breve shock térmico, 42ºC, que hace que el ADN entre en la célula

1300. La evaluación por la Agencia Europea de Medicamentos (EMA) de un medicamento humano que consiste en un organismo modifi-cado genéticamente (OMG) re-quiere que el expediente de registro incluya en el modulo 1.6.2 un informe valorando el riesgo me-dioambiental. Este requisito es ne-cesario para:

a. Todos los OMGs
b. Se excluyen los OMGs que son vacunas
c. Se excluyen los OMGs que sean medica-mentos de terapia genética
d. Se excluyen los OMGs que también ex-presen una molécula inmunomoduladora

1301. Uno de los elementos del sis-tema inmune para luchar contra las enfermedades bacterianas son los péptidos antibacterianos. Entre sus características destacan:

a. Su estructura es la de un lipopolisacárido
b. Son elementos de la respuesta inmune in-nata
c. Son moléculas de gran tamaño, normal-mente entre 1000 y 3000 aminoácidos
d. Se han detectado en plantas e insectos, pero no en mamíferos

1302. De acuerdo a lo establecido en la Guía ICH Q3C (Impurezas: guía sobre solventes residuales), indi-que cuál de los siguientes disol-ventes es de clase 1 (que se deben evitar en la fabricación): :

a. Benceno
b. Acetonitrilo
c. N,N-dimetilformamida
d. Etanol

1303. Cuál de los siguientes produc-tos teóricos NO sería un medica-mento de terapia génica:

a. Un adenovirus recombinante con actividad oncolítica usado en el tratamiento del me-lanoma
b. Un adenovirus con actividad oncolítica ad-quirida mediante sucesivos pases en cul-tivo, no recombinante, usado en el tratamiento de glioblastoma
c. Un virus adeno-asociado recombinante portando el gen que codifica para el Factor IX de coagulación usado en el tratamiento de la hemofilia B
d. Un virus adeno-asociado recombinante portando el gen que codifica para la lipo-proteína lipasa usado en el tratamiento de la deficiencia en dicha enzima

1304. Sobre la composición del Co-mité de Terapias Avanzadas, es FALSO:

a. Incluye miembros representantes de mé-dicos y personal hospitalario
b. Incluye cinco miembros pertenecientes al Comité de Medicamentos de Uso Humano
c. Incluye miembros representantes de aso-ciaciones de pacientes
d. Debe incluir dos miembros de Comité de Medicamentos Huérfanos

1305. Según la directriz de calidad de medicamentos biológicos en in-vestigación, la especificación del principio activo debe incluir méto-dos analíticos para determinar, entre otros, cantidad, identidad y pureza:

a. Deben tener criterios de aceptación defi-nidos
b. Se aceptan criterios de aceptación no de-finidos, por ejemplo, 'para información' pero no para una fase III
c. Los criterios de aceptación deben ser de-finitivos desde la fase I y no pueden modi-ficarse más adelante
d. Se aceptan criterios de aceptación no de-finidos, por ejemplo, 'para información'

1306. Es una ventaja de los factores de coagulación recombinantes frente a los plasmáticos:

a. Existen factores de coagulación recombi-nantes de todos los factores obtenidos por el proceso de fraccionamiento además de los productos modificados
b. Son más baratos por la limitación en el su-ministro de plasma frente a la producción masiva de proteína recombinante
c. Posibilidad de obtener nuevos productos modificados por ingeniería genética con vida media más larga
d. No generan la aparición de anticuerpos in-hibidores del factor de coagulación

1307. Según la guía ICH Q6A (Especi-ficaciones: nuevos sustancias ac-tivas y productos terminados), en relación con los criterios/test uni-versales indique la opción INCO-RRECTA. Las especificaciones generales de una sustancia activa antimicrobiana deben incluir:

a. Control de identificación
b. Control de sustancias relacionadas
c. Control de contenido (assay)
d. Control de actividad óptica

1308. La guía EMEA/CHMP/BWP/ 398498/2005 sobre evaluación de la seguridad viral de productos en fase de investigación, indica que cada granel sin procesar se debe testar por la presencia de virus ad-venticios. Para cuál de las siguien-tes líneas celulares NO es necesario testar por la presencia de retrovirus infecciosos:

a. CHO   b. NS2   c. Sp2/0   d. Vero

1309. Sobre la regulación de los ma-teriales capaces de trasmitir las encefalopatías espongiformes transmisibles (EET) empleados en la fabricación de medicamentos:

a. Se debe garantizar que el proceso de fa-bricación sea capaz de eliminar al menos 2 log de priones (PrP EET)
b. Se recomienda utilizar preferiblemente como material de partida animales de edad avanzada con certificado veterinario
c. Debe confirmarse sin ambigüedades con un test especifico de priones la situación negativa de los animales
d. Es fundamental evitar la contaminación cruzada con materiales de mayor riesgo

1310. La composición del Comité de Terapias Avanzadas (CAT) está re-cogida en el reglamento 1394/ 2007/CE del Parlamento europeo y del Consejo. Sobre quiénes deben formar parte de dicho Comité:

a. Cinco miembros titulares o cooptados del Comité de medicamentos de uso humano
b. Dos titulares y dos suplentes del Comité de medicamentos huérfanos
c. Cinco titulares que representen a asocia-ciones de pacientes
d. Dos titulares y dos suplentes del Comité de medicamentos de uso humano

1311. En lo relativo a las vacunas frente a meningitis C disponibles en España, es FALSO:

a. Disponemos de vacunas conjugadas monovalentes frente a Meningococo C y tetravalentes frente a Meningococo A, C, W e Y

b. La principal ventaja de que las vacunas frente al Meningococo C sean conjugadas es que se pueden administrar en la primera infancia e inducen memoria inmunológica

c. Las vacunas conjugadas frente a Meningococo C, además de evitar la enfermedad, evitan la trasmisión

d. No se dispone de vacunas autorizadas y comercializadas frente a Meningococo C

1312. En lo relativo a las vacunas combinadas, es FALSO:

a. Cada combinación debe desarrollarse y estudiarse individualmente en términos de calidad, estabilidad, seguridad, tolerabilidad e inmunogenicidad

b. La consistencia de lotes de las vacunas combinadas se debe demostrar en los componentes individuales y en la combinación de los componentes

c. A las vacunas combinadas no les aplican las directrices de la EMA específicas de productos biológicos y biotecnológicos

d. Las ventajas que presentan las vacunas combinadas son, entre otras, reducir los errores de administración y aumentar la aceptación e implementación en los calendarios de vacunación

1313. Cuál de las siguientes características es FALSA respecto al código genético:

a. Está organizado en tripletes o codones

b. La lectura de los tripletes se realiza de forma discontinua, existiendo espacios en blanco

c. El ARN de transferencia (tRNA) contiene los anticodones

d. La secuencia de codones determina la secuencia de aminoácidos en una proteína en concreto, que tendrá una estructura y una función específica

1314. De acuerdo a la directriz en vigor sobre evaluación de la seguridad viral en medicamentos biotecnológicos (ICH Q5A), el plan de acción para evaluar el aclarado viral en productos obtenidos en células del Caso B:

a. Requiere el uso de algún virus modelo específico

b. Puede usarse sólo virus modelo no específicos

c. No se requiere análisis en los bulks purificados

d. No puede usarse como medicamento productos obtenidos en células del Caso B

1315. La mayoría de los interferones recombinantes actualmente autorizados se fabrican en cultivos de Escherichia coli. Identifique uno de los motivos por los que esto es posible:

a. Porque son moléculas de alto peso molecular que necesitan ser producidas en bacterias

b. Porque las modificaciones post-transducionales no son imprescindibles para su actividad biológica

c. Porque para su actividad biológica requieren modificaciones post-transducionales que sólo las proporcionan las bacterias

d. Porque debido a su actividad anti-viral no pueden producirse en células de mamíferos

1316. La guía de la Agencia Europea de Medicamentos EMA/CHMP/BWP/814397/2011 establece los requisitos de la tripsina porcina cuando se utiliza en la fabricación de medicamentos de uso humano. Se indica que la guía aplica a la tripsina obtenida a partir del siguiente órgano del cerdo:

a. Riñones

b. Pulmones

c. Cerebro

d. Páncreas

1317. Cuál de las siguientes vacunas tiene como principal antígeno una mezcla de polisacáridos conjugados con una proteína:

a. La vacuna frente a la hepatitis B

b. La vacuna frente al sarampión

c. La vacuna frente al virus del papiloma humano

d. La vacuna frente a la meningitis C

1318. Respecto a la vacuna de polio actualmente incluida en el calendario de vacunación del CISNS (Consejo Interterritorial del SNS):

a. Los antígenos frente a polio están incluidos en la vacuna hexavalente (polio I, II y III, hepatitis B, Haemophilus Influenza, tétanos, difteria, tos ferina) y en la vacuna tetravalente (polio I, II y III, tétanos, difteria, tos ferina)

b. Es una vacuna atenuada de administración oral

c. Sólo incluye polio de tipo I porque los tipos II y III están erradicados

d. Es una vacuna de polio que no está combinada con otros antígenos

1319. Indicar la opción FALSA en cuanto a la vacuna triple vírica (Sarampión, Rubéola, Parotiditis):

a. Es una vacuna que está contraindicada durante el embarazo y en personas inmunodeprimidas

b. El número de dosis recomendada de esta vacuna en el calendario es de dos vacunas, a los 12 meses y a los 3-4 años

c. Es una vacuna viva atenuada

d. Es una vacuna recombinante

1320. Según la guía de la Agencia Europea de Medicamentos EMA/CHMP/BWP/548524/2008 rev 1 (sobre datos epidemiológicos de infecciones transmisibles por sangre), en la información sobre el plasma para fabricar medicamentos hemoderivados es OBLIGATORIO incluir datos epidemiológicos de los centros de donación de los siguientes virus. Indicar la FALSA:

a. Virus de la hepatitis A

b. Virus de la hepatitis B

c. Virus de la hepatitis C

d. Virus de la inmunodeficiencia humana (VIH)

1321. Uno de los siguientes NO es un método de mutagénesis genética in vitro:

a. Dirigida por PCR

b. Por Transposones

c. Por Transducción

d. Por Recombinación específica de sito

1322. Según las definiciones actualmente en vigor en la UE, cuál de las siguientes afirmaciones con respecto a los medicamentos de terapia génica es FALSA:

a. Las vacunas preventivas frente a agentes infecciosos están excluidas de la definición de terapia génica

b. Los medicamentos consistentes en células modificadas genéticamente ex vivo se consideran terapia génica

c. Los medicamentos de terapia génica son sólo aquellos que se insertan en el genoma celular modificándolo

d. Los medicamentos consistentes en oligonucleótidos antisentido fabricados por síntesis química no se consideran terapia génica

1323. Para garantizar la seguridad de los materiales de partida biológicos empleados en la fabricación de medicamentos se utilizan una serie de medidas adicionales que NO incluyen una de las siguientes:

a. Como medida final añadida de seguridad, las autoridades competentes nacionales pueden someter al proceso de liberación de lote por un OMCL a vacunas y hemoderivados

b. En el caso de los animales, el criterio general para el material de partida es que se deben utilizar animales sanos, que puedan considerarse aptos para el consumo humano

c. En determinadas circunstancias, como xenotrasplantes, y vacunas se requiere que se trate de animales que provengan de entornos especialmente controlados, como SPF (specified pathogen free)

d. La fabricación de medicamentos biológicos en una planta multiproducto no es aceptable por el riesgo aumentado de contaminación cruzada

1324. La respuesta inmune del organismo a la infección posee las siguientes características EXCEPTO una:

a. La respuesta a la infección se inicia con la respuesta del sistema inmune adaptativo

b. Las células dendríticas de los tejidos presentan el antígeno a los linfocitos T en los ganglios linfático locales

c. Durante la infección primaria se produce una respuesta inflamatoria en el lugar de infección

d. Diferentes patógenos activan a los linfocitos TH1 o TH2

1325. Según la guía CPMP/BWP/4663/03 sobre requerimientos de certificación del 'plasma master file' (PMF), el procedimiento de certificación de un PMF centralizado se puede solicitar en el contexto de los siguientes situaciones. Indicar la respuesta FALSA:

a. Para una nueva solicitud de un medicamento por procedimiento centralizado

b. Para una nueva solicitud de un medicamento por procedimiento de Reconocimiento Mutuo

c. Para una nueva solicitud de un medicamento por procedimiento nacional si el medicamento está autorizado en un sólo Estado Miembro

d. Para una nueva solicitud de un medicamento por procedimiento nacional si el medicamento está autorizado en más de un Estado Miembro

1326. El ensayo de detección de endotoxinas en medicamentos se basa en la reacción de las endotoxinas de las bacterias Gram negativas con:

a. El lisado de la bacteria Escherichia coli

b. El lisado del cangrejo Liocarcinus tridentatus

c. El lisado de la ameba Entamoeba histolytica

d. El lisado de amebocito de Limulus polyphemus

1327. En la validación de un procedimiento analítico (cuantitativo, HPLC) para el control de productos de degradación en un medicamento que contiene un antibiótico obtenido por fermentación, es FALSO:

a. Los parámetros de validación que se deberían estudiar se recogen en la ICH Q2R1

b. Los parámetros de validación que se deberían estudiar se recogen en la ICH Q2R1, junto con los criterios de aceptación correspondientes

c. El límite de cuantificación se relaciona con el umbral de información (reporting threshold) que se debe aplicar

d. La idoneidad del sistema (SST) debe comprobarse antes de realizar cualquier análisis

1328. Sobre la membrana plasmática de células eucariotas:

a. Se compone, principalmente, de un polímero de carbohidrato denominado peptidoglucano

b. Está formada principalmente por polisacáridos como la celulosa

c. La membrana plasmática de las células eucariotas de origen animal está rodeada por una pared celular

d. Está formada por una doble capa de fosfolípidos con proteínas integrales y asociadas

1329. El RD 1088/2005, de 16 de septiembre, por el que se establecen los requisitos técnicos y condiciones mínimas de la hemodonación y de los centros y servicios de transfusión NO incluye uno de los siguientes requisitos:

a. Los centros y servicios de transfusión deberán contar con un sistema de calidad acorde con las normas de correcta fabricación, que abarque todas las actividades que determinan sus objetivos y responsabilidades

b. Los centros de transfusión dispondrán de un sistema de identificación de cada donante y de cada donación de sangre y componentes sanguíneos que permita la plena trazabilidad, desde el donante hasta su destino final

c. Los candidatos a donantes de sangre recibirán información previa por escrito y en lenguaje comprensible, acerca de las condiciones y actividades que excluyen de la donación

d. El centro de transfusión registrará los resultados de la evaluación y comunicará al donante cualquier resultado anómalo, a la vez que se le facilitará el asesoramiento correspondiente

1330. Sobre la guía de la Agencia Europea de Medicamentos EMA/CHMP/QWP/545525/2017 (Requerimientos de calidad de farmacéutica y química en relación a los medicamentos en fase de investigación empleados en ensayos clínicos) y respecto de las especificaciones de la materia prima de un antimicrobiano para usar en este tipo de ensayos clínicos, qué parámetro NO es obligatorio:

a. Humedad

b. Identificación

c. Impurezas

d. Contenido (assay)

1331. Sobre la especificación de disolución para comprimidos de amoxicilina, de liberación modificada, debe incluir un mínimo de:

a. Dos puntos

b. Tres puntos

c. Cuatro puntos

d. Cinco puntos

1332. En lo relativo a las vacunas frente difteria, tétanos y tos ferina, indique la respuesta FALSA:

a. En la actualidad sólo se encuentran en preparados combinados

b. Se pueden clasificar en alta o baja carga en función de la cantidad de antígeno frente a difteria y tos ferina

c. No se utilizan en la actualidad porque las enfermedades se encuentran erradicadas

d. La recomendación de vacunación durante el primer año de vida, de acuerdo al Calendario Común de Vacunación del CISNS, es a los 2, 4 y 11 meses de edad

1333. Para un medicamento que contenga inmunoglobulina inespecífica intravenosa humana, esta inmunoglobulina se obtiene por:

a. Tecnología del DNA recombinante a partir de células bacterianas

b. Tecnología del DNA recombinante a partir de células de levaduras

c. Fraccionamiento y purificación a partir de plasma humano

d. Tecnología del DNA recombinante a partir de células de mamíferos

1334. Señale la FALSA acerca del genoma humano:

a. El corte y empalme (splicing) de ARN, es el proceso por el cual el gen origina el transcrito final de ARN maduro

b. El número total de genes en el genoma humano según los más recientes cálculos y previsiones, está entre 30.000 y 50.000

c. La herencia mitocondrial es exclusivamente materna puesto que durante la fecundación el espermatozoide sólo aporta su núcleo al óvulo

d. Las células somáticas se caracterizan por disponer de un número haploide de cromosomas dispuesto en 21 pares de cromosomas homólogos y dos pares de cromosomas sexuales

1335. En el control de calidad de medicamentos biotecnológicos, cuál de las siguientes opciones es FALSA con respecto a los requisitos de control de liberación de cada lote por el fabricante:

a. Ha de cumplir con los requisitos establecidos en las monografías de la Farmacopea Europea en caso de que existan

b. El test de potencia puede dejar de realizarse cuando existe una experiencia de producción suficiente

c. No es necesario analizar el contenido en DNA residual en cada lote si se han realizado estudios de validación que demuestren su eliminación

d. El control de virus adventicios no es necesario realizarlo en cada lote

1336. Sobre las vacunas combinadas:

a. Son aquellas que contienen antígenos de un mismo microorganismo combinados con antibióticos

b. Sus componentes se deben administrar simultáneamente en diferentes lugares de inyección (brazo y pierna)

c. Pueden estar compuestas por antígenos de distintos microorganismos, ya sean virus o bacterias

d. Son aquellas que contienen antígenos de un mismo microorganismo combinados con interleucinas

1337. Sobre los vectores derivados de lentivirus:

a. Se utilizan sólo en investigación básica, pero nunca en la clínica porque integran el ácido nucleico en el genoma de las células transducidas

b. Suelen transducir tanto células que no están en división como células en división

c. Se utilizan mucho en la clínica por ser vectores que no integran el ácido nucleico en el genoma de la célula

d. Son virus con DNA de doble cadena

1338. Sobre el antígeno presente en las vacunas frente a Hepatitis B actualmente autorizadas en España:

a. Es el antígeno de superficie del virus de la Hepatitis B (HbsAg)

b. Es la nucleoproteína del virus de la Hepatitis B (NP)

c. Es la proteína de la membrana (M1)

d. Es la hemaglutinina (HA)

1339. Según la Norma ISO 17025 (Requisitos generales para la competencia de los laboratorios de ensayo y calibración) el sistema de gestión de la información de un Laboratorio Oficial de Control (OMCL), NO debe:

a. Estar salvaguardado contra manipulación indebida y pérdida

b. Incluir el registro de los fallos del sistema

c. Estar protegido contra acceso autorizado

d. Ser mantenido de manera que se asegure la integridad de los datos y de la información

1340. Respecto al uso de animales transgénicos en la fabricación de medicamentos biotecnológicos en la UE:

a. ATryn (antitrombina alfa), obtenido a partir de leche de cabras transgénicas, fue el primer medicamento de este tipo aprobado en la UE

b. La legislación europea no permite el uso de animales transgénicos para fabricar medicamentos

c. La legislación europea permite solo la producción en mamíferos transgénicos y no en aves transgénicas

d. Aunque la legislación lo permite, no hay ningún medicamento de este tipo autorizado hasta la fecha

1341. Cuál de las siguientes proteínas del virus de la gripe es el componente principal de las vacunas inactivadas de gripe que se comercializan actualmente en España:

a. La proteína M2

b. La nucleoproteína

c. La hemaglutinina

d. La proteína matriz

1342. En España, los ensayos clínicos con medicamentos de terapia génica que contengan un organismo modificado genéticamente (OMG) requieren, además de los requisitos de cualquier otro medicamento:

a. Una autorización del Comité de Defensa de los Animales

b. Una autorización de uso confinado emitida por el Consejo Interministerial de OMG

c. Una autorización del Ministerio del Interior

d. Una autorización de liberación voluntaria emitida por el Consejo Interministerial de OMG

1343. Según el RD 477/2014, por el que se regula la autorización de medicamentos de terapia avanzada de fabricación no industrial, un medicamento que obtenga la autorización de uso:

a. Sólo podrá utilizarse dentro de la institución hospitalaria que obtenga la autorización de uso

b. Sólo podrá utilizarse por la institución que fabrique el medicamento

c. Una vez obtenida la autorización de uso por una institución hospitalaria, el medicamento podrá usarse en cualquier hospital de la sanidad pública

d. Podrá usarse sin restricciones dentro del territorio de la UE

1344. Según la guía para minimizar el riesgo de transmisión de encefalopatías espongiformes a través de medicamentos (EMA/410/01 rev.3), cuál de los siguientes animales NO se considera especie relevante:

a. Vaca

b. Cabra

c. Oveja

d. Cerdo

1345. Entre los aspectos científicos requeridos para la autorización de un Plasma Master File de la EMA, NO se encuentra uno de los siguientes:

a. Datos epidemiológicos de los últimos años de todos los centros de colecta de plasma de infecciones de los virus VHC, VHB y VHA

b. Información de los kits de serológicos para analizar las donaciones de plasma

c. Marcado CE o características equivalentes para las bolsas de plasma

d. Descripción general del sistema logístico de transporte y almacenamiento de plasma

1346. Al realizar el control microbiológico de un medicamento de uso oral, si se demuestra la idoneidad del método de recuento utilizado:

a. Se garantiza la esterilidad de los medios de cultivo utilizados

b. El medicamento tiene propiedades antimicrobianas y por tanto se garantiza su esterilidad

c. El método es capaz de permitir la recuperación de los posibles microorganismos presentes en la muestra

d. Se demuestra la fertilidad de los medios de cultivo utilizados

1347. Sobre la descripción y control del material de acondicionamiento primario y los dispositivos de medida empleados para un medicamento formulado como polvo para suspensión oral:

a. Si la lleva, la pipeta dosificadora debe llevar marcado CE

b. Si la lleva, la cucharilla dosificadora debe llevar marcado CE

c. Si lleva dispositivos de medida con marcado CE no se necesitan estudios de compatibilidad de éstos con la suspensión reconstituida

d. Si la lleva, la pipeta dosificadora debe estar graduada en las unidades descritas en las instrucciones de uso de la ficha técnica

1348. Sobre el Grupo de Trabajo de Biológicos en la Agencia Europea de Medicamentos (EMA):

a. Está formado por 10 expertos elegidos entre todos los estados miembros

b. Elabora informes de evaluación pre-clínica de medicamentos biológicos

c. Elabora informes sobre aspectos de calidad de medicamentos biológicos excepto de los de Terapia Avanzada

d. Elabora informes sobre aspectos de calidad de medicamentos biológicos

1349. Sobre la terapia con anticuerpos monoclonales (MAb), indique la respuesta FALSA:

a. Los anticuerpos contra la molécula de superficie HER 2 fueron de los primeros en utilizarse en el tratamiento de los cánceres de mama

b. Incluye anticuerpos humanizados, quiméricos y fosforilados

c. Incluye el tratamiento de enfermedades oftalmológicas

d. Los mecanismos de acción de los anticuerpos monoclonales frente al cáncer incluyen la destrucción de la célula diana y el bloqueo de la función de la proteína diana

1350. Qué enfermedad NO se considera una encefalopatía espongiforme transmisible:

a. La enfermedad de Creutzfeldt-Jakob

b. El síndrome de Sträussler-Scheinker

c. El insomnio familiar fatal

d. La enfermedad de Parkinson

1351. Según la Norma ISO 17025 (Requisitos generarles para la competencia de los laboratorios de ensayo) el sistema de Garantía de calidad de un laboratorio Oficial de control para asegurar la validez de los resultados de incluir, entre otros: Señale la opción INCORRECTA:

a. Uso de materiales de referencia
b. Comparaciones interlaboratorios
c. Reensayo con muestras conservadas
d. Utilización de rutinas regladas

1352. Una sustancia activa con actividad antibiótica cuenta con monografía en Farmacopea Europea:

a. Los requisitos de la monografía son de obligado cumplimiento para los productos terminados elaborados con esa sustancia activa
b. La monografía incluirá una clasificación de las sustancias relacionadas en los apartados 'derivadas de síntesis' y 'productos de degradación'
c. La monografía establece el periodo de reensayo de dichas sustancias activas
d. Los requisitos de la monografía son de obligado cumplimiento para la sustancia activa empleada en la fabricación de medicamentos

1353. El actual calendario común de vacunación infantil (aprobado por el Consejo Interterritorial del SNS), en relación a la vacuna de tosferina recomienda la administración de vacunas de:

a. Tosferina monovalentes atenuadas
b. Tosferina orales
c. Tosferina de célula completa
d. Tosferina acelular

1354. Cuál de los siguientes pasos NO forma parte de una evaluación de riesgo medioambiental para la liberación voluntaria de un organismo modificado genéticamente (OMG):

a. Identificación de las características del OMG que puede causar efectos adversos
b. Evaluación de las consecuencias potenciales de cada efecto adverso en caso de que ocurra
c. Evaluación de la probabilidad de que ocurra cada efecto adverso identificado
d. Aplicación del grado de confinamiento adecuado al riesgo

1355. De las siguientes impurezas potencialmente presentes en un medicamento biotecnológico producido en una línea celular, señale aquella que NO está asociada al proceso de producción:

a. Proteínas de la célula huésped
b. ADN cromosómico
c. Antiespumante usado en el cultivo celular
d. Agregados del medicamento

1356. El primer codón (denominado codón de iniciación) de los RNAs mensajero (mRNAs) de las células eucarióticas mayoritariamente codifica por el aminoácido:

a. Serina
b. Metionina
c. Acido glutámico
d. Alanina

1357. Tras la autorización de comercialización, en relación con un cambio de planta de fabricación de un medicamento inyectable liofilizado:

a. Es necesario facilitar información sobre la validación del proceso de fabricación del medicamento a la escala industrial autorizada, en la nueva entidad
b. La nueva entidad no tiene responsabilidad sobre el cumplimiento de NCF de la(s) entidad(es) fabricantes de principio activo
c. La nueva entidad tiene responsabilidad sobre el cumplimiento de NCF de la(s) entidad(es) fabricantes de principio activo si este es estéril
d. La nueva entidad tiene que realizar el análisis completo del principio activo

1358. Señale la FALSA respecto a la inmunoglobulina humana normal para administración intravenosa:

a. Es un líquido estéril o una preparación liofilizada que contiene principalmente inmunoglobulinas G y M (IgG, IgM)
b. Se especifica el contenido máximo para ciertos contaminantes como hemaglutininas anti-A y anti-B, inmunoglobulina A etc
c. Se obtiene a partir de plasma que cumple con la monografía de la Farmacopea Europea sobre el plasma humano para fraccionamiento
d. El método de preparación incluye un paso o pasos que se ha demostrado que eliminan o inactivan los agentes conocidos de infección

1359. Sobre la obtención de los medicamentos hemoderivados a partir de plasma humano por fraccionamiento industrial:

a. Los productos obtenidos son para un uso de reposición de carencias de una proteína específica
b. El método de fraccionamiento original de Cohn-Oncley se basa en precipitación escalonada de las proteínas en base a la concentración de acetona
c. El plasma se congela a –65ºC/-70ºC
d. En el proceso de fraccionamiento el crioprecipitado es lo primero que se separa tras la descongelación a 4ºC que se usa para obtener albúmina

1360. La 'inmunidad adaptativa' tiene la siguiente característica:

a. El sistema inmune adaptativo lo constituyen los linfocitos B y T y las células NK
b. Los linfocitos T reguladores secretan primordialmente IFN y contribuyen a la supresión de la respuesta inmunitaria
c. Los linfocitos B y T activados por antígeno se diferencian en células de memoria responsables de la inmunidad de larga duración
d. Las células dendríticas secretan inmunoglobulinas (Ig) con la misma especificidad de la Ig de superficie del linfocito B original

1361. Según la guía CPMP/ICH/138/95 sobre los estudios de estabilidad de productos biológicos/biotecnológicos, Cuántos lotes de fabricación deben incluir los estudios de estabilidad del producto terminado cuando se presenta un expediente de registro para su aprobación:

a. Es suficiente con un solo lote
b. Al menos 3 lotes
c. Al menos 5 lotes
d. Al menos 10 lotes

1362. Dentro del control de la calidad microbiológica de medicamentos no estériles, según Farmacopea Europea:

a. Para el ensayo de investigación de Escherichia coli, la muestra a analizar se debe preparar del mismo modo que para los test de recuento de microorganismos
b. Los métodos descritos para la investigación de Staphylococcus aureus son: vertido en placa y recuento por el número más probable
c. El ensayo de ausencia de Candida albicans en 25 gramos figura entre los requerimientos de calidad microbiológica para medicamentos de uso oral
d. Para los test de recuento de microorganismos se debe analizar un mínimo de 20 envases por ensayo

1363. Cuál de las siguientes terapias tiene como objetivo desbloquear la respuesta inmune frente al cáncer actuando sobre los llamados inhibidores de puntos de control (checkpoint):

a. Un anticuerpo monoclonal anti-CD20
b. Un anticuerpo monoclonal anti-PD1
c. Unas células CAR-T frente a CD19
d. Un anticuerpo monoclonal anti-CD3

1364. Hay varias mecanismos mediante los cuales un DNA foráneo puede introducirse a una célula bacteriana. Indicar la opción FALSA:

a. Transposición
b. Transducción
c. Conjugación
d. Bromoducción

1365. Señale las moléculas diana de los medicamentos basados en células CAR-T ya autorizados para comercialización en la UE:

a. CD3 y CD12
b. PD1 y PD1-L
c. CD19 y BCMA
d. Her-2 y CD20

1366. Según la definición establecida en la guía ICH Q11 (desarrollo y fabricación de materias primas), para la elección de un material de partida (starting material) en una síntesis:

a. Un intermedio de síntesis que no se aísla
b. Un reactivo empleado para formar una sal
c. Un precursor comercial
d. Un reactivo empleado para formar un éster

1367. De acuerdo a la directriz en vigor sobre la estabilidad de medicamentos biotecnológicos (ICH Q5C), cuando la fecha de caducidad propuesta sea mayor de un año, la frecuencia de los estudios de estabilidad debe ser:

a. Cada tres meses el primer año, cada seis meses el segundo año y después una vez al año
b. Cada mes el primer año, cada tres meses el segundo año y después una vez al año
c. Cada tres meses hasta alcanzar la fecha de caducidad
d. Una vez al año hasta alcanzar la fecha de caducidad

1368. En consonancia con la guía de la Agencia Europea de Medicamentos CPMP/QWP/609/96/Rev 2 que detalla como deben declarase las condiciones de almacenamiento, si un producto terminado ha demostrado ser estable a '25°C/60%RH (long term)', las condiciones de conservación que deben figurar en su etiquetado son:

a. Mantener a temperatura ambiente
b. Mantener por debajo de 25°C
c. No requiere condiciones especiales de conservación
d. Mantener en nevera

1369. Sobre la documentación de soporte que se debe aportar para sustentar un cambio de planta de fabricación de un medicamento antimicrobiano formulado como polvo para solución inyectable, obtenido por liofilización, cuál de las siguientes opciones es INCORRECTA:

a. Datos de validación del proceso de fabricación en la nueva planta
b. Datos analíticos comparativos de lotes de la planta actual y de la propuesta
c. Copia de las especificaciones aprobadas para el medicamento
d. Datos de biodisponibilidad

1370. Sobre la respuesta inmune inducida por los virus en los humanos:

a. Los virus inducen sólo respuesta inmune innata pero nunca respuesta adaptativa
b. La infección por los virus no induce memoria inmunológica
c. Los virus de la gripe utilizan el mecanismo de variabilidad antigénica para escapar a la respuesta inmune generada frente a una infección previa por virus gripal
d. La infección por virus induce la producción de anticuerpos del tipo IgG pero no del tipo IgM

1371. En una solicitud de ensayo fase II controlado con placebo, ¿qué datos de estabilidad del placebo deben presentarse:

a. Datos de estabilidad a largo plazo y en condiciones aceleradas
b. Es suficiente con disponer de datos de estabilidad a largo plazo
c. Debe confirmarse que se llevará a cabo un estudio de estabilidad y que, antes del inicio del ensayo clínico, se habrán iniciado los estudios en condiciones aceleradas y a largo plazo
d. Los estudios de estabilidad sólo son necesarios cuando hay motivos para sospechar que el placebo experimentará cambios en sus características físicas o degradación

1372. La guía ICH Q5A (R1) sobre seguridad viral de productos biotecnológicos derivados de líneas celulares animales o humanas, indica que deben seguirse tres aproximaciones complementarias para controlar la potencial contaminación por virus de un medicamento biotecnológico que son (Indicar la respuesta FALSA):

a. Controlar los materiales de partida y los bancos celulares para que estén libres de virus
b. Valorar la capacidad del proceso de producción para eliminar virus
c. Testar por la ausencia de virus contaminantes en varias etapas del proceso de producción
d. El tratamiento con luz ultravioleta de todos los graneles iniciales

1373. La guía para minimizar el riesgo de transmisión de priones a medicamentos (EMA/410/01 rev.3), establece en relación al uso de grasa animal ('tallow derivatives') para la fabricación de medicamentos que:

a. No pueden utilizarse en la fabricación de medicamentos
b. Pueden utilizarse siempre que el material de partida proceda de animales en países con categoría A o B
c. Pueden utilizarse si han sido obtenidos a partir de un riguroso proceso de producción (p.ej. alta temperatura bajo presión)
d. Pueden utilizarse siempre que la edad de los animales de los que proceden no sea superior a dos años

1374. Sobre las vacunas de mRNA de uso humano autorizadas por la EMA (Agencia Europea de Medicamentos):

a. Se presentan encapsuladas en nanopartículas lipídicas
b. Se administran por vía oral
c. Van clonadas en un vector de Adenovirus
d. Se fabrican mediante amplificación en cadena de la polimerasa (PCR) del RNA del virus

1375. En la fabricación de un medicamento biotecnológico, el reprocesamiento:

a. Se acepta sólo en etapas restringidas y hay que demostrar que no afecta a la calidad del producto
b. Por ser procesos complejos, no se acepta reprocesamiento para ninguna etapa del proceso
c. Se puede realizar en cualquier etapa del proceso y no necesita validación
d. Consiste en la modificación del proceso de producción cuando el producto no cumple las especificaciones

1376. El enzima EcoRI se utiliza en la tecnología del DNA recombinante:

a. Para unir fragmentos de DNA
b. Para unir fragmentos de RNA
c. Como endonucleasa de restricción
d. Como Fosfatasa o Quinasa según el tampón en el que se incube el enzima

1377. En un anticuerpo monoclonal cuyo mecanismo de acción consiste en unirse a una molécula soluble para bloquear la unión de ésta a su receptor, cuál de los siguientes parámetros NO sería relevante estudiar durante la caracterización:

a. Unión del anticuerpo al ligando
b. Actividad citotóxica mediada por anticuerpos
c. Nivel de proteínas de la célula huésped
d. Nivel de pureza

1378. En un ASMF (Active Substance Master File) de un antibiótico obtenido por fermentación, se presenta un ensayo límite para la determinación de un residuo de la obtención de la sustancia activa. Qué parámetros de validación se consideran más importantes para la validación de este tipo de métodos:

a. Especificidad y límite de detección
b. Especificidad y robustez
c. Exactitud, repetibilidad, precisión intermedia, especificidad, linealidad y rango
d. Repetibilidad, linealidad y rango

1379. Según el documento EMA/CHMP/BWP/303353/2010 sobre la enfermedad de Creutzfeldt-Jakob (CJD) y medicamentos derivados de sangre y de orina, indicar cual de las siguientes recomendaciones es FALSA en relación a la reducción del riesgo de transmisión de la enfermedad de CJD variante (vCJD) en la fabricación de Hemoderivados:

a. Se recomienda excluir los donantes residentes en el Reino Unido
b. Se recomienda excluir los donantes residentes en Estados Unidos
c. Se recomienda investigar la capacidad de los procesos de fabricación de eliminar o inactivar priones
d. Es prudente la retirada de lotes en caso de que un donante que haya contribuido a esos lotes desarrolle posteriormente enfermedad de vCJD

1380. Qué característica celular NO está asociada con malignidad:

a. Capacidad para reparar los daños en su ADN
b. Evasión de los mecanismos de muerte celular programada (apoptosis)
c. Capacidad para migrar e invadir otros tejidos (metástasis)
d. Capacidad para proliferar de forma autónoma

1381. La administración de proteínas recombinantes usadas como medicamento induce en muchos casos una respuesta inmune de anticuerpos contra dicha proteína. Según la guía EMEA/CHMP/ BMWP/14327/ 2006 que describe como valorar esta inmunogenicidad, es FALSO:

a. Estos anticuerpos se detectan con más frecuencia en tratamientos de larga duración que en tratamientos de corta duración
b. La administración por vía intravenosa es generalmente menos inmunogénica que las subcutánea o intramuscular
c. En la mayoría de los casos que se ha observado este fenómeno los anticuerpos se dirigen contra el extremo N-terminal fosforilado de la proteína
d. Entre los factores que influyen en la generación de estos anticuerpos se encuentran factores relacionados con el paciente (factores genéticos, edad, y relacionados con la enfermedad)

1382. Qué afirmación sobre las células presentadoras de antígenos profesionales es FALSA:

a. Existen varios tipos, entre otros, las células dendríticas y los macrófagos
b. Son capaces de internalizar, procesar los antígenos extraños y de presentarles en su superficie
c. Son necesarias para que se desarrolle una respuesta inmune adaptativa
d. Los linfocitos T son un tipo de células presentadoras de antígenos

1383. En los sistemas biológicos la información contenida en el DNA se copia en una molécula de RNA y a continuación la información se traduce en una proteína. Respecto a este proceso:

a. Durante la translación la RNA polimerasa genera una molécula de RNA complementaria a una de las cadenas de DNA
b. Las proteínas llamadas histonas desempeñan un papel muy activo en el plegamiento de proteínas
c. La RNA polimerasa se une a promotores cuando previamente se han unido factores de transcripción que son específicos para determinados genes
d. Las proteínas mal plegadas generalmente se acumulan en los lisosomas

1384. Sobre la consideración del PRP (Plasma Rico en Plaquetas) como medicamento, es FALSO:

a. En cada donación deberán realizarse las pruebas analíticas de verificación requeridas para las donaciones de sangre total y componentes sanguíneos
b. Las pruebas analíticas no deberán seguir de modo obligado las normas de correcta fabricación de medicamentos
c. Disponen de una ficha técnica autorizada por la AEMPS
d. En el caso de kits desechables de PRP con 'técnica cerrada', no es necesaria la obtención de un certificado de adecuación de las instalaciones y de las actividades de preparación efectuadas, según lo establecido en las NCF de la UE

1385. Respecto a la liberación oficial de lotes de medicamentos hemoderivados indique qué afirmación es FALSA:

a. El producto se ha analizado por un laboratorio oficial que verifica que el producto cumple con la monografía de la Farmacopea Europea
b. El producto se ha analizado por un laboratorio oficial y cumple con las especificaciones de su expediente de registro
c. Un laboratorio oficial ha analizado todas las especificaciones de liberación de producto terminado aprobadas y son conformes
d. Un laboratorio oficial ha analizado los parámetros del producto de acuerdo con las guías oficiales de procedimiento de liberación de lotes y son conformes

1386. Respecto al CHMP Position statement on Creutzfeldt-Jakob disease and plasma-derived and urine-derived medicinal products señale la afirmación FALSA:

a. Los criterios de selección de donantes incluyen criterios para excluir a los donantes que ha recibido un injerto de córnea o duramadre
b. El CHMP no recomienda la retirada de medicamentos derivados de plasma cuando posteriormente se confirme que un donante tiene ECJ genética esporádica o iatrogénica
c. Existen varios casos documentados de transmisión de vCJD de humano a humano por altas dosis de factor VIII plasmático
d. La residencia en el Reino Unido en ciertos periodos de tiempo es un factor de riesgo reconocido para la vCJD y resulta en la exclusión de esos donantes

1387. Los principios generales de la evaluación de riesgo para los productos hemoderivados descritos en la Guideline of plasma derived products EMA/CHMP/BWP/706271/ 2010 consideran varios factores, NO es uno de ellos:

a. Pruebas de detección de marcadores virales
b. Pasos de inactivación/eliminación de virus en el proceso de fabricación
c. Rendimiento y nivel potencial de partículas de virus infecciosos en una dosis de producto final
d. Sistema de información posterior a la recogida: recopilación de las reacciones adversas graves causadas por una donación y notificación

1388. Qué opción es FALSA con respecto a las citoquinas:

a. Son producidas fundamentalmente por los linfocitos y los macrófagos activados
b. Son el principal componente polisacarídico de la pared celular de las células procariotas
c. Las interleucinas son un tipo de citoquinas
d. Algunas citoquinas actúan en los procesos inflamatorios

1389. En lo relativo a las vacunas combinadas:

a. Las vacunas combinadas son preparados que contienen dos o más antígenos en el mismo producto
b. Las vacunas combinadas son preparados que contienen exclusivamente antígenos de distintas enfermedades
c. Las vacunas combinadas son preparados que contienen exclusivamente distintos serogrupos, serotipos o cepas frente a la misma enfermedad
d. En el grupo de vacunas combinadas no se incluyen los preparados que requieren mezclarse inmediatamente antes de su administración

1390. Cuál de las siguientes afirmaciones es FALSA con respecto al uso de materiales de origen biológico en la fabricación de medicamentos:

a. Es necesario garantizar su seguridad con respecto a la transmisión de virus

b. Es necesario identificarlos en el dosier de registro

c. Es necesario garantizar su seguridad con respecto a la transmisión de encefalopatías espongiformes

d. No pueden usarse materiales de origen biológico en la fabricación de medicamentos

1391. Sobre la respuesta inmune celular:

a. Está mediada por linfocitos T

b. También se la denomina como respuesta inmune innata

c. Está mediada por la activación del complemento para desencadenar la respuesta

d. Está mediada por anticuerpos

1392. Señale la opción FALSA: Previo a la puesta en el mercado de un lote de una vacuna, cada lote debe someterse al Procedimiento Europeo de Liberación de lotes de Vacunas. Dicho procedimiento implica que:

a. Haya una evaluación crítica de los protocolos de producción y control del fabricante por parte de un laboratorio oficial de control

b. El fabricante debe enviar muestras de dicho lote a un laboratorio oficial de control para su análisis

c. El laboratorio oficial de control debe analizar las muestras proporcionadas por el fabricante, tal y como se establece en las directrices específicas de cada producto

d. El fabricante debe enviar muestras de dicho lote al Laboratorio de la Agencia Europea de Medicamentos (EMA) para su análisis

1393. De acuerdo a lo establecido en la Guía ICH Q3C:

a. Se describen 3 clases de disolventes clasificados en función de su posible riesgo para la salud humana

b. Se recogen 4 clases de disolventes clasificados en función de su posible riesgo para la salud humana

c. Se describen 3 clases de disolventes clasificados en función de su miscibilidad

d. Se describen 4 clases de disolventes clasificados en función de su volatilidad

1394. La guía de la Agencia Europea de Medicamentos EMA/CHMP/BWP/457920/2012 rev 1 establece los principios para controlar la calidad y seguridad del suero bovino utilizado en la fabricación de medicamentos de uso humano. Cuál de los siguientes procedimientos de inactivación recomienda la guía que debe utilizarse para inactivar posibles virus presentes en el suero:

a. Radiación gamma

b. Tratamiento con ClH 1 Normal

c. Tratamiento con NaOH 5 Molar

d. Tratamiento con acetonitrilo (> 99% de pureza)

1395. Sobre las vacunas frente a enfermedad meningocócica invasora causada por Neisseria meningitidis autorizadas actualmente en España:

a. Existen vacunas compuestas por 23 serotipos capsulares no conjugadas

b. Existen vacunas compuestas por 4 polisacáridos capsulares de los serogrupos A, C, Y, W135 conjugados con proteína transportadora

c. Existen vacunas atenuadas de administración oral

d. Existen vacunas compuestas por 13 serotipos capsulares

1396. En un medicamento de terapia génica basado en un vector recombinante de virus adenoasociados (AAV) Cuál sería un parámetro relacionado con la seguridad que debería formar parte de la especificación:

a. Detección de posibles partículas de virus competentes para replicación

b. Un análisis de unión directa a su receptor

c. Demostración de la capacidad replicativa del vector

d. Detección de partículas retrovirales

1397. Sobre la vacunación frente a Hepatitis B, el calendario del CISNS establece que se debe vacunar, es FALSO:

a. En la infancia a los 2, 4 y 11 meses de edad

b. En caso de madres portadoras, se debe vacunar en el nacimiento y a los 2, 4 y 11 meses de edad

c. En la infancia a los 3, 5 y 9 meses de edad

d. En adolescentes y jóvenes no vacunados en la infancia, se debe dar una pauta de tres dosis a los 0, 1 y 6 meses

1398. Cuál de estas vacunas combinadas SI está actualmente autorizada en España:

a. Vacuna combinada conteniendo antígenos frente a la gripe y Haemophilus influenzae

b. Vacuna combinada frente a Neisseria meningitidis de serogrupos A, B, y C

c. Vacuna combinada conteniendo antígenos de difteria, tétanos, tosferina, hepatitis B, polio, y Haemophilus influenzae

d. Vacuna combinada conteniendo antígenos de Streptococcus pneumoniae y de Staphylococcus aureus

1399. En ciertos medicamentos es necesario realizar ensayos para la detección y/o cuantificación de las endotoxinas bacterianas. Estas endotoxinas son:

a. Lipopolisacáridos de las bacterias Gram negativas que causan pirogenicidad

b. Toxinas exclusivas de las bacterias Gram positivas que fundamentalmente causan intoxicaciones alimentarias

c. Proteínas exclusivas de aquellos patógenos que pueden causar meningitis

d. Fosfolípidos de las bacterias esporuladas que pueden causar infecciones respiratorias

1400. Cuál de las siguientes opciones es FALSA en lo que se refiere a la definición de un medicamento de terapia celular somática:

a. Las células o tejidos que lo forman han sido sometidos a manipulación substancial

b. Las células o tejidos que lo forman están destinados a emplearse en una función esencial distinta en el receptor y en el donante

c. No es necesario que contenga células o tejidos siempre que se hayan utilizado células en su producción

d. Está formado por células o tejidos que se administran con el objetivo de ejercer una acción farmacológica, inmunológica o metabólica

1401. Sobre la información de una nueva sustancia activa antimicrobiana, indique la opción FALSA:

a. De forma general, las especificaciones deben incluir control de identificación

b. De forma general, las especificaciones deben incluir un control de actividad óptica

c. De forma específica, las especificaciones pueden incluir control de polimorfismo

d. De forma específica, las especificaciones pueden incluir un control de actividad óptica

1402. Cuál de los siguientes ensayos realiza el Laboratorio Oficial de Control en la liberación oficial de lotes de producto terminado del medicamento albúmina humana:

a. Anticuerpos frente al virus de la hepatitis B

b. Contenido en proteína total por el método de Kjeldahl

c. Activador de precalicreína

d. Hemaglutininas anti-A y anti-B

1403. Según el artículo 41 del RD 1345/2007, sobre la autorización previa de lotes de fabricación de hemoderivados en España. Es obligatoria:

a. Cuando el hemoderivado interviene como excipiente o como reactivo en la producción de un medicamento

b. Para los medicamentos cuya sustancia activa es un hemoderivado

c. Cuando el hemoderivado interviene como excipiente o como reactivo en la producción de un producto sanitario

d. Para productos hemoderivados en fase de ensayos clínicos

1404. Sobre el genoma humano:

a. Está compuesto aproximadamente por tres mil pares de bases

b. Está compuesto por 23 pares de cromosomas: 22 pares de cromosomas autosómicos y un par de cromosomas sexuales (X, Y)

c. Contiene varios millones de genes que codifican proteínas

d. Está constituido por una única molécula circular, que puede ser de ADN o ARN, que puede incluso ser de banda simple o doble

1405. Sobre los órganos linfoides:

a. La médula ósea es un órgano linfoide primario

b. Los linfocitos B maduran en el timo

c. Los órganos linfoides secundarios son los ganglios linfáticos y el timo

d. Los ganglios linfáticos tienen la función de filtrar la sangre y limpiarla de formas celulares alteradas en su glicosilación

1406. La fabricación de medicamentos biotecnológicos en plantas transgénicas:

a. Debería incluir la generación de un banco transgénico maestro

b. Requiere de etapas de eliminación de posibles virus naturales de plantas

c. No presenta ningún riesgo de contaminación por virus adventicios

d. No está permitida en la UE por ser organismos modificados genéticamente

1407. La aprobación del cambio anual en la composición de las vacunas antigripales estacionales aprobadas por procedimiento centralizado en la UE requiere:

a. La presentación, por parte del titular de la autorización, de una variación tipo II con los datos relativos a la(s) cepa(s) nueva(s)

b. La comunicación por escrito a la EMA informando del cambio de cepas

c. La presentación de un dosier completo de calidad, pre-clínica y clínica con la nueva composición

d. Se aprueba automáticamente la composición de cepas empleada en el hemisferio sur

1408. Qué factor relacionado con las proteínas terapéuticas NO está asociado con la posible inducción de inmunogenicidad:

a. El pH

b. La presencia de agregados

c. Las modificaciones post-transducionales

d. La presencia de ADN de la célula huésped

1409. Sobre la realización de ensayos clínicos con medicamentos de Terapia Avanzada en España:

a. Los medicamentos de terapia celular no necesitan cumplir con las Normas de Correcta Fabricación si son autólogos

b. Todos los medicamentos de Terapia Avanzada deben cumplir con las Normas de Correcta Fabricación

c. El proceso de producción ha de estar convenientemente validado antes de iniciar un ensayo clínico

d. La autorización de ensayos clínicos con medicamentos de Terapia Avanzada requiere el visto bueno de la Organización Nacional de Trasplantes

1410. Cuáles son los dos métodos descritos en Farmacopea Europea para la realización del ensayo de esterilidad en medicamentos:

a. Filtración por membrana e inoculación directa

b. Recuento en placa y activación de monocitos

c. Siembra en superficie y vertido en placa

d. Autoclavización y filtración esterilizante

1411. Al tratar una molécula de anticuerpo IgG con cuál de las siguientes enzimas se genera el fragmento denominado F(ab')2:

a. Ricina   b. Lizipaina

c. Pepsina   d. Leucina

1412. En la UE un medicamento de ingeniería tisular puede contener:

a. Células o tejidos sometidos a manipulación substancial que se administran para regenerar un tejido humano

b. Tejidos a los que se les eliminan todas sus células antes de ser implantados en el paciente

c. Tejidos que ejercen su función mediante un mecanismo inmunológico

d. Tejidos no sometidos a manipulación substancial y destinados a ejercer la misma función esencial en el donante y en el receptor

1413. Es una característica común a todas las vacunas frente a COVID-19 aprobadas por la EMA:

a. Se basan en la tecnología del mRNA

b. Son vacunas recombinantes en las que el antígeno está clonado en un vector vírico

c. Inmunizan frente a la proteína de la espícula del virus SARS-Cov-2

d. Se presentan con un adyuvante

1414. En los estudios comparativos de perfiles de disolución de un comprimido de liberación inmediata de un antibiótico se acepta que los perfiles son similares sin necesidad de realizar el cálculo del factor de similitud (f2) cuando se obtienen valores de disolución superiores al 85% en los tres pH prescritos en un período de:

a. 10 min

b. 15 min

c. 20 min

d. 30 min

1415. Sobre los medicamentos biotecnológicos biosimilares:

a. El medicamento biosimilar debe producirse en la misma línea celular que el medicamento de referencia

b. El dossier de calidad debe incluir el Módulo 3 completo, además de los datos de biosimilitud

c. El perfil de impurezas derivadas del proceso de producción debe ser equivalente en el biosimilar y el innovador

d. La formulación ha de ser idéntica a la del medicamento de referencia

1416. Cuál de las siguientes opciones se corresponde con esta definición: 'Patrón primario que permite que los resultados de análisis biológicos o inmunológicos estén expresados en la misma forma en todo el mundo. La asignación de su valor es en Unidades Internacionales (UI) o en otra unidad adecuada':

a. Material de referencia cualificado

b. Material de referencia validado

c. Estándar secundario

d. Estándar internacional

1417. La presentación de una solicitud de autorización de comercialización por procedimiento centralizado de un medicamento biotecnológico que contiene un organismo modificado genéticamente (OMG):

a. Requiere la presentación de una evaluación de riesgo medioambiental de acuerdo a los principios establecidos en la Directiva 2001/18/EC de liberación voluntaria de OMGs

b. Requiere la presentación de las medidas de contención establecidas en la Directiva 2009/41/EC de utilización confinada de OMGs

c. No requiere la presentación de ningún documento adicional a los que se presentan en la solicitud de comercialización de cualquier otro medicamento biotecnológico

d. No se pueden solicitar autorizaciones de comercialización de OMGs en la UE

1418. Sobre el uso de plantas transgénicas para la producción de medicamentos en la UE:

a. Debido a la estricta regulación de los Organismos Modificados Genéticamente, no está permitido el uso de plantas transgénicas en la producción de medicamentos

b. La autorización de comercialización de medicamentos biotecnológicos producidos en plantas transgénicas puede realizarse por procedimiento nacional o centralizado

c. El uso de plantas transgénicas sólo está legalmente permitido cuando es imposible usar un sistema de producción alternativo

d. Aunque la legislación lo permite, no hay ningún medicamento producido en plantas transgénicas autorizado hasta la fecha

1419. La autorización de medicamentos de terapia avanzada por procedimiento centralizado requiere:

a. Un dictamen positivo del Comité de medicamentos de uso humano refrendado posteriormente por un dictamen positivo del Comité de terapias avanzadas

b. Un dictamen positivo del Comité de terapias avanzadas exclusivamente

c. Un dictamen positivo del Comité de terapias avanzadas refrendado posteriormente por un dictamen positivo del Comité de medicamentos de uso humano

d. Un dictamen positivo del Comité de medicamentos de uso humano sin dictamen previo del Comité de terapias avanzadas

1420. Sobre el medio agar MacConkey:

a. Es un medio de enriquecimiento que se utiliza para detectar microorganismos de lento crecimiento tras 14 días de incubación

b. Es un medio de enriquecimiento utilizado para el control de la esterilidad de los medicamentos

c. Es un medio sólido que por su composición permite realizar el recuento de colonias de Staphylococcus aureus

d. Es un medio selectivo que permite detectar el crecimiento de Escherichia coli

1421. La respuesta a la infección viral por el sistema inmunitario presenta las siguientes características EXCEPTO una:

a. Las células infectadas por virus expresan en su membrana proteínas virales

b. Los patógenos extracelulares se destruyen preferentemente por células T CD8+

c. Los anticuerpos son un factor esencial en la eliminación de la infección viral

d. Los virus subvierten el sistema inmunitario inhibiendo la expresión de moléculas de histocompatibilidad en las células

1422. Sobre el ensayo de esterilidad por filtración por membrana, descrito en la Farmacopea Europea:

a. Tras filtrar la muestra, se debe transferir el filtro a la superficie de un medio de cultivo con agar

b. Se deben utilizar filtros con tamaño igual o inferior a 0,45 µm (micrómetros)

c. Tras filtrar la muestra, el liquido filtrado se debe incubar en medios de cultivo líquidos

d. La muestra se debe incubar en medios de cultivo sólidos con indicador para identificar los posibles microorganismos

1423. En los estudios de biosimilitud entre un medicamento biosimilar y el innovador se recomienda seguir un enfoque escalonado. Cuál de los siguientes pasos debería ser el primero:

a. Estudios de comparabilidad a nivel no clínico in vivo

b. Estudios de comparabilidad a nivel de calidad

c. Estudios de comparabilidad clínica en una indicación

d. Estudios clínicos comparativos de inmunogenicidad

1424. [ANULADA] Los métodos de clonaje de genes (clonado molecular) son herramientas muy importantes en los campos de la biología y medicina actual:

a. Las enzimas de restricción son las encargadas de ligar el fragmento de ADN del gen y el plásmido

b. Para identificar las bacterias que han incorporado el plásmido se usa la selección con antibióticos

c. La PCR es un método usado a menudo para el clonaje de genes

d. Los plásmidos se insertan en la bacteria por el procedimiento conocido como transformación

1425. [ANULADA] Sobre la membrana plasmática de las células eucariotas:

a. La bicapa lipídica es la base universal de la estructura de la membrana celular

b. La membrana es una estructura cuasifluida, en ella sus componentes pueden realizar movimientos de traslación dentro de la misma

c. Las proteínas integrales de la membrana tienen uno o más segmentos que atraviesan la bicapa lipídica

d. El colesterol es un componente de la membrana celular de las células eucarióticas animales y vegetales

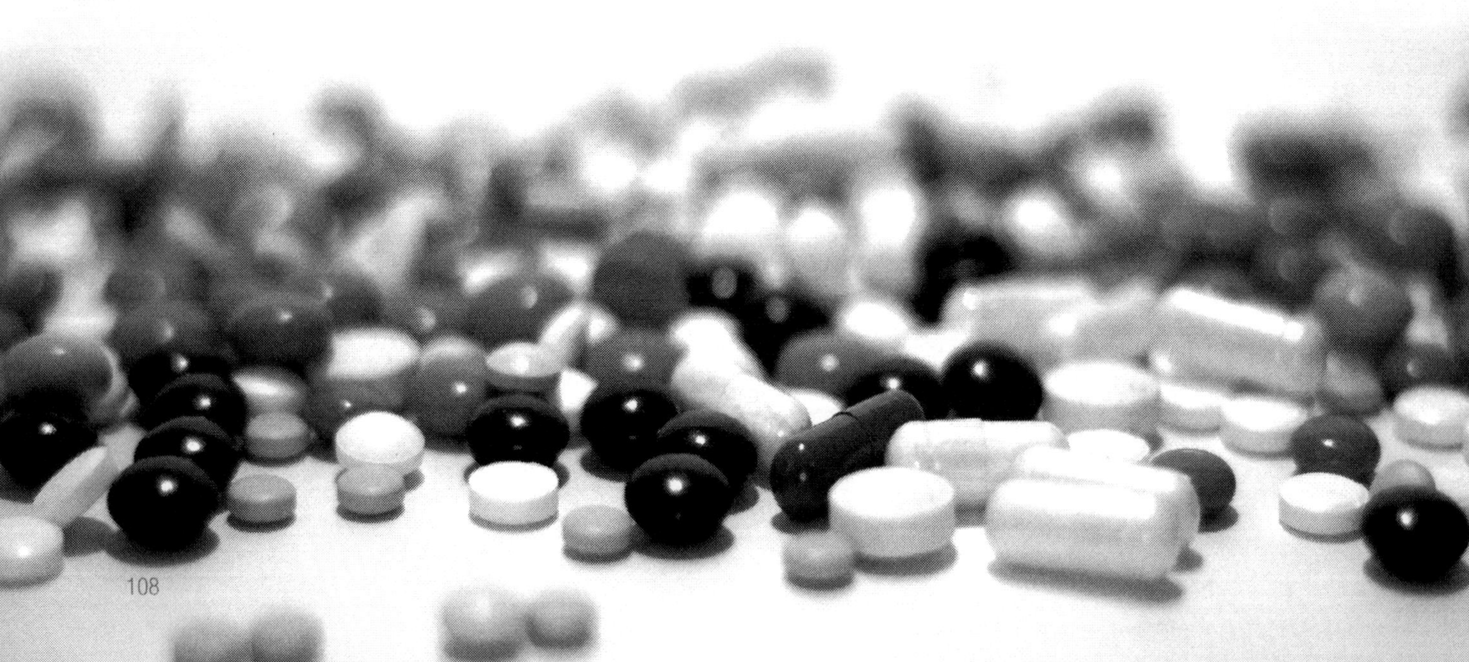

1426 C	1464 D	1502 B	1540 C
1427 B	1465 B	1503 D	1541 C
1428 C	1466 C	1504 D	1542 A
1429 D	1467 B	1505 C	1543 C
1430 C	1468 C	1506 B	1544 B
1431 D	1469 B	1507 D	1545 D
1432 D	1470 D	1508 B	1546 C
1433 D	1471 D	1509 C	1547 C
1434 D	1472 A	1510 C	1548 C
1435 A	1473 B	1511 B	1549 D
1436 B	1474 A	1512 A	1550 B
1437 A	1475 A	1513 B	1551 C
1438 A	1476 D	1514 D	1552 A
1439 B	1477 D	1515 A	1553 A
1440 C	1478 D	1516 B	1554 B
1441 C	1479 D	1517 A	1555 B
1442 C	1480 A	1518 C	1556 C
1443 A	1481 B	1519 A	1557 A
1444 D	1482 C	1520 B	1558 A
1445 A	1483 A	1521 C	1559 C
1446 C	1484 D	1522 D	1560 C
1447 C	1485 D	1523 B	1561 D
1448 C	1486 C	1524 A	1562 D
1449 B	1487 B	1525 A	1563 C
1450 A	1488 B	1526 D	1564 C
1451 A	1489 B	1527 A	1565 C
1452 D	1490 D	1528 D	1566 B
1453 A	1491 B	1529 B	1567 A
1454 A	1492 C	1530 C	1568 C
1455 B	1493 B	1531 C	1569 D
1456 C	1494 D	1532 B	1570 C
1457 A	1495 D	1533 B	
1458 B	1496 A	1534 B	1571 B
1459 D	1497 B	1535 D	1572 C
1460 D	1498 A	1536 B	1573 A
1461 A	1499 C	1537 C	1574 D
1462 C	1500 A	1538 C	1575 D
1463 B	1501 B	1539 B	

1426. Respecto a la tuberculosis y de acuerdo con el Plan para la prevención y control de la tuberculosis en España es FALSO:

a. Las pruebas básicas para el diagnóstico de enfermedad tuberculosa son la radiografía de tórax y el examen microbiológico
b. Una radiografía de tórax normal descarta tuberculosis en más del 95% de los adultos inmunocompetentes
c. Una radiografía de tórax confirma el diagnóstico de tuberculosis en el 100% de los casos
d. Ante la sospecha de tuberculosis se debe realizar cultivo microbiológico para confirmación del diagnóstico

1427. NO es uno de los valores contemplados en la Estrategia en cuidados paliativos del SNS:

a. Derecho al alivio del sufrimiento
b. Valor extrínseco de cada persona como individuo autónomo y único
c. Calidad de vida definida por cada paciente
d. Expectativas del enfermo y familia sobre la respuesta del sistema sanitario a sus necesidades en el final de la vida

1428. Sobre el Plan Mundial de Acción en Vacunas (Global Vaccine Action Plan) ¿Cuál de las siguientes opciones es FALSA:

a. El acceso equitativo a la vacunación es uno de los principios que guía la elaboración del Plan
b. Una de las metas del Plan es conseguir un mundo libre de poliomelitis
c. La eliminación de la hepatitis B es uno de los objetivos del Plan
d. Presenta indicadores recomendados para la evaluación del Plan en 2020

1429. La reducción de las desigualdades en salud es una de las prioridades del SNS. Sobre los requisitos específicos que debería cumplir un indicador para medir desigualdades en salud, es FALSO:

a. Reflejar la dimensión socioeconómica de las desigualdades en el campo de la salud
b. Incorporar la información correspondiente a todos los grupos de la población definidos por el indicador
c. Ser sensible a los cambios en la distribución y al tamaño de la población a lo largo de la escala socioeconómica
d. Reflejar la carga de las enfermedades crónicas

1430. Señale la FALSA respecto al agua de consumo humano:

a. Se considera agua de consumo humano salubre y limpia cuando no contenga ningún tipo de microorganismo, parásito o sustancia, en una cantidad o concentración que pueda suponer un riesgo para la salud humana
b. El control de la calidad del agua de consumo humano engloba el autocontrol del agua de consumo humano
c. Las provincias son las responsables de asegurar que el agua suministrada sea apta para el consumo a través de cualquier red de distribución, cisterna o depósito móvil en su ámbito territorial
d. Los criterios sanitarios de la calidad del agua de consumo humano se regulan mediante RD

1431. El Documento Marco sobre cribado poblacional recoge como criterios para la toma de decisiones estratégicas respecto a los programas de cribado poblacional los siguientes EXCEPTO:

a. Periodo de latencia detectable
b. Prueba válida, fiable y eficiente
c. Beneficio que supere los potenciales riesgos
d. La enfermedad tiene tratamiento tras la aparición de los síntomas clínicos

1432. Las mayores contribuciones a las dosis de radiaciones ionizantes a la población son debidas a las siguientes causas EXCEPTO:

a. Gas Radón en las viviendas, por exhalación del terreno y los materiales de construcción

b. Rayos X en las aplicaciones de diagnóstico médico

c. Radiación gamma en las aplicaciones de diagnóstico médico

d. Radiaciones infrarrojas emitidas por el sol especialmente en los meses de verano

1433. Decimos que una prueba diagnóstica es muy específica cuando:

a. Tiene poco falsos negativos cuando se aplica a una población de enfermos

b. Es poco probable que un resultado negativo corresponda a un enfermo

c. Tiene una alta sensibilidad diagnóstica

d. Tiene pocos falsos positivos cuando se aplica a una población sana

1434. La Historia Clínica electrónica interoperable del SNS relaciona los informes clínicos de una persona hechos en diferentes CC AA a través de:

a. El Número de historia clínica (NHC)

b. El número de Seguridad social (NSS)

c. El código de paciente del fichero maestro del hospital

d. El Código de identificación Personal de la tarjeta sanitaria

1435. Respecto al Plan estratégico para la eliminación del sarampión y la rubeola en España señale la respuesta FALSA:

a. La finalidad del Plan es mantener la eliminación del sarampión y la rubeola en España, alcanzadas ambas en 2015

b. Las estrategias para mantener la eliminación en España son: fortalecer la inmunidad de la población, fortalecer el sistema de vigilancia y la actuación en brotes y crear y reforzar estrategias de comunicación, información y asesoría

c. Uno de los objetivos de la estrategia de fortalecer el sistema de vigilancia es garantizar una investigación de laboratorio de calidad

d. Se deberá aprovechar cualquier contacto con el sistema sanitario para revisar, informar y actualizar la vacunación frente a sarampión y rubéola de la población de cualquier edad

1436. Respecto a las Infecciones de transmisión sexual es FALSO que:

a. La información epidemiológica sobre las ITS en nuestro país se obtiene a través del Sistema de Enfermedades de Declaración Obligatoria (EDO) y el Sistema de Información Microbiológica (SIM)

b. Las Enfermedades de transmisión sexual sometidas a vigilancia epidemiológica a nivel estatal, en España, son: infección gonocócica y sífilis

c. Un punto débil para la prevención primaria es la baja percepción del riesgo de infección por VIH y otras ITS detectada, especialmente entre los jóvenes

d. La investigación y manejo adecuados de los contactos de personas con infecciones por VIH y otras ITS son esenciales para interrumpir la transmisión de estas infecciones

1437. Sobre los ensayos clínicos de fase III:

a. El ensayo clínico en fase III es normalmente un gran ensayo que se realiza para comparar la nueva terapia con la estándar y utiliza un número elevado de sujetos

b. El objetivo principal del mismo es la búsqueda de la dosis eficaz

c. Normalmente no incluyen un grupo control

d. Tratan de detectar efectos adversos raros una vez comercializado el medicamento

1438. Cuál de los siguientes es el agente bacteriano causante de la sífilis:

a. Treponema pallidum

b. Neisseria gonorrhoeae

c. Chlamydia trachomatis

d. Trichomonas vaginalis

1439. Cuál de las siguientes es FALSA respecto a la epidemiología de las lesiones no intencionales:

a. Las caídas son la causa principal de lesiones en las personas mayores

b. La mayoría de los ahogamientos en los niños se producen en el mar

c. La mayor parte de las intoxicaciones se producen en el hogar

d. Las causas más frecuentes de intoxicaciones son el consumo de medicamentos y la inhalación de gas

1440. Sobre la Historia Clínica Digital del SNS (HCDSNS) es FALSO:

a. Uno de los documentos que pueden ser consultados en la HCDSNS es la historia clínica resumida

b. Cada ciudadano puede conocer los accesos realizados a la información disponible en su HCDSNS

c. La historia clínica resumida contiene los datos considerados más relevantes para una asistencia sanitaria programada

d. El ciudadano puede reclamar en caso de accesos a la información disponible en su HCDSNS que considere no justificados

1441. La Historia Clínica electrónica interoperable del SNS permite:

a. Que un médico de una Comunidad Autónoma acceda a la historia clínica completa de otra Comunidad Autónoma

b. Que todos los médicos del SNS accedan a un repositorio de historias clínicas centralizado de los pacientes

c. Que un médico del SNS acceda a informes y resúmenes relevantes de datos clínicos del paciente en otra Comunidad Autónoma

d. Que haya una HC única de cada paciente en el SNS

1442. Un programa de entrenamiento multicomponente está compuesto por:

a. Ejercicios de resistencia aeróbica

b. Ejercicios de resistencia aeróbica y flexibilidad

c. Ejercicios de resistencia aeróbica, de fuerza muscular, de equilibrio y flexibilidad

d. Ejercicios de resistencia aeróbica y de equilibrio

1443. Sobre la Tarjeta Sanitaria en el SNS:

a. Es documento necesario y suficiente para acceder a los servicios sanitarios del SNS

b. Solamente es válida en la Comunidad Autónoma que la emite

c. En su banda magnética contiene los principales datos de salud de la persona

d. Permite obtener asistencia sanitaria en el extranjero

1444. Según el documento marco del sistema de vigilancia de las infecciones relacionadas con la asistencia sanitaria (IRAS), cuál de los siguientes NO se considera un módulo de vigilancia de las IRAS:

a. Infección de localización quirúrgica

b. Infecciones por microorganismos multirresistentes o de especial relevancia clínica

c. Brotes epidémicos hospitalarios

d. Infecciones relacionas con la asistencia sanitaria en los servicios de dermatología

1445. Es FALSO en relación al Sistema de Información de Atención Primaria (SIAP) del SNS:

a. Es un sistema de información estadístico establecido por consenso actualmente con 12 comunidades autónomas

b. Incluye estadísticas relativas a los recursos y la actividad gestionados por los Servicios de urgencias y emergencias 112/061

c. Contiene información sobre la actividad asistencial llevada a cabo en los domicilios de los pacientes

d. Contiene información sobre la actividad asistencial llevada a cabo fuera del horario habitual de funcionamiento (actividad urgente) en los centros sanitarios de Atención Primaria

1446. NO es una de las 6 líneas estratégicas de la Estrategia para el Abordaje de la Cronicidad en el SNS:

a. Promoción de la salud
b. Prevención de las condiciones de salud y limitaciones en la actividad de carácter crónico
c. Especialización de la asistencia
d. Equidad en salud e igualdad de trato

1447. Respecto a los indicadores de actividad física del Informe del Observatorio de la Nutrición y de Estudio de la Obesidad de la estrategia NAOS es FALSO:

a. El % de personas con 15 o más años que practica algún deporte al menos una vez por semana ha aumentado de la encuesta de hábitos deportivos de 2015 a la de 2020, pasando de 45% a 55%
b. En la encuesta de hábitos deportivos de 2015 el % de hombres que practica algún deporte al menos una vez por semana es superior al de mujeres
c. En la encuesta de hábitos deportivos de 2020 el % de mujeres que practica algún deporte al menos una vez por semana es superior al de hombres
d. Por grupos de edad, globalmente (hombres y mujeres) el grupo de 20-24 años tiene el porcentaje más alto de practica de algún deporte al menos una vez por semana en la encuesta de hábitos deportivos de 2020

1448. Sobre las enfermedades de transmisión respiratoria, es FALSO:

a. Las bacterias son una causa importante de infección de las vías respiratorias inferiores
b. Los virus son la causa más frecuente de infecciones respiratorias agudas
c. El actual sistema de vigilancia centinela de infecciones respiratorias agudas en el ámbito de la Atención Primaria y Hospitalaria incluye información de todas las CC AA
d. Algunos casos de enfermedades respiratorias que pueden constituir una emergencia de salud pública de importancia internacional

1449. La evidencia científica sobre los efectos en salud muestra que el cambio climático ha producido las siguientes consecuencias EXCEPTO:

a. Ha modificado la distribución de algunos vectores de enfermedades infecciosas
b. Ha aumentado la incidencia de todas las enfermedades crónicas
c. Ha modificado la estacionalidad de algunos pólenes alergénicos
d. Ha incrementado el número de muertes relacionado con las olas de calor

1450. La Comisión Nacional de Reproducción Humana Asistida NO tiene asignada la siguiente función:

a. Informar con carácter no preceptivo la autorización de los proyectos de investigación en materia de reproducción humana asistida
b. Proponer criterios y normas para la mejor orientación en la utilización de las técnicas de reproducción humana asistida
c. Asesorar con respecto a los estudios tendentes a la actualización de la legislación vigente en materia de reproducción humana asistida
d. Asesorar a las Administraciones competentes, en la elaboración, desarrollo y aplicación de la normativa sobre reproducción asistida

1451. Respecto a los Cuestionarios Individuales del Censo de Población y Viviendas 2011, es FALSO que incluye información de:

a. Lugar donde residía hace 20 años
b. Lugar de nacimiento de la madre
c. Nacionalidad
d. Realización de tareas no remuneradas

1452. Sobre el plan nacional de actuaciones preventivas de los efectos del exceso de temperaturas sobre la salud, señale la respuesta FALSA:

a. El objetivo de este Plan es reducir el impacto sobre la salud de la población como consecuencia del exceso de temperatura
b. Los factores de riesgo asociados con la exposición a altas temperaturas que se consideran en este Plan Nacional son de naturaleza personal, ambiental, laboral o social y local
c. Desde un enfoque biológico, la exposición a temperaturas excesivas puede provocar problemas de salud
d. El impacto de la exposición al calor excesivo está influido por las enfermedades subyacentes pero no por el envejecimiento fisiológico

1453. NO es un objetivo general del Plan Estratégico de prevención y control de VIH y otras ITS (infecciones de transmisión sexual):

a. Disminuir la prevalencia de las infecciones por el VIH y otras ITS
b. Fomentar el diagnóstico precoz del VIH y otras ITS
c. Mejorar la calidad de vida de las personas con infección por el VIH y otras ITS y prevenir comorbilidades asociadas
d. Disminuir la discriminación hacia las personas con el VIH e ITS

1454. Es FALSO respecto a la estadística:

a. Con los métodos de la estadística descriptiva se pueden extraer conclusiones de una población a partir de los datos obtenidos de una muestra
b. El nivel de significación es un riesgo de equivocarse que voluntariamente asume el investigador
c. El error tipo II se comete cuando aceptamos una hipótesis nula que es falsa
d. La estimación puntual no aporta datos respecto a la precisión de la estimación

1455. La tasa que mide la mortalidad en el grupo de menores de un año referida a los nacidos vivos del periodo que se estudia es:

a. La tasa de mortalidad perinatal
b. La tasa de mortalidad infantil
c. La tasa de mortalidad neonatal precoz
d. La tasa de mortalidad postneonatal

1456. Sobre las recomendaciones de vacunación acordadas en el Consejo Interterritorial del SNS en relación a la vacunación de grupos de riesgo, una de las siguientes opciones es FALSA:

a. El padecimiento de algunas inmunodeficiencias puede contraindicar el uso de vacunas vivas atenuadas
b. Se recomienda la vacunación frente a tosferina en todas las mujeres embarazadas, salvo que tengan alguna contraindicación específica
c. Se recomienda la vacunación frente a la rabia en todos los veterinarios
d. Se recomienda la vacunación frente a la gripe en todas las personas ≥ 65 años

1457. Señale la FALSA sobre la Estrategia Nacional de Adicciones y los Planes de Acción sobre Adiciones:

a. La última actualización de Estrategia Nacional sobre Adicciones tiene un periodo de vigencia de 2019-2026
b. La Estrategia vigente pone el acento en la reducción de daños para conseguir una sociedad más saludable y segura
c. Incluye como meta ir hacia una sociedad más saludable e informada
d. Tiene como objetivo general retrasar la edad de inicio a las adicciones

1458. Cuál de los siguientes organismos o entidades tiene asignadas las funciones de Centro de Enlace Nacional del Sistema de Alerta Precoz y Respuesta Rápida:

a. Centro Nacional de Epidemiología del Instituto de Salud Carlos III
b. Centro de Coordinación de Alertas y Emergencias Sanitarias del Ministerio de Sanidad, Consumo y Bienestar Social
c. Comisión de Salud Pública del Consejo Interterritorial del Sistema Nacional de Salud
d. Sistema Coordinado de Intercambio de Información de la Agencia Española de Consumo, Seguridad Alimentaria y Nutrición

1459. Son principios generales de acción en salud pública todos los siguientes EXCEPTO:

a. Principio de equidad
b. Principio de seguridad
c. Principio de pertinencia
d. Principio de tratamiento

1460. Respecto a las estadísticas del sector salud en el Plan Estadístico Nacional (PEN):

a. La Estadística de Centros Sanitarios de Atención Especializada tiene como organismo responsable al Ministerio de Sanidad
b. La Encuesta Nacional de Salud de España (ENSE) tiene como organismo responsable al Ministerio de Sanidad con la participación de Instituto Nacional de Estadística (INE)
c. La Encuesta Europea de Salud en España (EESE) tiene como organismo responsable al Instituto Nacional de Estadística con la participación del Ministerio de Sanidad
d. Todas las respuestas anteriores son correctas

1461. Respecto a la profilaxis preexposición (PrEP) al VIH es FALSO que:

a. Su eficacia es del 99%
b. El uso de la PrEP conlleva un seguimiento clínico y analítico junto con consejo asistido y control de la adherencia
c. La pauta aprobada por la Agencia Europea del Medicamento (EMA) consiste en el uso diario de un medicamento antirretroviral (Tenofovir disoproxil fumarato (TDF) + Emtricitabina (FTC)) antes de la exposición al virus
d. La PrEP debe acompañarse de un paquete de medidas preventivas para mejorar la adherencia e incidir en la adopción de comportamientos de menor riesgo

1462. Son líneas estratégicas del Plan Estratégico para el Abordaje de la Hepatitis C en el SNS las siguientes EXCEPTO:

a. Cuantificar la magnitud del problema, describir las características epidemiológicas de los pacientes con infección por hepatitis C y establecer las medidas de prevención
b. Definir los criterios científico-clínicos para establecer la adecuada estrategia terapéutica considerando el uso de antivirales de acción directa para el tratamiento de la hepatitis C en el SNS
c. Establecer mecanismos de coordinación para la creación de una línea de subvenciones específica
d. Fomentar el avance en el conocimiento de la prevención, diagnóstico y tratamiento de la hepatitis C en el SNS mediante actuaciones en I+D+i

1463. Respecto a la planificación sanitaria es FALSO:

a. La efectividad es la relación entre el efecto y la magnitud inicial del problema e indica el impacto real sobre el problema trabajado
b. El método Hanlon tiene en cuenta la magnitud del problema, pero no su severidad
c. El método Hanlon es un método de valoración de las necesidades
d. Un tipo de necesidades a tener en cuenta son las expresadas por la población en forma de demanda de servicio

1464. Sobre los resultados del estudio promovido por el ministerio de sanidad, Estudio ENEAS, de análisis de efectos adversos ligados a la asistencia sanitaria en España:

a. El 12,8% de los efectos adversos encontrados se consideraron evitables
b. Los eventos adversos relacionados con la infección hospitalaria fueron poco significativos
c. En el estudio se analizaba la seguridad del paciente en centros de salud del SNS
d. Los daños relacionados con la medicación representaron el 37,4% de los efectos adversos encontrados

1465. Qué se entiende por estadística 'Inferencial':

a. La que comprende la organización, presentación y síntesis de datos de una manera científica
b. La que busca obtener conclusiones válidas para poblaciones a partir de los datos observados en muestras
c. La que intenta comparar los valores con los porcentajes concretos
d. La que permite una lectura rápida de datos concluyentes

1466. NO es una de las estrategias del Marco Estratégico para la atención primaria y comunitaria:

a. Consolidar una política presupuestaria y de Recursos Humanos que garantice la efectividad y la calidad de la Atención Primaria de Salud
b. Potenciar el uso de las tecnologías de la información y la comunicación
c. Mejorar la calidad de la atención ampliando los horarios de atención
d. Impulsar la Formación y la Investigación en Atención Primaria de Salud

1467. Es FALSO respecto al cálculo del tamaño muestral:

a. La magnitud de la diferencia que se pretende detectar es un parámetro que condiciona el tamaño de la muestra
b. Si los valores de la variable estudiada fluctúan poco entre los sujetos en estudio, el tamaño muestral necesario será mayor que si fluctúan mucho
c. El tipo de variable estudiada y el tipo de estudio influyen en su cálculo
d. La estratificación de las variables influye en su cálculo

1468. Son funciones del ECDC (European Centre for Disease Prevention and Control) todas las siguientes EXCEPTO:

a. Analizar e interpretar los datos de los países de la UE sobre 52 enfermedades transmisibles, a través del Sistema Europeo de Vigilancia
b. Proporcionar asesoramiento científico a los gobiernos e instituciones de la UE
c. Hacer el seguimiento de la evolución de las enfermedades no transmisibles en la UE
d. Garantizar la detección precoz y el análisis de las amenazas emergentes para la UE

1469. Sobre la validez de una prueba diagnóstica:

a. La sensibilidad es la probabilidad que tiene una prueba diagnóstica de dar resultados positivos entre los sujetos sanos
b. Una sensibilidad del 0,9 o 90% indica que la prueba da un resultado positivo en el 90% de los que tienen el proceso
c. La especificidad indica la probabilidad de que un resultado negativo de una prueba corresponda a un sano
d. Una especificidad de 0,9 o 90% significa que una prueba tiene la capacidad de dar resultados negativos en el 10% de los que no tienen la enfermedad o condición problema

1470. Respecto a los modelos de gestión del sistema sanitario español:

a. En el Sistema Nacional de Salud de España coexisten diferentes modelos de gestión
b. La gestión directa se refiere a la prestación del servicio público directamente por medio de la Administración pública
c. La gestión indirecta se refiere a la prestación del servicio público por medio de proveedores privados
d. Todas las anteriores son correctas

1471. Sobre las estadísticas del sector salud en el Plan Estadístico Nacional (PEN):

a. Los programas anuales que desarrollan el Plan Estadístico Nacional, no incluyen estimaciones presupuestarias ni calendario de previsiones de disponibilidad de las estadísticas
b. Todas las estadísticas del sector salud en el Plan Estadístico Nacional (PEN) son realizadas por el Instituto Nacional de Estadística (INE), ninguna de ellas es responsabilidad del Ministerio de Sanidad
c. El Plan estadístico Nacional (PEN) tiene una vigencia quinquenal (cada cinco años)
d. Tanto el Plan Estadístico Nacional como los Programas Anuales que lo desarrollan se publican como Reales Decretos en el Boletín Oficial del Estado (BOE)

1472. Es FALSO respecto a las principales estadísticas sanitarias internacionales:

a. El Centro Europeo para la Prevención y el Control de las Enfermedades (ECDC) es un centro gestor integrado en Eurostat

b. Las estadísticas de la UE que proceden de datos administrativos suelen estar disponibles por sexo y grupo de edad

c. Los datos de las encuestas de la UE se agrupan por situación socioeconómica, como nivel de educación y de ingresos, ocupación, grado de urbanización, etc

d. Las estadísticas de Eurostat tienen datos de seguridad en el trabajo

1473. Respecto a la base de datos clínicos de atención primaria (BDCAP):

a. Están excluidos los problemas de salud mental

b. Contiene información de nivel de renta y situación laboral

c. Contiene información de nivel educación

d. Está gestionada por la Oficina Ejecutiva del Marco Estratégico de Atención Primaria y Comunitaria

1474. 'Marcar los objetivos y metas, determinar hacia dónde se quiere llegar' son características de la función de:

a. Planificación   b. Organización

c. Coordinación   d. Control

1475. Las recomendaciones, de la Estrategia de Promoción de la Salud y Prevención del SNS, para la población adulta sobre actividad física y reducción del sedentarismo incluyen:

a. Al menos 150 minutos de actividad moderada a la semana

b. Al menos 120 minutos de actividad vigorosa a la semana

c. Al menos 60 minutos al día de intensidad moderada y vigorosa

d. Al menos caminar 1 hora al día

1476. Respecto a la alimentación es FALSO:

a. La carga de enfermedad atribuible a alimentación no saludable, en cuanto a la enfermedad cardiovascular se refiere, es de más del 50% de la fracción atribuible

b. El aumento del consumo de alimentos de origen vegetal, en especial fruta y verdura, puede reducir el riesgo de hipertensión arterial

c. Las dietas ricas en verduras y frutas protegen frente a los cánceres de la cavidad oral y la faringe, el esófago, el pulmón, el estómago, el colon y recto

d. Tomar una copa de vino al día forma parte de una alimentación saludable

1477. NO es uno de los objetivos de la Estrategia de cáncer del SNS:

a. Mejorar la sospecha diagnóstica de cáncer, tanto en personas adultas como en la infancia y adolescencia

b. Detección precoz de cáncer colorrectal

c. Favorecer el reconocimiento médico-legal del cáncer profesional

d. Realizar programas de cribado en el ámbito laboral

1478. Cuál de las siguientes opciones relativas al alcohol es FALSA:

a. El método para estimar el consumo de alcohol, desarrollado por OMS, se denomina AUDIT

b. En menores, la exposición temprana al alcohol es un claro predictor de una posible dependencia en la edad adulta

c. No existe una cantidad segura de alcohol ni un momento seguro para su consumo durante el embarazo

d. El consumo de alcohol durante el embarazo, de forma continua puede provocar el síndrome alcohólico fetal pero no el consumo de forma intermitente

1479. Sobre los Centros, Servicios y Unidades de Referencia en el del SNS, NO es un criterio para su designación:

a. Demostrar conocimiento y experiencia suficientes en el manejo de la patología, técnica, tecnología o procedimiento de que se trate

b. Disponer de un sistema de información que permita el conocimiento de la actividad y la evaluación de la calidad de los servicios prestados

c. Obtener indicadores de resultados adecuados previos a su designación

d. Ubicarse en una zona geográfica de fácil acceso

1480. Cuál de las siguientes afirmaciones es FALSA respecto a la composición de la Comisión de Recursos Humanos del SNS:

a. La presidencia corresponde a la Secretaria General de Sanidad

b. Uno de sus integrantes es la Dirección General para el Servicio Público de Justicia del Ministerio de Justicia

c. La vicepresidencia corresponde a uno de los consejeros de las CC AA

d. En determinadas situaciones podrán ser convocados a las reuniones, con voz, pero sin voto, otros representantes de la Administración General del Estado o de las CC AA

1481. NO es una intervención seleccionada para la acción de la Estrategia de Promoción de la Salud y Prevención en el SNS:

a. El consejo integral sobre estilos de vida durante el embarazo y la lactancia

b. El consejo integral sobre estilos de vida en atención especializada vinculado a recursos asistenciales en la población adulta

c. El consejo integral sobre estilos de vida en atención primaria vinculado a recursos comunitarios en población mayor de 50 años

d. El cribado de fragilidad y atención multifactorial a la persona mayor

1482. Respecto a las recomendaciones de vacunación frente a hepatitis A en adultos:

a. La vacunación frente a hepatitis A, tanto con vacunas pediátricas como de adultos, consiste en la administración de tres dosis

b. Se recomienda la utilización sistemática en adultos de la vacuna frente a hepatitis A

c. Se recomienda la vacunación preexposición a las personas susceptibles que tienen un mayor riesgo de infección

d. Las personas que han recibido o están esperando recibir un trasplante hepático no se deben vacunar frente a hepatitis A

1483. En la Evaluación del Desempeño de los Sistemas Sanitarios NO sería una dimensión de dicha evaluación:

a. Pirámide de Población   b. Acceso

c. Cobertura   d. Calidad

1484. Una de las siguientes variables NO forma parte de las variables incluidas en el CMBD estatal (Conjunto Mínimo Básico de Datos – Registro de Altas):

a. La fecha de alta

b. La fecha de nacimiento del paciente

c. El tipo de ingreso

d. La nacionalidad del paciente

1485. Si el grupo de sujetos expuestos al factor de exposición tiende a desarrollar el evento 5 veces más en relación con el grupo no expuesto hablamos de:

a. Tasa de incidencia

b. Riesgo atribuible

c. Incidencia acumulada

d. Riesgo relativo

1486. Sobre la erradicación de la poliomielitis, es FALSO:

a. Para mantener un territorio libre de polio y evitar la reintroducción del virus se requieren elevadas coberturas de vacunación en todos los grupos de población y niveles geográficos

b. Un sistema de vigilancia de poliovirus activo es necesario en el plan de erradicación de la poliomielitis

c. De los tres poliovirus salvajes, ya se han declarado erradicados dos: el tipo 1 y el tipo 3

d. En 2019 la cobertura media nacional en España fue del 95,5%

1487. Sobre los estudios epidemiológicos:

a. Los estudios casos control no constituyen una metodología adecuada para el estudio de los factores causales de enfermedades transmisibles

b. El análisis por intención de tratar consiste en analizar los pacientes en el grupo al que fueron asignados inicialmente, aunque no cumplieran con el tratamiento

c. En el seguimiento de las cohortes de un ensayo clínico es importante no excluir del estudio a aquellos enfermos que sufran acontecimientos adversos o que desarrollen condiciones en las que el tratamiento del ensayo esté contraindicado

d. En los estudios casos control los controles se seleccionan en función de la exposición

1488. Los siguientes programas de cribado de cáncer están incluidos en la Cartera de servicios comunes del SNS EXCEPTO:

a. Cribado de cáncer de mama

b. Cribado de cáncer de próstata

c. Cribado de cáncer colorrectal

d. Cribado de cáncer de cérvix

1489. Según el 'RD 742/2013, de 27 de septiembre, por el que se establecen los criterios técnico-sanitarios de las piscinas' la autoridad competente deberá notificar, al Ministerio de Sanidad, Consumo y Bienestar Social, las situaciones de incidencia ocurridas en

a. Todo tipo de aguas de baño:

b. Piscinas

c. Playas

d. Playas y piscinas

1490. Respecto a la educación para la salud, es FALSO:

a. La educación para la salud aborda la dimensión educativa

b. Es una herramienta que se utiliza a distintos niveles (poblacional, grupal, individual

c. Es una herramienta que se utiliza en diferentes ámbitos (familia, escuela, centros de trabajo, servicios sanitarios...)

d. Es una herramienta que se debe utilizar siempre sola y no combinada con otras estrategias

1491. Cuál de los siguientes aspectos NO es un criterio para la toma de decisiones estratégicas respecto a los programas de cribado poblacional:

a. Prueba inicial de cribado simple y segura

b. Enfermedad poco conocida

c. Existencia de un tratamiento más efectivo en fase presintomática

d. El beneficio del programa supera los potenciales riesgos

1492. En un test estadístico, el error alfa o tipo I es:

a. No se rechaza la hipótesis alternativa, siendo cierta

b. No se rechaza la hipótesis nula, siendo cierta

c. Se rechaza la hipótesis nula, siendo cierta

d. Se clasifica a un enfermo como tal

1493. Según el RD 81/2014, de 7 de febrero, por el que se establecen normas para garantizar la asistencia sanitaria transfronteriza, NO establece la siguiente consideración:

a. Se considera asistencia sanitaria transfronteriza la asistencia sanitaria prestada o recetada en un Estado miembro distinto del Estado miembro de afiliación

b. Se incluye como asistencia sanitaria fronteriza la asignación de órganos y el acceso a éstos con fines de trasplante

c. Los gastos abonados por un asegurado cuyo Estado de afiliación es España, que haya recibido asistencia sanitaria transfronteriza, serán reembolsados por la administración sanitaria competente que corresponda, salvo excepciones

d. La asistencia sanitaria con aplicación de la Directiva de Asistencia Sanitaria Transfronteriza permite recibir asistencia sanitaria en centros privados o públicos de otros países de la UE

1494. En un estudio se calcula la media de glucemia capilar en una muestra de 200 pacientes. La media es de 130 mg/dl, la desviación estándar es de 20 y el Intervalo de Confianza (IC) al 95% es 125-136. Cuál sería la interpretación correcta del IC:

a. La media + la desviación estándar corresponde al valor del Intervalo de Confianza (IC)

b. Con una seguridad del 95% existen diferencias estadísticamente significativas en la media de glucemia capilar de la muestra

c. Con una seguridad del 95% no existen diferencias estadísticamente significativas en la media de glucemia capilar de la muestra

d. Con una seguridad del 95% la media de glucemia capilar en la población en la que se extrajo la muestra, se encuentra entre 125 y 136 mg/dl

1495. Corresponde a evaluación de resultados:

a. Análisis coste-efectividad

b. Análisis coste-utilidad

c. Análisis coste-beneficio

d. Los tres anteriores son correctas

1496. Sobre el Registro Nacional de Especialistas en Formación, es FALSO:

a. Las Comisiones de Docencia son las únicas responsables de comprobar la veracidad de los datos que figuran en el Registro

b. Se encuentra regulado en el artículo 32 de la Ley 44/2003, de 21 de noviembre, de ordenación de las profesiones sanitarias

c. Incorpora información de los datos de incorporación de los residentes, las evaluaciones anuales y las evaluaciones finales

d. Los residentes pueden acceder a su área personal en la aplicación SIREF, en la que podrán consultar la situación de su expediente formativo

1497. Señale la FALSA respecto a la Red Española de Agencias de Evaluación de Tecnologías Sanitarias y Prestaciones del SNS:

a. Tiene como objetivo promover la calidad, eficiencia y sostenibilidad en evaluación de tecnologías sanitarias en el SNS

b. Se crea por el Consejo interterritorial del SNS en 2011

c. Está formada por las agencias o unidades de evaluación de la administración general del estado y de las CC AA

d. Los principios de esta coordinación entre agencias son: seguridad, efectividad, calidad, equidad y eficiencia

1498. Entre los síntomas físicos frecuentes de los indicadores de sospecha en antecedentes y características de la mujer recogidos en el Protocolo común para la actuación sanitaria ante la violencia de género NO se encuentra:

a. Dolores articulares

b. Mareo

c. Dificultades respiratorias

d. Molestias gastro-intestinales

1499. Señale la FALSA respecto a los criterios de evaluación para fundamentar modificaciones en el programa de vacunación en España:

a. Efectividad y seguridad de la vacuna

b. La carga de enfermedad

c. Evaluación social

d. Repercusiones de la modificación

1500. Cuáles de los siguientes órganos se incluye en la regulación del RD 1723/2012 por el que se regulan las actividades de obtención, utilización clínica y coordinación territorial de los órganos humanos destinados al trasplante y se establecen requisitos de calidad y seguridad:

a. Órganos que tengan como una de sus finalidades la realización de estudios o análisis clínicos

b. Sangre

c. Tejidos y células y sus derivados, a excepción de los tejidos compuestos vascularizados

d. Embriones y fetos humanos

1501. Se consideran ejes de des-igualdad en los determinantes estructurales de las desigualdades sociales en salud los siguientes EXCEPTO:

a. Clase social   b. Enfermedad
c. Género   d. Edad

1502. Según el Calendario común de vacunación infantil del Consejo Interterritorial del SNS para el año 2018 ¿Cuál de las siguientes vacunas está recomendada para su administración a los 12 meses con una dosis de refuerzo a los 3-4 años:

a. Hepatitis B
b. Triple vírica
c. Varicela
d. Vacuna frente al neumococo

1503. El tipo de atención sanitaria que se practica en Hospitales es:

a. Servicios sanitarios de primer nivel, Atención Primaria
b. Servicios sanitarios de segundo nivel, Atención Primaria
c. Servicios sanitarios de primer nivel, Atención Especializada
d. Servicios sanitarios de segundo nivel, Atención Especializada

1504. Cuál NO es una fuente de información demográfica en España:

a. Censo de Población
b. Padrón Municipal de Habitantes
c. Encuesta de Población Activa
d. Encuesta Nacional de Salud

1505. Cuál de las siguientes es FALSA respecto al consumo de alcohol:

a. En la Región Europea de la OMS el alcohol es responsable de 1 de cada 4 muertes entre adultos jóvenes de 20 a 24 años
b. La Región Europea de la OMS es la región con niveles más altos de consumo de alcohol del mundo
c. Existe un vínculo causal del alcohol y distintos tipos de cáncer, pero no con el cáncer de mama en mujeres
d. Cualquier tipo de bebida alcohólica está relacionada con el cáncer

1506. Respecto a las recomendaciones sobre la vacunación con VNP23 (vacuna frente a neumococo de 23 polisacáridos) en España es FALSO que:

a. Está recomendada en personas inmunocompetentes con riesgo de enfermedad neumocócica o sus complicaciones debido a enfermedades crónicas
b. No está recomendada en personas con asplenia anatómica o funcional
c. Está recomendada en personas inmunocomprometidas
d. Está recomendada en personas con implante coclear o que van a recibir uno

1507. Señale la FALSA respecto a la Vigilancia de la Salud Laboral:

a. En 2019 se aprueba la guía básica y general de orientación de las actividades de la vigilancia de la salud para la prevención de riesgos laborales
b. El término 'vigilancia de la salud de los trabajadores' engloba una serie de actividades, referidas tanto a individuos como a colectividades y orientadas a la prevención de los riesgos laborales
c. Los objetivos generales tienen que ver con la identificación de problemas de salud y la evaluación de intervenciones preventivas
d. La Vigilancia de la Salud debe ser de obligado cumplimiento para el empresario y el trabajador

1508. La identificación segura e inequívoca de cada persona en el SNS se basa en:

a. El número de la Seguridad Social
b. El Código de Identificación personal del Sistema Nacional de Salud (CIP-SNS)
c. El DNI
d. El código de la tarjeta sanitaria de cada Comunidad Autónoma

1509. NO es un criterio para la notificación al Sistema Nacional de Alerta Precoz y Respuesta Rápida de eventos que puedan llegar a constituir un Evento de Salud Pública de importancia nacional o internacional:

a. Identificación de una enfermedad causada por un agente infeccioso nuevo
b. Detección de una nueva cepa de un agente infeccioso conocido que pueda tener un impacto sobre la salud de la población por su mayor virulencia o transmisibilidad
c. Incidencia semanal de gripe elevada durante las dos primeras semanas de la temporada, que no supera el umbral epidémico y sin aumento en la gravedad de los casos
d. Cualquier sospecha de viruela

1510. En el Sistema de Información Sobre Listas de Espera en el SNS:

a. La población de referencia para la tasa por 10.000 habitantes es el Registro RAE-CMBD
b. La lista de espera quirúrgica está desagregada por grupo de edad y sexo
c. Entre los procesos seleccionados de seguimiento se incluye el túnel carpiano
d. Con motivo de la pandemia de COVID-19 la última actualización de datos disponible es la que se publicó en diciembre de 2019

1511. Sobre el diagnóstico precoz de la tuberculosis (TB) como línea estratégica del Plan para la Prevención y Control de la Tuberculosis en España, es FALSO:

a. Mejorar el diagnóstico precoz supone reducir el retraso diagnóstico de la enfermedad
b. El tiempo de demora entre el inicio de síntomas y el inicio de tratamiento en los casos de TB pulmonar debe alcanzar una mediana inferior a 20 días
c. Mejorar el diagnóstico incluye la identificación de la infección tuberculosa con objeto de prevenir la progresión a enfermedad
d. Reducir el retraso diagnóstico limita la transmisión y la aparición de casos y brotes

1512. Sobre los estudios epidemiológicos:

a. Los estudios de cohortes son los diseños más adecuados para describir la incidencia y evolución de una enfermedad
b. El enmascaramiento es un procedimiento que se realiza antes de la aleatorización
c. El enmascaramiento de la intervención es siempre factible
d. El análisis por intención de tratar es exclusivo de los estudios casos-control

1513. Es FALSO respecto a la Encuesta Europea de Salud de España EESE 2020:

a. El cuestionario para España fue adaptado conjuntamente por el INE y el Ministerio de Sanidad, Servicios Sociales e Igualdad
b. El trabajo de campo se realizó del 15 de julio de 2019 al 14 de septiembre de 2019
c. El cuestionario consta de 4 módulos
d. El ámbito geográfico es nacional

1514. Sobre las funciones del Observatorio para la Prevención del Tabaquismo que establece la Ley 28/2005 de medidas sanitarias frente al tabaquismo, es FALSO:

a. Proponer las iniciativas, programas y actividades a realizar para lograr los objetivos de la Ley
b. Establecer los objetivos de reducción de la prevalencia del tabaquismo
c. Elaborar un informe anual sobre la situación, aplicación
d. Llevar a cabo las actividades de deshabituación tabáquica

1515. Respecto las causas externas de mortalidad:

a. Dentro de las causas externas de mortalidad el suicidio es la primera causa de muerte
b. Las lesiones no intencionales no se pueden prevenir
c. Aproximadamente un 70% de las personas mayores de 65 años se caen al menos una vez al año
d. El vallado de las piscinas no es una medida eficaz en la prevención de ahogamientos

1516. En el caso de pacientes no hospitalizados, la prestación farmacéutica incluye:

a. Los productos de utilización cosmética
b. Las fórmulas magistrales elaborados por las oficinas de farmacia
c. Los productos dietéticos
d. Los medicamentos calificados como publicitarios

1517. Es FALSO respecto a la evaluación de la calidad asistencial:

a. La satisfacción del paciente con la atención sanitaria es un indicador de proceso
b. La calidad de vida de los pacientes se incluye entre los indicadores de resultado
c. La frecuencia de infecciones relacionadas con la asistencia sanitaria es un indicador de resultado
d. Los indicadores centinela pueden ser de proceso

1518. Según la Ley 33/2011, de 4 de octubre, General de Salud Pública la vigilancia de salud pública tomará en cuenta, al menos, los siguientes factores EXCEPTO:

a. La seguridad alimentaria, incluyendo los riesgos alimentarios
b. Los riesgos relacionados con el trabajo y sus efectos en la salud
c. Los modelos de investigación, incluyendo su financiación
d. Las lesiones y la violencia

1519. NO es un objetivo específico de la línea estratégica de Promoción de estilos de vida saludables y prevención primaria de la Estrategia en Diabetes del SNS:

a. Disminuir la incidencia de sobrepeso y obesidad en población infantil
b. Aumentar el porcentaje de población que realiza actividad física
c. Incrementar el consumo de fruta y verdura
d. Promover la lactancia materna

1520. Es FALSO respecto al Plan Estadístico Nacional 2021-2024, aprobado por RD 1110/2020, de 15 de diciembre, por el que se aprueba el Plan Estadístico Nacional 20212024,:

a. Una de las líneas estratégicas es el uso de nuevas fuentes de información incluyendo la utilización de big data
b. Una de las líneas estratégicas es el uso de nuevas fuentes de información incluyendo la reducción progresiva del uso de registros administrativos
c. El plan hace público el presupuesto asignado a la actividad estadística
d. Una de las líneas estratégicas es la incorporación de la variable edad en las estadísticas oficiales

1521. Para que la vigilancia epidemiológica sea útil y efectiva debe cumplir una serie de atributos. Cuál de los siguientes es FALSO:

a. La información debe recogerse de forma sistemática y a lo largo del tiempo
b. Tan solo debe recogerse aquella información que sea útil
c. La información recogida no tiene por qué estar vinculada a actuaciones de prevención y control
d. La vigilancia es una función de Estado generalmente respaldada por Leyes u otro tipo de normativa

1522. Es FALSO respecto al Centro de Coordinación de Alertas y Emergencias Sanitarias (CCAES) del Ministerio de Sanidad:

a. Su función principal es coordinar la gestión de la información y respuesta ante situaciones de alerta o emergencia sanitaria nacional o internacional que supongan una amenaza para la salud de la población
b. Ejerce de Centro Nacional de enlace con la OMS
c. Realiza actividades de inteligencia epidemiológica
d. Ejerce de Centro Nacional de Enlace con Eurostat

1523. A partir de la síntesis de información científica rigurosa y de calidad la Red Española de Agencias de Evaluación de Tecnologías y Prestaciones del SNS elabora informes de:

a. Evaluación de ensayos clínicos
b. Evaluación de tecnologías sanitarias
c. Informes de posicionamiento terapéutico
d. Documentos de consenso del Sistema Nacional de Salud

1524. Sobre la Base de Datos Clínicos de Atención Primaria del SNS:

a. Contiene los problemas de salud atendidos
b. Incluye datos sobre el nivel de satisfacción de la población
c. Contiene datos de todos los ciudadanos
d. Aporta conocimiento para la investigación cualitativa

1525. Es FALSO respecto al Centro Europeo para la prevención y control de las enfermedades (ECDC):

a. El ECDC es una agencia de la UE destinada a reforzar las defensas de Europa contra las enfermedades transmisibles y no transmisibles
b. Uno de los programas de enfermedades del ECDC es el de influenza y otros virus respiratorios
c. Uno de los programas de enfermedades del ECDC es el de enfermedades transmitidas por los alimentos y el agua y zoonosis
d. Uno de los programas de enfermedades del ECDC es la resistencia a los antimicrobianos e infecciones asociadas a la asistencia sanitaria

1526. Sobre el cuadro de mando integral (CMI) una de las siguientes opciones es FALSA:

a. Permite la evaluación del desempeño de una organización sanitaria
b. Toma en consideración tanto la perspectiva del cliente como la interna así como la de aprendizaje
c. Debe alinearse con los objetivos estratégicos de la organización
d. No es posible aplicarlo en las organizaciones sanitarias por la especial complejidad de estas

1527. Es FALSO respecto a los indicadores clave del SNS:

a. Las desagregaciones ofrecidas incluyen la geográfica a nivel de comunidad autónoma y a nivel de provincia
b. Estos indicadores aportan comparabilidad y accesibilidad al SNS
c. Se basan en el modelo conceptual sugerido por los Indicadores Europeos de Salud (ECHI)
d. Recursos y gasto son dominios incluidos en el marco conceptual

1528. Es FALSO respecto a la Ley 28/2005, de 26 de diciembre, de medidas sanitarias frente al tabaquismo y reguladora de la venta, el suministro, el consumo y la publicidad de los productos del tabaco:

a. En la ley se prohíbe la comercialización, venta y suministro de cigarrillos no provistos de capa natural en unidades sueltas o empaquetamientos de menos de 20 unidades
b. El capítulo III trata de la regulación de la publicidad, promoción y patrocinio de los productos del tabaco
c. La ley establece la prohibición de venta y suministro de productos del tabaco en los centros culturales
d. La ley no aborda medidas de facilitación de la deshabituación tabáquica

1529. Es FALSO respecto a la evaluación de pruebas diagnósticas:

a. En la evaluación de la validez de una prueba diagnóstica el parámetro más importante es el valor predictivo positivo
b. Un valor predictivo positivo elevado requiere dos condiciones esenciales: baja sensibilidad y alta prevalencia de la enfermedad
c. El valor predictivo de la prueba positiva se define como probabilidad de que el resultado positivo de una prueba corresponda a un enfermo
d. El valor predictivo de la prueba negativa se define como probabilidad de que un resultado negativo de una prueba corresponda a un sano

1530. El análisis de evaluación que considera la relación existente entre los recursos utilizados (medidos en unidades físicas) y los productos intermedios obtenidos es:

a. La evaluación de la eficacia (condiciones experimentales) y efectividad (condiciones reales)
b. La evaluación de la estructura (certificación o acreditación)
c. La evaluación de la productividad (eficiencia técnica)
d. La evaluación del proceso (audit)

1531. Sobre el 2º Estudio de Seroprevalencia en España:

a. Conocer el estado inmunitario solo de enfermedades incluidas en los programas de vacunación sistemática
b. Se estudian las mismas enfermedades que el primer estudio de seroprevalencia en España
c. Tenía como objetivo estimar la prevalencia de infección por hepatitis, A, B, C, D y E
d. Tenía como objetivo conocer el estado inmunitario de enfermedad meningocócica y neumocócica invasora

1532. El valor que más se repite en una distribución de datos se llama:

a. Mediana
b. Moda
c. Media
d. Desviación estándar

1533. Sobre el Registro de Actividad de Atención Sanitaria Especializada (RAE-CMD):

a. El registro tiene datos de carácter personal por lo que no se integra en el Sistema de Información Sanitaria del SNS
b. No es objetivo del registro la identificación inmediata de patologías potencialmente mortales que exigen una actuación urgente
c. El régimen de financiación no es una variable del registro
d. Un tipo de contacto incluido en el registro es la atención urgente extra-hospitalaria

1534. En la pirámide NAOS se recomienda consumo diario de:

a. legumbres
b. cereales
c. pescado azul/ blanco
d. frutos secos

1535. NO está entre los indicadores de seguridad del paciente:

a. Porcentaje de partos vaginales no instrumentados que registran trauma obstétrico
b. Tasa de úlceras de decúbito en pacientes hospitalizados
c. Hemorragia o hematoma postoperatorio en adultos
d. Tasa de ambulatorización quirúrgica

1536. Respecto al cáncer es FALSO que:

a. El principal factor etiológico del cáncer es el tabaco
b. El cáncer colorrectal es el quinto tumor más frecuente en España, si se consideran ambos sexos en conjunto
c. El cáncer de mama es el tumor más frecuente en mujeres
d. España es uno de los países de Europa con tasas de incidencia y mortalidad por cáncer de cérvix más bajas

1537. La Historia Clínica electrónica interoperable del SNS permite:

a. Que un médico de una Comunidad Autónoma (CCAA) acceda a la historia clínica completa de otra CCAA
b. Que todos los médicos del SNS accedan a un repositorio de historias clínicas centralizado de los pacientes
c. Que un médico del SNS acceda a informes y resúmenes relevantes de datos clínicos del paciente en otra CCAA
d. Que haya una historia clínica única de cada paciente en el SNS

1538. Sobre el Sistema Nacional para la Seguridad Transfusional, es FALSO:

a. La Comisión Nacional de Hemoterapia es un órgano de coordinación autonómico vinculado al Ministerio de Sanidad
b. El comité Científico para la Seguridad Transfusional es un órgano de asesoramiento técnico vinculado al Ministerio de Sanidad
c. En la red estatal de hemovigilancia participan 15 comunidades autónomas junto con la Unidad de hemovigilancia de la administración central
d. El nivel local de la red estatal de hemovigilancia incluye los servicios hospitalarios y Centros de Transfusión

1539. Es FALSO respecto al vigente Reglamento Sanitario Internacional (RSI):

a. La OMS podrá aconsejar exigir vacunación u otras medidas profilácticas en las recomendaciones que formule a los Estados Parte con respecto a las personas
b. El Comité de Emergencias determinará si un evento constituye una emergencia de salud pública de importancia internacional
c. La OMS podrá aconsejar denegar la entrada a las personas sospechosas o afectadas en las recomendaciones que formule a los Estados Parte con respecto a las personas
d. El Comité de Examen establecido por el Director General incluye, entre sus funciones, proporcionar asesoramiento técnico sobre los asuntos que éste le remita en relación con el funcionamiento del RSI

1540. NO es un indicador de rendimiento:

a. Numero de estudios de resonancia magnética por equipo y año
b. Número de intervenciones por quirófano
c. Índice de ocupación
d. Número de altas por médico

1541. Sobrel Registro Estatal de Profesionales Sanitarios (REPS), es FALSO:

a. Se creó en el año 2012
b. Está regulado por el RD 640/2014
c. El plazo máximo de comunicación de datos al REPS por parte de organismos, entidades y corporaciones obligadas a ello, finalizó el 24 de septiembre de 2022
d. Tiene como finalidad facilitar la planificación de necesidades de profesionales sanitarios y coordinar las políticas de recursos humanos del SNS

1542. Qué intervención general es la que ha demostrado más efectividad para la recuperación funcional y manejo de la fragilidad:

a. Actividad y ejercicio físico
b. Dieta e intervención nutricional
c. Suplementos de vitamina D
d. Medidas de prevención de caídas

1543. Según la OMS, la promoción de la salud tiene tres componentes esenciales que son los siguientes EXCEPTO:

a. Buena gobernanza sanitaria
b. Educación sanitaria
c. Vacunación
d. Ciudades saludables

1544. Según el 'Documento de consenso sobre prevención de fragilidad y caídas en la persona mayor' ¿Qué componentes debería incluir cualquier intervención en personas con alto riesgo de caídas:

a. Programa de actividad física de componentes múltiples y revisión de la vista
b. Programa de actividad física de componentes múltiples, revisión de medicación y revisión de riesgos del hogar
c. Toma de tensión arterial y revisión de riesgos del hogar
d. Consejo sobre alimentación saludable, revisión de medicación y revisión de riesgos del hogar

1545. Cuál de las siguientes vacunas no está indicada a los 4 meses de edad según el 'calendario común de vacunación a lo largo de toda la vida' aprobado por el Consejo Interterritorial del SNS (Calendario recomendado año 2022):

a. VPI (vacuna frente a la polio inactivada)
b. dTpa (vacuna frente a la difteria, tétanos, tosferina acelular)
c. VCN (vacuna frente a la enfermedad neumocócica)
d. TV (vacuna frente a Sarampión, rubeola y parotiditis)

1546. Sobre las enfermedades emergentes y transmitidas por vectores, es FALSO:

a. Las enfermedades de transmisión vectorial representan más del 17% de todas las enfermedades infecciosas

b. El dengue es la infección vírica más frecuente transmitida por mosquitos del género Aedes

c. La encefalitis japonesa está transmitida por garrapatas

d. El paludismo es una infección parasitaria transmitida por mosquitos anofelinos

1547. Es FALSO respecto a las medidas de efecto e impacto en epidemiología:

a. El riesgo atribuible es la diferencia de la incidencia de la enfermedad entre los expuestos y no expuestos al factor de riesgo

b. El riesgo atribuible es una medida del efecto absoluto del factor de riesgo

c. Un factor de riesgo con un riesgo relativo modesto no puede tener gran impacto sobre la Salud Pública

d. Un riesgo relativo inferior a 1 significa que el factor de estudio reduce el riesgo de la variable resultado

1548. Cuál de estos enunciados NO es una característica de las encuestas de salud:

a. Permiten obtener y elaborar datos de modo rápido y eficaz

b. Son un componente importante de la caracterización social de un país

c. El interés del investigador es el individuo concreto

d. Contribuyen al seguimiento y la evaluación de las estrategias y programas de salud

1549. Qué es el muestreo aleatorio simple:

a. Es la técnica que decide el n° de individuos que tienen que participar en el estudio

b. Es la técnica de selección de sujetos donde no interviene el azar

c. Es la técnica aleatoria de selección de variables de estudio

d. Es aquella técnica en la que cada unidad del marco muestral tiene la misma probabilidad de ser escogida

1550. Una de las siguientes opciones es FALSA respecto al sistema de clasificación de pacientes de los Grupos Relacionados por el Diagnóstico (GRD):

a. Existen diferentes versiones según la clasificación de diagnósticos y procedimientos en vigor

b. Requieren información sobre el estado funcional del paciente al alta hospitalaria

c. Permiten obtener un grupo limitado de procesos GRD que cubren todo el abanico de pacientes y de casuística

d. Incorporan marcadores de intensidad de consumo de recursos con los que se obtienen indicadores sintéticos de complejidad de casuística

1551. El Sistema Nacional para la Seguridad Transfusional, está constituido por las siguientes instituciones EXCEPTO:

a. El Comité Científico para la Seguridad Transfusional

b. La Comisión Nacional de Hemoterapia

c. La Comisión Nacional de Vigilancia de la sangre y sus derivados

d. Los comités de transfusión

1552. Actualmente, el sistema nacional de vigilancia de infecciones relacionadas con la asistencia sanitaria (IRAS) centra la vigilancia de las IRAS en España en el ámbito:

a. Hospitalario

b. Centros de especialidades

c. Atención primaria

d. Asistencia domiciliaria

1553. Respecto a la metodología de investigación cualitativa es FALSO:

a. Los métodos cuantitativos son una parte preliminar esencial de la investigación cualitativa

b. Los estudios observacionales cualitativos incluyen la observación detallada del comportamiento

c. Los estudios observacionales cualitativos incluyen la observación detallada del discurso

d. Los métodos de observación dan acceso directo a lo que la persona hace, dice y/ o piensa

1554. Sobre los efectos adversos ligados a la Hospitalización, tal y como pone en evidencia el estudio ENEAS (Ministerio de Sanidad, 2005):

a. Su mayor número está relacionado con la incorrecta identificación del paciente

b. Los relacionados con los medicamentos son los más numerosos

c. Las caídas de los pacientes no figuran entre efectos adversos de la atención

d. Podrían evitarse menos del 20% de los efectos adversos

1555. Son enfermedades víricas transmitidas por artrópodos todas las siguientes EXCEPTO:

a. Dengue

b. Enfermedad por el virus del Ebola

c. Chikungunya

d. Zika

1556. Cuál de las siguientes opciones es FALSA respecto de los sistemas de información sanitaria:

a. Han de ser útiles para la planificación sanitaria y el establecimiento de políticas de salud

b. Son instrumentos y no constituyen un fin en sí mismos

c. Han de proporcionar la mayor cantidad posible de datos

d. Han de proporcionar información objetiva, fiable y comparable

1557. Cuando se dice que el 15% de la población padece hipertensión arterial, se hace referencia a cuál de los siguientes indicadores:

a. Prevalencia

b. Incidencia acumulada

c. Tasa de incidencia

d. Riesgo atribuible

1558. Cuál de las siguientes indicaciones es FALSA para la vacunación de personas inmunodeprimidas:

a. En caso de déficits del sistema complemento se recomienda la vacunación simultánea frente al neumococo con ambas vacunas conjugada y polisacárida

b. En casos graves de deficiencias de células T y combinadas, en los que el defecto es completo, están contraindicadas todas las vacunas de microorganismos vivos

c. Las vacunas de bacterias y virus vivos atenuados están contraindicadas en Inmunodeficiencias primarias graves tanto humorales como combinadas

d. En pacientes que deben iniciar tratamiento inmunosupresor, siempre que sea posible, deben administrarse las vacunas indicadas antes de iniciar la terapia

1559. Según el Plan Nacional de Adaptación al Cambio Climático NO es un objetivo de dicho Plan:

a. Desarrollar los escenarios climáticos regionales para la geografía española

b. Desarrollar y aplicar métodos y herramientas para evaluar los impactos, vulnerabilidad y adaptación al cambio climático en diferentes sectores socioeconómicos y sistemas ecológicos en España

c. Establecer medidas de salud pública frente a las olas de calor

d. Aportar al esquema español de I+D+i las necesidades más relevantes en materia de evaluación de impactos del cambio climático

1560. Cuál de las siguientes es una medida de las consecuencias para la salud de una intervención:

a. Valor actual neto

b. Tasa interna de retorno

c. Años de vida ganados ajustados por calidad

d. Costes de personal

1561. Cuál de las siguientes afirmaciones relativas al tabaco es FALSA:

a. El tabaco es la principal causa de al menos la mitad de las enfermedades cardiovasculares

b. El tabaco es responsable de más del 90% de los casos de enfermedad pulmonar obstructiva crónica

c. El tabaco está vinculado a un mayor riesgo de adicción al alcohol y otras sustancias

d. En el conjunto de la UE, el tabaco es la quinta causa más importante de muerte prematura

1562. Cuál de las siguientes enfermedades NO es una enfermedad de transmisión hídrica y alimentaria:

a. Tularemia
b. Campilobacteriosis
c. Hepatitis E
d. Hepatitis D

1563. Es FALSO respecto a la vigilancia de las infecciones relacionadas con la asistencia sanitaria (IRAS):

a. Se incluye en el Plan Nacional frente a la Resistencia a los Antibióticos (PRAN) 2019 – 2021
b. La Comisión de Salud Pública del Consejo Interterritorial del SNS aprobó en 2015 la creación de un Sistema Nacional de Vigilancia de las IRAS
c. El Sistema Nacional de Vigilancia de las IRAS no está integrado en la Red Nacional de Vigilancia Epidemiológica (RENAVE)
d. Dos de los primeros módulos de vigilancia incorporados en una primera fase de implementación son el módulo de vigilancia de infección de herida quirúrgica y el de vigilancia de IRAS en las Unidades de Cuidados Intensivos

1564. Es FALSO respecto a la información recogida en el Informe Anual del SNS 2020-2021:

a. Durante el periodo 2007-2019 la esperanza vida al nacer aumentó en 2,7 años
b. Durante el periodo 2007-2019 la esperanza vida al nacer aumentó en todas las CC AA
c. Entre 2007 y 2019 la esperanza vida a los 65 años creció en 9 comunidades y disminuyó en las otras 8 y en las ciudades autónomas
d. Entre 2006 y 2019 los años vida saludables a los 65 años aumentaron en el conjunto de la población 1,4 años

1565. Para incluir una técnica como parte de la cartera de servicios comunes del SNS ésta debe incluir todos los siguientes criterios EXCEPTO:

a. Contribuir de forma eficaz a la prevención, al diagnóstico o al tratamiento de enfermedades, a la conservación o mejora de la esperanza de vida, al autovalimiento o a la eliminación o disminución del dolor y el sufrimiento
b. Aportar una mejora, en términos de seguridad, eficacia, efectividad, eficiencia o utilidad demostrada, respecto a otras alternativas facilitadas actualmente
c. Encontrarse en fase de investigación clínica
d. Cumplir las exigencias que establezca la legislación vigente en el caso de que incluyan la utilización de medicamentos, productos sanitarios u otros productos

1566. Sobre los Indicadores Clave del SNS:

a. Informan sobre todos los aspectos de los sistemas de información existentes
b. Aportan información priorizada
c. Son de especial utilidad para la investigación cualitativa
d. Constituyen la puerta de entrada a las estadísticas sanitarias

1567. Cuál de las siguientes teorías y modelos de modificación de comportamientos en salud se basa en la influencia en la aceptación o rechazo de las personas a las medidas preventivas:

a. Modelo de creencias en salud
b. Teoría de la acción razonada
c. Teoría de la conducta planificada
d. Modelo del proceso de precaución-adopción

1568. Sobre la regulación del Sistema de Información Sanitaria en España en la Ley 16/2003, de 28 de mayo, de cohesión y calidad del SNS:

a. El capítulo que lo regula tiene 4 secciones
b. Hay un artículo de uso de la receta electrónica
c. Hay un artículo referido a tarjeta sanitaria individual
d. En su articulado no se hace mención a la cesión de datos

1569. Es FALSO respecto a la Receta Electrónica Interoperable del SNS:

a. Para la dispensación no es necesario presentar la hoja de medicación activa e información al paciente
b. Cualquier persona que disponga de tarjeta sanitaria individual del SNS puede hacer uso de la receta electrónica interoperable
c. La tarjeta sanitaria individual es requisito imprescindible para que el farmacéutico pueda acceder a los productos dispensables del titular de la tarjeta
d. Los medicamentos con visado de inspección no se pueden dispensar en una oficina de farmacia de otra comunidad autónoma

1570. Señale la FALSA respecto a la intervención para prevenir el deterioro funcional de la persona mayor:

a. El cribado de fragilidad/limitación funcional en la persona mayor se realiza en base a una prueba de ejecución
b. Se clasifican como personas frágiles aquellas con un resultado SPPB < 10 puntos
c. Una vez realizada la intervención no es necesario realizar seguimiento
d. La intervención consiste en un consejo, con recomendaciones sencillas para realizar un programa de ejercicio físico multicomponente (resistencia aeróbica, flexibilidad, equilibrio y fuerza muscular)

1571. [ANULADA] Sobre el estudio nacional sero-epidemiológico de ENE-COVID:

a. Su objetivo fue estimar la prevalencia de infección por SARS-Cov2 en España
b. Cada participante de la primera ronda elegía entre una muestra de sangre extraída por venopunción o un test rápido de anticuerpos con sangre obtenida por digitopunción
c. Se diseñó el estudio con una cohorte dinámica de un mínimo de 60.000 personas
d. Se realizó una segunda ronda meses después de la primera para evaluar la evolución de la prevalencia

1572. [ANULADA] Señale la FALSA en relación con el Plan Estratégico para el Abordaje de la Hepatitis C en el SNS:

a. Disminuir la morbimortalidad causada por el virus de la hepatitis C en la población española
b. Una línea estratégica es cuantificar la magnitud del problema, describir las características epidemiológicas de los pacientes con infección por virus de la hepatitis C y establecer las medidas de prevención
c. Un objetivo específico es reducir la incidencia de hepatitis C
d. Una acción prioritaria es informar a la población general para prevenir nuevas infecciones

1573. [ANULADA] NO es una de las ocho medidas prioritarias del Plan Operativo 2019-2020 de la Estrategia de Salud Sexual (Estrategia Nacional de Salud Sexual y Reproductiva del SNS):

a. Sensibilización de profesionales de la atención especializada sobre la salud sexual
b. Elaboración de criterios comunes de calidad para la formación en salud sexual, contenidos y metodologías educativas recomendables
c. Identificación de buenas prácticas en el marco de la Estrategia de Salud Sexual en el SNS
d. Promover el acceso equitativo a anticonceptivos de última generación

1574. [ANULADA] NO es un tipo de radiación ionizante:

a. Radiación α (alfa)
b. Rayos X
c. Radiación de neutrones
d. Radiación de protones

1575. [ANULADA] Sobre las contraindicaciones generales de las vacunas vivas, señale la respuesta INCORRECTA:

a. Hipersensibilidad a los componentes de la vacuna
b. Enfermedad grave
c. Embarazo
d. Síndrome gripal

1576 **C**	1601 **B**	1626 **C**
1577 **B**	1602 **C**	1627 **C**
1578 **C**	1603 **B**	1628 **B**
1579 **C**	1604 **B**	1629 **C**
1580 **D**	1605 **C**	1630 **D**
1581 **A**	1606 **B**	1631 **C**
1582 **C**	1607 **B**	1632 **C**
1583 **A**	1608 **C**	1633 **A**
1584 **D**	1609 **C**	1634 **B**
1585 **C**	1610 **A**	1635 **B**
1586 **A**	1611 **C**	1636 **C**
1587 **A**	1612 **C**	1637 **C**
1588 **C**	1613 **A**	1638 **B**
1589 **C**	1614 **D**	1639 **A**
1590 **B**	1615 **B**	1640 **C**
1591 **A**	1616 **C**	1641 **D**
1592 **C**	1617 **B**	1642 **C**
1593 **D**	1618 **C**	1643 **D**
1594 **C**	1619 **B**	1644 **C**
1595 **C**	1620 **C**	1645 **A**
1596 **B**	1621 **B**	1646 **C**
1597 **B**	1622 **B**	1647 **A**
1598 **B**	1623 **C**	1648 **C**
1599 **D**	1624 **D**	1649 **B**
1600 **D**	1625 **B**	1650 **B**

1576. La evaluación de riesgos en los lugares de trabajo se efectuará en las siguientes circunstancias, EXCEPTO:

a. Al inicio de la actividad de la empresa
b. Cuando se incorpore un trabajador especialmente sensible
c. Al finalizar la actividad de la empresa
d. Cuando se hayan detectado daños a la salud de los trabajadores

1577. La fórmula del cálculo del retorno de una inversión (ROI) de una acción formativa, es:

a. Costes multiplicados por beneficios
b. Beneficios divididos entre costes
c. Suma de beneficios y costes
d. Raíz cuadrada de la diferencia entre beneficios y costes

1578. Máximo responsable del plan de prevención de una empresa:

a. El técnico de prevención de riesgos laborales
b. El delegado de prevención
c. El empresario
d. El representante sindical

1579. El Consejo Interterritorial del SNS se crea por:

a. La Constitución
b. La Ley de Bases de Sanidad Nacional
c. La Ley General de Sanidad
d. La Ley Orgánica de medidas especiales en materia de Salud Pública

1580. La prueba piloto en el proceso de elaboración de un cuestionario permite evaluar los siguientes aspectos del mismo, EXCEPTO:

a. La comprensión de los enunciados
b. Posibles resistencias o rechazo hacia algunas preguntas
c. El ordenamiento interno de las preguntas
d. El grado en que las preguntas miden lo que pretenden medir (validez de criterio)

1581. La primera Conferencia Internacional sobre Promoción de la Salud / 1986 se celebró en:

a. Ottawa
b. Madrid
c. Yakarta
d. Nueva York

1582. NO es una característica propia de los estudios de casos y controles:

a. Son eficientes en el estudio de enfermedades raras
b. Son menos costosos de llevar a cabo que los estudios de cohortes
c. Son menos susceptibles a incurrir en sesgos que los estudios de cohortes
d. Están limitados al estudio de un único desenlace

1583. Cuál de los siguientes es el denominador de una incidencia acumulada:

a. El número de personas susceptibles de enfermar al comienzo del periodo de seguimiento
b. El número de personas que han completado el seguimiento
c. La población expuesta
d. El grupo control

1584. En la formación en especialidades sanitarias de cuatro o cinco años, la duración máxima de las rotaciones externas será de:

a. Un mes continuado por año de residencia, y no debiendo superar los 3 meses en todo el periodo formativo de la especialidad
b. 15 días continuados por año de residencia, y no debiendo superar los 2 meses en todo el periodo formativo de la especialidad
c. Seis meses continuados por año de residencia, y no debiendo superar los 24 meses en todo el periodo formativo de la especialidad
d. Cuatro meses continuados por año de residencia, y no debiendo superar los 12 meses en todo el periodo formativo de la especialidad

1585. El sistema de gestión de contenidos enfocado a la creación de cualquier tipo de página web se conoce como:

a. Moodle
b. Learning Management System
c. WordPress
d. Google Drive

1586. La Ley de investigación biomédica, en su disposición adicional tercera, establece que la Escuela Nacional de Sanidad:

a. Podrá impartir cursos de postgrado en Salud en el Marco del Espacio Europeo de Educación Superior

b. Podrá impartir cursos de grado en Educación en el Marco del Espacio Europeo de Educación Superior

c. Dependerá del Ministerio de Educación

d. Dependerá de la Universidad

1587. El modelo de formación que se dirige a la tecnificación de la enseñanza se conoce como:

a. Modelo tecnicista-eficientista

b. Modelo academicista

c. Modelo práctico-artesanal

d. Modelo personalista-humanista

1588. Cuál de las siguientes opciones es FALSA en relación con la educación a distancia:

a. El alumno puede estudiar sin separarse de su trabajo

b. Amplia las oportunidades de estudio a mayor número de población

c. La iniciación de un programa a distancia requiere menos inversión de tiempo, recursos y trabajo que la de un programa presencial

d. Ante la presencia de dudas o dificultades por parte de los alumnos, no siempre se obtiene una respuesta inmediata a las mismas

1589. Las actividades docentes quedan exceptuadas del régimen de incompatibilidades cuando no superen cuántas horas al año:

a. 500   b. 1.000   c. 75   d. 20

1590. Se consideran enfermedades profesionales:

a. Cualquier enfermedad ocasionada por el trabajo por cuenta ajena

b. Las contraídas a consecuencia del trabajo ejecutado por cuenta ajena en las actividades que se especifiquen en el cuadro de enfermedades profesionales aprobado en aplicación de la Ley General de la Seguridad Social

c. Las enfermedades que se originan por malas condiciones de trabajo

d. Todas las enfermedades que se producen en el puesto de trabajo

1591. El método de evaluación económica que mide los resultados de la intervención en términos monetarios se denomina:

a. Análisis coste-beneficio

b. Análisis coste-efectividad

c. Análisis de minimización de costes

d. Análisis coste-utilidad

1592. Forma de comunicación o sistema de publicación en Internet que consiste en el envío de mensajes cortos de texto, habitualmente con máximo de 140 caracteres:

a. Blog   b. Chat
c. Microblogging   d. MOOC

1593. En un experimento para evaluar la eficacia de la fluoración del agua de consumo en la prevención de la caries se estudiaron dos municipios. En uno de ellos se procedió a la fluoración del agua y en el otro no. De qué diseño se trata:

a. Ensayo clínico factorial

b. Estudio de cohortes

c. Ensayo clínico cruzado

d. Ensayo de intervención comunitaria

1594. La metodología para diseñar minivideos modulares está basada en:

a. Transpararencias   b. Fotos
c. Pizarra digital   d. Diapositivas

1595. Es una competencia de salud pública exclusiva del Estado:

a. La vigilancia en salud e información epidemiológica

b. La promoción de la salud

c. La sanidad exterior

d. La salud laboral

1596. El programa de elección para ejecutar cálculo y la gestión de facturación es:

a. Access   b. Excel
c. Powerpoint   d. Word

1597. Cuál de las siguientes es una medida de prevención primaria:

a. El cribado de cáncer de mama con mamografía

b. El tratamiento con estatinas en personas de alto riesgo cardiovascular que no han sufrido ningún evento cardiovascular previo

c. El cribado de cáncer colorrectal con análisis de sangre oculta en heces

d. La rehabilitación cardiaca tras un infarto de miocardio

1598. En el brainstorming:

a. Se recrea una simulación práctica en la que el alumno ha de resolver un problema en el marco de una historia ambientada en un entorno profesional

b. Se producen ideas de un grupo de personas obre un tema concreto, con el objetivo de resolver un problema o encontrar una alternativa a una situación difícil o bloqueada

c. Se ensayan situaciones en el entorno seguro del aula para aprender a comportarse con eficacia cuando se presenten en el entorno real de trabajo

d. Se promueve el debate en el aula a través de la visualización de las ideas de los participantes escritas en cartulinas que se pegan en pizarras

1599. La Comisión para Reducir las Desigualdades Sociales en Salud en España se constituyó en el año:

a. 2000   b. 2017   c. 1992   d. 2008

1600. Todos los siguientes son criterios de calidad de los materiales educativos digitales, EXCEPTO:

a. Interactividad

b. Formato y diseño

c. Accesibilidad de los contenidos

d. Extensión de los contenidos

1601. El método de aprendizaje en el cual los alumnos son responsables de su aprendizaje y del de sus compañeros en una estrategia de corresponsabilidad para alcanzar metas e incentivos grupales, se conoce como:

a. Aprendizaje basado en escenarios prácticos

b. Aprendizaje colaborativo

c. Aprendizaje por proyectos

d. Método expositivo

1602. El enfoque sobre la resolución de conflictos en el que una parte no es capaz de abordar el conflicto se denomina:

a. El poder   b. Los derechos
c. La elusión   d. El consenso

1603. El docente en un curso online como moderador de cualquier debate o discusión en grupo, NO debe:

a. Introducir el tema de debate

b. Emplear un tono demasiado formal

c. Animar la participación de los participantes pasivos

d. Elogiar las aportaciones que lo merezcan

1604. Al conjunto de herramientas, fuentes de información, conexiones y actividades que cada persona utiliza de forma asidua para aprender, se conoce como:

a. Fliped classroom

b. Entorno Pesonal de Aprendizaje

c. MOOC

d. Role-playing

1605. Toda plataforma de e-learning deberá contar con las siguientes herramientas básicas, EXCEPTO:

a. Herramientas de comunicación

b. Herramientas de recursos

c. Herramientas de gestión de conflictos

d. Herramientas de administración

1606. El método más eficiente para prevenir la caries dental es:

a. La fluorización de la sal y otros alimentos

b. La fluorización del agua de consumo

c. El uso de tabletas y gotas de fluoruros

d. El uso del flúor por vía tópica

1607. Número máximo de horas lectivas de una actividad formativa que se considerará para el cálculo de los créditos de formación continuada de las profesiones sanitarias:

a. 10   b. 100   c. 50   d. 1.000

1608. Según las recomendaciones del Programa de Actividades de Promoción y Prevención de la Salud (PAPPS), el cribado de cáncer de mama con mamografía NO debería recomendarse en mujeres de:

a. 50 a 59 años   b. 60 a 69 años
c. 40 a 49 años   d. 70 a 74 años

1609. En la historia natural de la enfermedad se denomina periodo de latencia:

a. Al tiempo transcurrido entre la aparición de la enfermedad y su diagnóstico
b. Al tiempo transcurrido entre el diagnóstico de la enfermedad y su resolución
c. Al tiempo transcurrido entre la exposición al agente causal y la manifestación de la enfermedad
d. Al tiempo transcurrido entre la aparición de la enfermedad y su resolución

1610. El origen de la Organización Internacional del Trabajo (OIT) se remonta a:

a. 1919   b. 1739   c. 2009   d. 1979

1611. La técnica en la que un grupo de expertos, coordinados por un moderador, exponen teorías, conceptos o puntos de vistas divergentes sobre un tema común, aportando al alumnado información variada, evitando enfoques parciales, se conoce como:

a. Debate dirigido   b. Role Play
c. Mesa redonda   d. Caso

1612. El porcentaje del número total de individuos diagnosticados de una enfermedad que mueren a causa de la misma se denomina:

a. Tasa bruta de mortalidad
b. Tasa específica de mortalidad
c. Tasa de letalidad
d. Tasa de mortalidad ajustada

1613. 'Error que consiste en rechazar la hipótesis nula cuando esta es cierta':

a. Error de tipo I
b. Error de tipo II
c. Error de selección
d. Error de confusión

1614. Los siguientes elementos son necesarios para el diseño de una actividad formativa, EXCEPTO:

a. Objetivos   b. Contenidos
c. Metodología   d. Profesorado

1615. La recreación de una simulación práctica en la que el alumno ha de resolver un problema en el marco de una historia ambientada en un entorno profesional se conoce como:

a. Role playing
b. Aprendizaje basado en escenarios prácticos
c. Aprendizaje colaborativo
d. Aprendizaje por proyectos

1616. La actividad docente de la Escuela Nacional de Sanidad se articula en los siguientes tipos de cursos, EXCEPTO:

a. Máster
b. Diplomaturas
c. Cursos de grado y de formación profesional
d. Cursos de postgrado de formación continua

1617. Qué periodo establece la Ley como duración máxima de la Incapacidad Temporal:

a. 6 meses
b. 1 año prorrogable por 6 meses
c. 3 meses
d. 1 año

1618. Según la Nota Técnica de Prevención (NTP) 586, en el control biológico de la exposición a contaminantes químicos se emplean las siguientes muestras, EXCEPTO:

a. Orina   b. Sangre
c. Pelo   d. Aire exhalado

1619. La propuesta para mejorar la publicación de revisiones sistemáticas y metanálisis se denomina:

a. Declaración CONSORT
b. Declaración PRISMA
c. Declaración STROBE
d. Declaración SPIRIT

1620. Cuál de los siguientes apartados NO está contemplado en la elaboración de una guía didáctica:

a. Justificación
b. Contenidos
c. Prueba de evaluación
d. Bibliografía

1621. El modelo de elección para detectar necesidades formativas en el ámbito sanitario es:

a. Modelo ANISE
b. Modelo de Pineault
c. Modelo de Witkin y Altschuld
d. Modelo Reynold

1622. La licencia que permite al autor de una obra una manera simple y estandarizada otorgar permiso al público para compartir y usar su trabajo creativo bajo los términos y condiciones de su elección, se conoce como:

a. CopyLeft   b. Creative Commons
c. Copyright   d. Open source

1623. Las herramientas de autor son:

a. Herramientas de distribución y gestión de cursos y estudiantes
b. Herramientas de comunicación
c. Herramientas para la creación de materiales educativos y cursos
d. Herramientas de almacenamiento

1624. Todos los siguientes son requisitos para obtener la acreditación de un curso de postgrado en la Escuela Nacional de Sanidad, EXCEPTO:

a. Asistir a las clases
b. Superar las pruebas de evaluación
c. Abonar el importe de la matrícula
d. Carecer de antecedentes penales

1625. Los valores de referencia para los Indicadores Biológicos asociados a la exposición global a los agentes químicos, se conocen cómo:

a. VZR   b. VLB   c. VXA   d. VST

1626. En un estudio se calculó un riesgo relativo de 2,3. Las siguientes son interpretaciones correctas del mismo, EXCEPTO una:

a. El riesgo de desarrollar la enfermedad de las personas expuestas supone 2,3 veces el riesgo de las no expuestas
b. El riesgo de enfermar en de las personas expuestas es un 130% mayor que el de las no expuestas
c. El riesgo de enfermar en de las personas expuestas es un 230% mayor que el de las no expuestas
d. La probabilidad de enfermar es necesariamente mayor en los expuestos

1627. El sitio Web frecuentemente actualizado, que recopila, cronológicamente textos, vídeos, audio, imágenes o artículos de uno o varios autores se conoce como:

a. Wiki   b. Chat   c. Blog   d. Foro

1628. En la valoración de la incapacidad laboral es determinante:

a. Conocer los requerimientos de la profesión
b. Conocer los requerimientos del puesto
c. Conocer las preferencias del trabajador
d. Conocer el sector empresarial

1629. La norma básica del Derecho comunitario Europeo en materia de Salud y Seguridad en el Trabajo es:

a. Tratado de Ámsterdam
b. Acta Única Europea
c. Directiva marco sobre Salud y Seguridad en el Trabajo
d. Tratado de Maastricht

1630. La relación dosis-respuesta entre el tabaco y el cáncer de pulmón es de tipo:

a. Exponencial
b. Curvilineal
c. En forma de J
d. Lineal

1631. Cuál de los siguientes temas dentro de la Agencia Europea para la Seguridad y Salud en el Trabajo se considera un riesgo emergente:

a. Riesgos psicosociales
b. Envejecimiento laboral
c. Tecnologías de la Información y Comunicación (TIC)/digitalización
d. Sustancias peligrosas

1632. Sobre la formación en materia preventiva de los trabajadores, indique la FALSA:

a. Constituye una obligación para el empresario
b. Deberá estar centrada en la función de cada trabajador
c. Se llevará a cabo siempre fuera de la jornada de trabajo
d. Debe repetirse periódicamente

1633. El valor de referencia para las concentraciones de los agentes químicos en el aire, que representa las condiciones a las cuales se cree, que la mayoría de los trabajadores pueden estar expuestos 8 horas diarias y 40 semanales, durante toda su vida laboral, sin sufrir efectos adversos para su salud, se conoce como:

a. VLA   b. VLC   c. VLD   d. VLB

1634. La misión de la Escuela Nacional de Sanidad está organizada en las siguientes áreas de actividad, EXCEPTO:

a. Formación
b. Análisis de laboratorio
c. Investigación
d. Asesoría técnica y científica

1635. Los Valores Límite Ambientales (VLA) sirven exclusivamente para la evaluación y el control de:

a. Los riesgos por inhalación de todos los agentes químicos
b. los riesgos por inhalación de los agentes químicos incluidos en la lista de valores límite ambientales
c. Los riesgos de agentes químicos considerados extremadamente tóxicos
d. Los riesgos de cualquier agente químico

1636. Las plataformas open source se caracterizan por:

a. Una mayor potencia que las plataformas comerciales
b. Su fácil implantación
c. Ser gratuitas
d. Una mayor variedad para elegir

1637. El número de hijos de una familia es una variable:

a. Cuantitativa continua
b. Cualitativa ordinal
c. Cuantitativa discreta
d. Cualitativa nominal

1638. La duración de los minivideos modulares debe ser de:

a. Menos de 5 minutos
b. Entre 5 y 10 minutos
c. Mayor a 10 minutos
d. Menos de 1 minuto

1639. La Directiva 89/391/CEE del Consejo relativa a la aplicación de medidas para promover la mejora de la seguridad y de la salud de los trabajadores en el trabajo, se transpuso en España mediante:

a. La Ley 31/1995 de prevención de riesgos laborales
b. RD 39/1997 por el que se aprueba el Reglamento de los Servicios de Prevención
c. La Ley 2/2015 de los derechos básicos del trabajador
d. RD 1299/2006 por el que se aprueba el cuadro de enfermedades profesionales en el sistema de la Seguridad Social y se establecen criterios para su notificación y registro

1640. La aplicación que se utiliza para la creación, gestión, distribución y evaluación de la formación a través de la Web se conoce como:

a. CMS (Content Management System)
b. LRS (Learning Record Store)
c. LMS (Learning Management System)
d. LCS (Learning Content System)

1641. Todos los siguientes son apartados del formulario de acreditación de las actividades de formación continuada de las profesiones sanitarias, EXCEPTO:

a. Datos de la actividad
b. Características de la actividad
c. Financiación
d. Quejas y reclamaciones

1642. La selección de materiales que incluyen evidencias y reflexiones sobre el proceso de enseñanza del profesor, se conoce como:

a. Curriculum Vitae   b. Feedback
c. Portfolio   d. Agenda

1643. Sobre la moda de una distribución estadística:

a. Se obtiene dividiendo la suma de las observaciones individuales entre el número de observaciones
b. Es el valor de la variable que ocupa la posición central de la distribución
c. Tiene en cuenta la magnitud exacta de todas las observaciones
d. Es el valor más frecuente de la variable

1644. NO se considera Accidente de Trabajo:

a. Accidentes sufridos en el lugar y durante el tiempo de trabajo
b. El accidente 'in itinere'
c. Los accidentes por imprudencia o dolo del trabajador accidentado
d. Accidentes en misión

1645. Los siguientes son indicadores de fiabilidad, EXCEPTO:

a. La sensibilidad
b. El coeficiente de concordancia global
c. El coeficiente Kappa
d. El coeficiente de correlación intraclase

1646. Las siguientes técnicas docentes pretenden aumentar la eficacia del aprendizaje a través de la dinamización o trabajo de grupo, EXCEPTO:

a. Role Play   b. Philipps 66
c. El proyecto   d. El foro

1647. Según la Ley de Propiedad Intelectual que ficheros NO es lícito distribuir en un aula virtual:

a. Libros o manuales universitarios completos
b. Textos legales
c. Citas
d. Fragmentos de un libro

1648. Cuál de las siguientes opciones se considera una herramienta adecuada de trabajo colaborativo de Moodle:

a. Moodle Mobile   b. Encuesta
c. Wiki   d. SCORM

1649. Se entiende por 'blending learning':

a. El modelo de enseñanza presencial con apoyo de Internet
b. El modelo de enseñanza en el que se integran y mezclan clases presenciales con actividades docentes en aula virtual
c. El modelo a distancia través de campus virtuales
d. El modelo de enseñanza basado en la evidencia científica

1650. La conferencia, taller o seminario que se transmite por Internet se conoce con el nombre de:

a. Networking   b. Webinar
c. Webcast   d. Blog

1651 **A**	1676 **C**	1701 **C**
1652 **B**	1677 **C**	1702 **C**
1653 **C**	1678 **C**	1703 **A**
1654 **A**	1679 **C**	1704 **C**
1655 **D**	1680 **C**	1705 **C**
1656 **D**	1681 **C**	1706 **A**
1657 **A**	1682 **D**	1707 **C**
1658 **D**	1683 **D**	1708 **B**
1659 **C**	1684 **D**	1709 **C**
1660 **A**	1685 **D**	1710 **D**
1661 **C**	1686 **B**	1711 **A**
1662 **B**	1687 **D**	1712 **D**
1663 **C**	1688 **C**	1713 **A**
1664 **B**	1689 **A**	1714 **D**
1665 **D**	1690 **A**	1715 **D**
1666 **D**	1691 **D**	1716 **D**
1667 **B**	1692 **D**	1717 **D**
1668 **B**	1693 **B**	1718 **D**
1669 **B**	1694 **B**	1719 **C**
1670 **C**	1695 **C**	1720 **D**
1671 **C**	1696 **D**	1721 **A**
1672 **C**	1697 **D**	1722 **B**
1673 **B**	1698 **B**	1723 **D**
1674 **D**	1699 **B**	1724 **D**
1675 **D**	1700 **C**	1725 **B**

1651. NO es un componente de una serie temporal:

a. Componente estático
b. Tendencia
c. Componente cíclico
d. Componente estacional

1652. El virus Marburg es un miembro de la familia:

a. Bunyaviridae
b. Filoviridae
c. Flaviviridae
d. Togaviridae

1653. Sobre la infección por Yersinia pestis:

a. Es una enfermedad hipoendémica en Europa
b. El reservorio natural de la peste es el ganado
c. La peste ha estado ausente de Europa desde hace más de medio siglo
d. La transmisión entre los reservorios ocurre a través de las picaduras de garrapatas infectadas

1654. En Europa, la transmisión humana de parásitos del género Babesia se produce principalmente por la picadura de:

a. Garrapatas de la especie Ixodes ricinus
b. Moscas del género Phlebotomus
c. Mosquitos del género Culex
d. Mosquitos de la especie Aedes albopictus

1655. Las siguientes enfermedades son indicativas de SIDA EXCEPTO:

a. Leucoencefalopatía multifocal progresiva
b. Tuberculosis extrapulmonar
c. Sarcoma de Kaposi
d. Lupus eritematosos sistémico

1656. Dentro del protocolo de vigilancia de microorganismos multiresistentes del sistema nacional de vigilancia de las infecciones relacionadas con la asistencia sanitaria, NO tiene un protocolo específico:

a. Enterobacterias productoras de carbapenemasas en hospitales
b. Staphylococcus aureus resistente a la meticilina en hospitales
c. Clostridium dificile en hospitales
d. Bordetella pertusis en hospitales

1657. Según el último informe de vigilancia de VIH/SIDA del ECDC y la Oficina Regional para Europa de la OMS, es FALSO:

a. El número de nuevos diagnósticos de VIH ha disminuido sustancialmente en algunas partes de Europa Central y Oriental durante la última década
b. La tasa de nuevos diagnósticos de VIH fue mayor en hombres que en mujeres
c. La mayor proporción de diagnósticos de VIH se reportó en hombres que tienen sexo con hombres
d. El número de personas que adquirieron el VIH a través del consumo de drogas por vía parenteral ha disminuido en la UE durante la última década

1658. Sobre la hepatitis A, es FALSO:

a. La hepatitis A se puede transmitir por consumo de alimentos contaminados
b. La hepatitis A se puede transmitir por contacto de persona a persona
c. Se han producido brotes de hepatitis A que han afectado a hombres que tienen sexo con hombres
d. La mayor proporción de casos asintomáticos se produce en ancianos

1659. Los viajeros que regresan de las áreas afectadas por el virus Zika NO pueden donar sangre hasta que hayan transcurrido:

a. 6 meses
b. 1 año
c. 28 días
d. 3 meses

1660. Según el RD 2210/1995, por el que se crea la red nacional de vigilancia epidemiológica, NO se considera brote o situación epidémica:

a. Cualquier caso de una enfermedad de declaración obligatoria
b. El incremento significativamente elevado de casos en relación a los valores esperados
c. La aparición de una enfermedad, problema o riesgo para la salud en una zona hasta entonces libre de ella
d. La presencia de cualquier proceso relevante de intoxicación aguda colectiva, imputable a causa accidental, manipulación o consumo

1661. Sobre la enfermedad neumocócica, es FALSO:

a. El neumococo se transmite persona a persona

b. La neumonía neumocócica es la principal causa de neumonía bacteriana adquirida en la comunidad

c. La comunidad autónoma notificará, de forma individualizada, al Centro Nacional de Epidemiología solamente los casos sospechosos y probables

d. Las vacunas conjugadas frente al neumococo reducen el estado de portador nasofaríngeo

1662. Qué enfermedad NO está incluida en la guía del Centro Europeo de Prevención y Control de Enfermedades para la evaluación de riesgo de enfermedades transmitidas en aviones:

a. Tuberculosis

b. Botulismo

c. Síndrome respiratorio agudo grave (SARS)

d. Enfermedad meningocócica invasora

1663. Sobre el informe europeo de análisis de consumo de antimicrobianos y resistencia (JIACRA), es FALSO:

a. Se analizaron datos de consumo de antibióticos en humanos

b. Se analizaron datos de consumo de antibióticos en animales

c. Se analizaron datos de resistencias en bacterias, virus y parásitos

d. Se analizaron datos de resistencias en bacterias de humanos y animales

1664. Qué enfermedad se transmite por agua y alimentos y se vigila dentro de la red nacional de vigilancia epidemiológica:

a. Anisakiasis

b. Hepatitis A

c. Hepatitis B

d. Hepatitis E

1665. Sobre los clusters, es FALSO:

a. Los casos de un cluster se agrupan en el tiempo

b. Los casos de un cluster se agrupan en el espacio

c. Existen distintos métodos para el análisis de los clusters

d. Todos los clusters están formados por un número elevado de casos

1666. Sobre las técnicas ELISA, ELISPOT y RT-PCR:

a. Todas son de base inmunológica

b. Ninguna es de base inmunológica

c. ELISPOT no es una técnica de base inmunológica

d. RT-PCR no es una técnica de base inmunológica

1667. Cuál de los siguientes laboratorios nacionales de referencia NO pertenece al Instituto de Salud Carlos III:

a. Laboratorio Nacional de Referencia de Calidad del Aire

b. Laboratorio Nacional de Referencia para Enfermedad de Newcastle

c. Laboratorio Nacional de Referencia para los casos de zoonosis en el hombre y en los animales sospechosos de rabia

d. Laboratorio Depositario del Patrón Nacional de Ozono

1668. Sobre la leishmaniasis es FALSA:

a. La leishmaniasis visceral causada por Leishmania infantum es endémica en los países de la Cuenca Mediterránea

b. Los roedores son los principales reservorios de Leishmania infantum

c. La transmisión en Europa generalmente se produce por la picadura de las hembras hematófagas de especies del género Phlebotomus

d. Muchos de los casos de leishmaniasis humana declarados en la UE son importados

1669. Cuál de los siguientes criterios NO define un caso de hepatitis B aguda:

a. Detección del antígeno de superficie (HBsAg) y marcadores negativos previos del virus de la hepatitis B (VHB) en los últimos seis meses

b. Detección de HBsAg o HBeAg o DNA

c. Detección de ácido nucleico del VHB y marcadores negativos previos en los últimos seis meses

d. Detección de anticuerpos IgM específicos de antígeno (IgM anti-HBc)

1670. Sobre la vigilancia de la listeriosis en la UE, es FALSO:

a. El Sistema Europeo de Vigilancia (TESSy) recoge datos de listeriosis

b. El Centro Europeo de Prevención y Control de Enfermedades recoge datos de tipado molecular de Listeria monocitogenes

c. La vigilancia europea de la listeriosis se centra en las formas leves de la enfermedad

d. Se ha establecido una base de datos conjunta que recoge aislamientos de Listeria monocitogenes de muestras clínicas y de animales

1671. Sobre la misión del Centro Europeo para la Prevención y Control de Enfermedades (ECDC), es FALSO:

a. Su misión es identificar, determinar y comunicar las amenazas actuales y emergentes que representan para la salud humana las enfermedades transmisibles

b. En el caso de brotes de enfermedades de origen desconocido que pudieran propagarse en o a la Comunidad, el ECDC actuará por propia iniciativa hasta que se determine la fuente del brote

c. En el caso de un brote claramente no causado por una enfermedad transmisible, el ECDC actuará como autoridad competente y por propia iniciativa

d. El ECDC tendrá plenamente en cuenta las responsabilidades de los Estados miembros, la Comisión y otras agencias comunitarias

1672. Europa tiene una catalogación respecto a la polio de:

a. Está en vía de obtener la certificación de 'libre de polio'

b. La existencia de un pequeño número de casos cada año impide que Europa consiga alcanzar la categoría de 'libre de polio'

c. Tiene una certificación de 'libre de polio' desde el año 2002

d. Se encuentra en fase de obtención de la certificación de 'libre de polio'

1673. Sobre la red nacional de vigilancia epidemiológica es FALSA:

a. Permite la recogida y el análisis de la información epidemiológica

b. Está constituida exclusivamente por la notificación obligatoria de enfermedades, la notificación de situaciones epidémicas y la información microbiológica

c. Entre sus funciones está la difusión de la información a los niveles operativos competentes

d. Su creación se recoge en el RD 2210/1995

1674. Entre los usos de la epidemiología NO se encuentra el siguiente:

a. Definir y clasificar los problemas de salud

b. Conocer la historia natural y el espectro de la enfermedad

c. Medir la calidad de las intervenciones sanitarias

d. Establecer el precio de los medicamentos

1675. Sobre la enfermedad por virus Zika, es FALSO:

a. Se transmite por picadura de mosquitos del género Aedes

b. Se transmite por vía sexual

c. Se transmite por transfusión de sangre

d. Se transmite por consumo de agua contaminada

1676. El porcentaje de infecciones de sífilis por categoría de transmisión, en los países de la UE que facilitan esta información, es mayor en:

a. Heterosexuales
b. Adictos a drogas por vía parenteral
c. Hombres que tienen sexo con hombres
d. Mujeres mayores de 35 años

1677. Qué manifestación clínica NO forma parte del criterio clínico de la infección gonocócica:

a. Uretritis b. Faringitis
c. Hepatitis d. Conjuntivitis

1678. Es un método cualitativo de determinación de la susceptibilidad a antibióticos:

a. La dilución en agar
b. Las tiras de E-test
c. La difusión en agar con disco
d. La microdilución en caldo

1679. Sobre la gripe aviar, es FALSO:

a. En Europa se han producido brotes de gripe aviar de alta patogenicidad en aves
b. En Europa se han producido brotes de gripe aviar de baja patogenicidad en aves
c. El riesgo de transmisión zoonótica a la población de la UE se considera alto
d. A (H5N6) es un virus de gripe aviar

1680. La incidencia más alta de enfermedad invasiva por Haemophilus influenzae en la UE se encuentra en el grupo de edad:

a. Mayor de 65 años
b. 1 a 4 años
c. Menor de 1 año
d. 5 a 14 años

1681. Sobre el plan nacional de resistencia a antimicrobianos:

a. Es un plan exclusivamente de investigación
b. El plan excluye la parte veterinaria
c. El objetivo del plan es la reducción del riesgo de selección y diseminación de la resistencia a antibióticos
d. En el plan solo participan las sociedades científicas

1682. Sobre la vigilancia de la malaria en la UE, es FALSO:

a. La transmisión local de Plasmodium vivax sigue siendo posible en la UE
b. En España se ha producido algún caso autóctono
c. La mayoría de los casos de malaria declarados en la UE son importados
d. La disminución mundial de la incidencia de la malaria ha supuesto una disminución de los casos importados notificados en la UE

1683. Sobre la protección de datos, es FALSO:

a. En 2016 la UE aprobó el Reglamento General Europeo de Protección de Datos
b. El Reglamento General Europeo de Protección de Datos es de aplicación a partir del 25 de mayo de 2018
c. La protección de datos es un derecho fundamental recogido en la Constitución
d. El Instituto Nacional de Estadística es la autoridad pública encargada de velar por la protección de datos de los ciudadanos

1684. El objetivo del Centro Europeo de Prevención y Control de Enfermedades para 2020 es la reducción de los casos notificados de tuberculosis, al menos en un:

a. 1% b. 2% c. 5% d. 10%

1685. Para cuál de las siguientes bacterias no se notifican datos de resistencias frente a antimicrobianos a la red europea de vigilancia de resistencia a antimicrobianos (EARS-Net):

a. Klebsiella pneumoniae
b. Acinetobacter spp
c. Escherichia coli
d. Vibrio cholerae

1686. Sobre la vigilancia de botulismo en la UE, es FALSO:

a. Se han detectado brotes de botulismo entre usuarios de drogas inyectadas
b. Los casos de botulismo siempre están asociados al consumo de conservas caseras
c. Además de Clostridium botulinum otras especies, como C. baratii, pueden producir botulismo
d. Existen antitoxinas para el tratamiento del botulismo

1687. Sobre la enfermedad invasora por Haemophilus influenzae, es FALSA:

a. El ser humano es el único reservorio de H. influenzae
b. La persona deja de ser transmisible en las 24-48 horas siguientes al comienzo del tratamiento con antibióticos
c. La vacuna frente a H. influenzae se encuentra incluida en el calendario vacunal infantil
d. El serotipo b es el único que produce infección en humanos

1688. Forman parte de la Subdirección General de Servicios Aplicados, Formación e Investigación del Instituto de Salud Carlos III:

a. La Oficina de transferencia de los resultados de la investigación
b. El Registro Nacional de Biobancos
c. El Centro Nacional de Sanidad Ambiental
d. La Biblioteca Nacional de Ciencias de la Salud

1689. Sobre la vigilancia de brucelosis en la UE (UE), es FALSO:

a. Es una enfermedad muy frecuente en la UE
b. Los casos de brucelosis se notifican a TESSy (Sistema Europeo de Vigilancia)
c. Se puede transmitir por consumo de leche sin pasteurizar contaminada
d. Las personas que trabajan con animales de granja tienen más riesgo de sufrir brucelosis

1690. Las cabinas de seguridad biológica que proporcionan protección al trabajador y al medio ambiente, pero no al material infeccioso son:

a. Cabinas de Clase I
b. Cabinas de Clase II
c. Cabinas de Clase III
d. Ninguna de las anteriores

1691. El valor predictivo positivo de una prueba diagnóstica es:

a. La proporción de individuos enfermos que dan positivo en la prueba
b. La proporción de individuos sanos que dan negativo en la prueba
c. El porcentaje de individuos sanos del total de los que dan negativo en la prueba
d. El porcentaje de individuos enfermos del total de los que dan la prueba positiva

1692. En cuál de las siguientes zoonosis NO se vigilan los casos esporádicos dentro de la Red Nacional de Vigilancia Epidemiológica:

a. Fiebre Q b. Rabia
c. Salmonelosis d. Psitacosis

1693. Sobre la fiebre hemorrágica Crimea-Congo (FHCC), es FALSO:

a. En 2016 se produjeron dos casos de FHCC en España
b. Es una enfermedad bacteriana
c. Se transmite por la picadura de garrapatas o por contacto con la sangre o tejidos de animales infectados
d. Los contactos de un caso de FHCC deben estar localizables a lo largo del periodo de seguimiento

1694. El concepto de clon en microbiología se refiere a:

a. Conjunto de individuos aislados en pacientes con relaciones epidemiológicas
b. Conjunto de individuos que descienden de un ancestro común
c. Conjunto de individuos con características fenotípicas comunes
d. El concepto de clon no se utiliza en organismos procariotas

1695. Sobre los sistemas de información sanitaria, es FALSO:

a. Han de ser útiles para la planificación sanitaria y el establecimiento de políticas de salud
b. Son instrumentos y no constituyen un fin en sí mismos
c. Han de proporcionar la mayor cantidad posible de datos
d. Han de proporcionar información objetiva, fiable y comparable

1696. NO es una de las preguntas del instrumento de decisión del Anexo 2 del Reglamento Sanitario Internacional (2005) de la OMS para la evaluación y notificación de eventos que pueden constituir una emergencia de salud pública de interés internacional:

a. ¿Tiene el evento una repercusión de salud pública grave:
b. ¿Se trata de un evento inusitado o imprevisto:
c. ¿Existe un riesgo significativo de propagación internacional:
d. ¿El diagnóstico de los casos se ha confirmado en un laboratorio de referencia?

1697. Sobre la vigilancia de la toxoplasmosis en la UE, es FALSO:

a. Se notifican al sistema de vigilancia europeo (TESSy) los casos de toxoplasmosis congénita
b. Hay países que no notifican a TESSy datos de toxoplasmosis
c. Algunos países tienen programas prenatales de cribado de toxoplasmosis
d. Todos los países notifican a TESSy todas las defunciones de toxoplasmosis, ya sean congénitas o no

1698. Sobre la vigilancia de salmonelosis en la UE (UE), es FALSO:

a. La salmonelosis causa brotes alimentarios en la UE
b. Todos los países notifican al Sistema de Vigilancia Europeo utilizando la misma definición de caso
c. El Centro Europeo de Control y Prevención de Enfermedades coordina la vigilancia molecular de la salmonelosis
d. El alimento más frecuentemente asociado a los brotes de salmonelosis notificados a la UE en 2015 fueron los huevos y productos derivados del huevo

1699. En los laboratorios con nivel de contención 3:

a. El trabajo se realiza indistintamente dentro y fuera de cabinas de seguridad biológica
b. Todos los procedimientos que implican la manipulación de materiales infecciosos se llevan a cabo dentro de las cabinas de seguridad biológica
c. Todo el trabajo, tanto con material infeccioso como no infeccioso se realiza en cabinas de seguridad biológica
d. No hay una norma general que especifique este nivel de procedimiento

1700. Sobre los linfocitos T:

a. interaccionan con antígenos libres
b. Cada linfocito posee receptores para múltiples tipos de epítopos
c. Los B y T reconocen epítopos mediante receptores específicos que poseen en la superficie
d. Los T activados se diferencian en células plasmáticas y en células de memoria

1701. Cuál de las siguientes actividades del Instituto de Salud Carlos III NO está relacionada con el control de las enfermedades transmisibles:

a. Apoyo científico-técnico a la Administración General del Estado, a las CC AA y al Sistema Nacional de Salud en la detección de resistencias a los antimicrobianos
b. Innovación tecnológica para mejorar la caracterización de virus, bacterias, hongos y parásitos
c. Investigación y valoración de la presencia de contaminantes emergentes en aguas
d. El desarrollo de vigilancia epidemiológica y gestión de la Red Nacional de Vigilancia Epidemiológica

1702. Sobre los casos de rabia declarados en Europa:

a. Son sólo autóctonos
b. Son sólo importados
c. Son importados y autóctonos
d. No se notifican casos de rabia en Europa

1703. La tasa de respuesta de los países a la última encuesta del sistema de monitorización de la capacidad de laboratorio de la UE (EULabCap) fue:

a. 100%   b. 85%
c. 90%   d. 75%

1704. Sobre la enfermedad meningocócica, existe vacuna frente a los siguientes serogrupos EXCEPTO:

a. C   b. B   c. X   d. W

1705. Sobre la rabia, es FALSO:

a. El reservorio más frecuentemente implicado en la transmisión de la enfermedad al hombre es el perro
b. La detección de un caso de rabia humana se comunicará de forma urgente al Centro de Coordinación de Alertas y Emergencias Sanitarias y al Centro Nacional de Epidemiología
c. España peninsular está libre de rabia en murciélagos pero no en mamíferos terrestres
d. Todos los mamíferos son susceptibles de padecer la enfermedad

1706. Sobre la legionelosis, es FALSO:

a. El microorganismo causante de la enfermedad es un virus
b. Se presenta en forma de casos esporádicos o de brotes
c. La transmisión es por vía aérea mediante la inhalación de aerosoles contaminados con la bacteria
d. La legionela se encuentra en las aguas superficiales de ríos y lagos

1707. Sobre las emergencias de salud pública de interés internacional (ESPII), recogidas en el Reglamento Sanitario Internacional (2005) de la OMS, es FALSO:

a. Constituyen un riesgo de salud pública para otros países
b. Podrían requerir una respuesta internacional coordinada
c. La primera medida a aplicar ante una ESPII es la restricción del tráfico y el comercio internacional
d. Los eventos que puedan constituir una ESPII se notifican a la OMS

1708. Sobre la vacunación frente al virus del papiloma humano (VPH):

a. Ninguna de las dos vacunas disponibles tiene la indicación para ser utilizada en varones
b. El ECDC considera que la vacunación en niños no sería una intervención coste-eficaz con los datos disponibles actualmente
c. El ECDC considera que la vacunación en hombres que tienen sexo con hombres no sería coste-eficaz
d. El ECDC no ha evaluado otras indicaciones de utilización distintas a las ya establecidas para mujeres

1709. Cuál de las siguientes técnicas serológicas se considera de diagnóstico rápido:

a. Inhibición de la hemaglutinación
b. Neutralización
c. Inmunocromatografía
d. Fijación de complemento

1710. El genoma de los rotavirus contiene 11 segmentos de:

a. ADN monocatenario
b. ADN bicatenario
c. ARN monocatenario
d. ARN bicatenario

1711. Sobre la gripe, es FALSO:

a. La vacuna antigripal se administra exclusivamente una vez en la vida
b. Se estima que más de la mitad de las infecciones gripales son asintomáticas
c. El patrón de circulación de los virus de la gripe evoluciona con el tiempo y puede ser distinto en cada temporada estacional de gripe
d. La vacunación es la medida de elección para prevenir la gripe estacional

1712. NO es un atributo de un sistema de vigilancia epidemiológica:

a. Flexibilidad   b. Oportunidad
c. Representatividad   d. Confidencialidad

1713. Cuál de las siguientes técnicas NO es una técnica de tipificación molecular:

a. MEE   b. PCR-RFLP
c. PFGE   d. MLST

1714. El virus de la varicela NO se transmite por:

a. Transmisión congénita
b. Vía aérea
c. Contacto directo
d. Transmisión alimentaria

1715. Sobre la vigilancia de la enfermedad neumocócica en la UE, es FALSO:

a. La mayoría de los casos notificados son en ancianos y niños pequeños
b. Existen diferentes vacunas frente a Streptococcus pneumoniae
c. La vigilancia de los serotipos circulantes de S. pneumoniae es importante para evaluar los programas de vacunación
d. Se vigila exclusivamente la enfermedad neumocócica no invasora

1716. La mayoría de los casos de triquinelosis de Europa se declaran en:

a. España e Italia
b. Croacia y Estonia
c. Grecia y Hungría
d. Bulgaria y Rumanía

1717. El tétanos en los países de la UE es una enfermedad:

a. Emergente   b. Endémica
c. Vectorial   d. Esporádica

1718. NO es un objetivo del programa europeo de vigilancia de resistencias a antimicrobianos en gonococo (EURO-GASP):

a. Desarrollar e implementar una vigilancia centinela de sensibilidad a antimicrobianos en gonococos
b. Relacionar los datos de vigilancia de sensibilidad a antimicrobianos con información epidemiológica
c. Proporcionar formación para el análisis de la sensibilidad a antimicrobianos en Nesseria gonorrhoeae
d. Determinar el antibiótico más coste-efectivo

1719. El calendario común de vacunación infantil recomendado para 2018, acordado por la Comisión de Salud Pública, incluye las vacunas frente a los siguientes microorganismos EXCEPTO:

a. Hepatitis B
b. Enfermedad meningocócica C
c. Enfermedad meningocócica B
d. Enfermedad neumocócica

1720. Sobre la enfermedad meningocócica, es FALSO:

a. Las manifestaciones clínicas más comunes son meningitis y sepsis
b. Las tasas de incidencia más elevadas se dan en los menores de 5 años
c. Existe una elevada proporción de portadores de Neisseria meningitidis en relación con el número de enfermos
d. Solo existe la vacuna frente a Neisseria meningitidis serogrupo C

1721. Sobre la vigilancia de legionelosis en la UE (UE):

a. El Centro Europeo de Prevención y Control de Enfermedades coordina el sistema de vigilancia en la UE de la legionelosis asociada a viajes
b. La enfermedad se produce sobre todo en mujeres jóvenes sanas
c. La única especie de la bacteria que causa la enfermedad es Legionella pneumophila
d. La vigilancia de la legionelosis asociada a viajes no permite detectar clusters

1722. Los laboratorios del ámbito clínico demuestran su competencia técnica a través del cumplimiento de los requisitos reflejados en la norma:

a. UNE-EN ISO/17025
b. UNE-EN ISO/15189
c. UNE-EN ISO/14001
d. UNE-EN ISO/17065

1723. La Concentración Inhibitoria Mínima (CIM) se define como:

a. La concentración más baja de antibiótico frente a la que se testa un microorganismo
b. La mínima concentración de antibiótico que es capaz de inhibir el 50% del crecimiento obtenido en ausencia del antibiótico
c. La concentración mínima a la que se inhibe la actividad del antibiótico
d. La mínima concentración de antibiótico que en un periodo de tiempo predeterminado, es capaz de inhibir el crecimiento in vitro de un inóculo bacteriano previamente estandarizado

1724. La Inmunofluorescencia directa es una técnica de detección de:

a. Anticuerpos   b. ADN
c. ARN   d. Antígenos

1725. Sobre la vigilancia de campilobacteriosis en la UE (UE):

a. El sistema de vigilancia de campilobacteriosis es igual en todos los países
b. La campilobacteriosis humana fue la enfermedad gastrointestinal más frecuentemente notificada en la UE en 2015
c. Los casos de campilobacteriosis notificados se corresponden con todas las infecciones ocurridas en la población de la UE
d. El alimento más frecuentemente asociado con la campilobacteriosis en la UE es la mayonesa

Temario Común

1726 **C**	1763 **D**	1800 **B**
1727 **A**	1764 **C**	1801 **C**
1728 **C**	1765 **B**	1802 **C**
1729 **C**	1766 **D**	1803 **C**
1730 **A**	1767 **B**	1804 **D**
1731 **D**	1768 **D**	1805 **B**
1732 **D**	1769 **B**	1806 **B**
1733 **C**	1770 **A**	1807 **C**
1734 **D**	1771 **A**	1808 **C**
1735 **A**	1772 **B**	1809 **C**
1736 **B**	1773 **B**	1810 **D**
1737 **B**	1774 **D**	1811 **B**
1738 **C**	1775 **C**	1812 **B**
1739 **D**	1776 **D**	1813 **A**
1740 **D**	1777 **A**	1814 **C**
1741 **D**	1778 **D**	1815 **C**
1742 **B**	1779 **C**	1816 **C**
1743 **A**	1780 **D**	1817 **D**
1744 **D**	1781 **B**	1818 **A**
1745 **B**	1782 **D**	1819 **C**
1746 **C**	1783 **C**	1820 **B**
1747 **D**	1784 **A**	1821 **A**
1748 **D**	1785 **D**	1822 **D**
1749 **C**	1786 **A**	1823 **A**
1750 **B**	1787 **C**	1824 **A**
1751 **C**	1788 **C**	1825 **C**
1752 **D**	1789 **B**	1826 **B**
1753 **A**	1790 **A**	1827 **B**
1754 **B**	1791 **A**	1828 **A**
1755 **A**	1792 **D**	1829 **D**
1756 **C**	1793 **B**	
1757 **A**	1794 **A**	1830 **D**
1758 **C**	1795 **B**	1831 **B**
1759 **C**	1796 **C**	1832 **D**
1760 **A**	1797 **C**	1833 **D**
1761 **B**	1798 **A**	1834 **D**
1762 **D**	1799 **D**	1835 **A**

1726. A nivel estatal, cuál de estos ministerios es competente en la regulación y autorización de las actividades de juego:

a. Ministerio de Industria, Comercio y Turismo

b. Ministerio de Sanidad

c. Ministerio de Consumo

d. Ministerio de Asuntos Económicos y Transformación Digital

1727. La legislación comunitaria de armonización NO podría disponer que la evaluación de la conformidad de un producto fuera efectuada por los:

a. Importadores   b. Poderes públicos

c. Fabricantes   d. Organismos Notificados

1728. Según el artículo 62 de la Constitución NO corresponde al Rey:

a. Convocar y disolver las Cortes Generales y convocar elecciones en los términos previstos en la Constitución

b. El mando supremo de las FF AA

c. Representar al pueblo español

d. El Alto Patronazgo de las Reales Academias

1729. Sobre la estructura, funciones y normativa básica de la Agencia Española de Consumo, Seguridad Alimentaria y Nutrición (AECOSAN):

a. El RDL 1/2007, de 16 de noviembre, texto refundido de la Ley General para la Defensa de los Consumidores y Usuarios, regula en su Capítulo IV, los Instrumentos de seguridad alimentaria

b. La Agencia Española de Consumo, Seguridad Alimentaria y Nutrición se crea con el RD 19/2014, de 17 de enero, se refunden el Instituto Nacional de Gestión Sanitaria y la Agencia Española de Seguridad Alimentaria y Nutrición

c. La Potestad sancionadora, queda regulada en el Capítulo IX de la Ley 17/2011 de se-

1730. Según el RDL 1/2015 Ley de garantías y uso racional de medicamentos y productos sanitarios, se considera medicamento a:

a. Las fórmulas magistrales y preparados oficinales

b. Los remedios secretos magistrales

c. Los dispositivos con el objetivo de tratar una enfermedad

d. Los productos de cuidado personal

1731. Las sesiones plenarias de las dos cámaras de las Cortes Generales, Congreso y Senado, serán:

a. Privadas en todo caso

b. Privadas por regla general

c. Públicas en todo caso

d. Públicas por regla general

1732. Según el artículo 118 de la Ley 9/2017 de Contratos del Sector público, se consideran contratos 'menores' los de valor estimado:

a. Inferior a 50.000 € cuando se trate de contratos de obras

b. Inferior a 18.000 € cuando se trate de contratos de suministro

c. Inferior a 12.000 € cuando se trate de contratos de servicios

d. Inferior a 15.000 € cuando se trate de contratos de suministro o de servicios

1733. Según la LO 3/2007 para la igualdad efectiva de mujeres y hombres, entre los criterios de actuación de las Administraciones NO está:

a. Evaluar periódicamente la efectividad del principio de igualdad en su ámbito

b. Promover la presencia equilibrada de mujeres y hombres en los órganos de selección

c. Asegurar el acceso a la función pública en una proporción equilibrada

d. Establecer medidas efectivas de protección frente al acoso sexual

1735. Sobre las Normas de Correcta Fabricación de Medicamentos de Uso Humano y Veterinario de la UE y las Buenas Prácticas de Distribución de Medicamentos de Uso Humano, los procedimientos incluidos en la Recopilación de procedimientos comunitarios sobre inspecciones e intercambio de información:

a. Son adoptados por la Comisión Europea, publicados en su nombre por la Agencia Europea de Medicamentos (EMA) y los Estados miembros (EEMM) están obligados a tenerlos en cuenta

b. Son adoptados por la Comisión Europea, publicados en su nombre por la EMA y su utilización por los EEMM es recomendable

c. Son adoptados y publicados por la EMA y los EEMM están obligados a tenerlos en cuenta

d. Son adoptados y publicados por la EMA y su utilización por los EEMM es recomendable

1736. En la organización central de la Administración General del Estado, NO son órganos directivos:

a. Subsecretarios y Secretarios Generales

b. Secretarios de Estado

c. Secretarios generales técnicos y Directores generales

d. Subdirectores generales

1737. Qué Comité NO es un órgano de asesoramiento y coordinación de la Agencia Española de Medicamentos y Productos Sanitarios:

a. El Comité de Seguridad de Medicamentos de Uso Humano

b. El Comité de Ensayos Clínicos

c. El Comité de Coordinación de Estudios Posautorización

d. El Comité Técnico de Inspección

1738. Sobre al 'Commitee for Medicinal Products for Human Use' (CHMP) de la Agencia Europea del Medicamento (EMA), es FALSO:

a. Está constituido por un representante de cada Estado Miembro, para un periodo de 3 años que puede ser renovado

b. Se encarga de preparar la opinión de la EMA en cualquier cuestión relacionada con la evaluación de medicamentos de usos humano

c. Es responsable de la evaluación de la solicitud de la designación de medicamentos huérfanos

d. Ofrece consejo científico a las compañías farmacéuticas en el desarrollo de nuevos medicamentos

1739. NO es un comité técnico de la Organización para las Naciones Unidas para la Alimentación y la Agricultura (FAO), el:

a. Comité de Agricultura

b. Comité de Pesca

c. Comité Forestal

d. Comité de Finanzas

1740. En los consorcios en los que participe la Administración General del Estado o sus organismos públicos y entidades vinculados o dependientes se requerirá que su creación se autorice por:

a. Real decreto legislativo

b. Real decreto

c. Decreto

d. Ley

1741. Según la Ley 16/2003 de cohesión y calidad del SNS la cartera común de servicios del SNS NO se articulará en torno a una de las siguientes modalidades:

a. Cartera común básica de servicios asistenciales del SNS

b. Cartera común suplementaria del SNS

c. Cartera común de servicios accesorios del SNS

d. Cartera común de servicios asistenciales complementarios del SNS

1742. Según el RDL 5/2015, TREBEP, los funcionarios de carrera se hallarán en alguna de las siguientes situaciones EXCEPTO:

a. Servicio activo

b. Servicios extraordinarios

c. Servicios en otras Administraciones Públicas

d. Excedencia

1743. La sede del Tribunal de Cuentas de la UE está en:

a. Luxemburgo   b. Bruselas

c. Estrasburgo   d. Fráncfort

1744. Qué esfera NO se abarca en los objetivos de la Agenda 2030 para el desarrollo sostenible:

a. Económica   b. Social

c. Ambiental   d. Política

1745. El modelo de organización del SNS en España es de tipo:

a. Bismarck con médicos remunerados por salario/capitación

b. Beveridge con financiación predominante a través de impuestos

c. Bismarck con acceso universal

d. Beveridge con financiación a través de cuotas obligatorias pagadas por empresarios y trabajadores

1746. Según el Titulo I. Derechos y deberes fundamentales de la Constitución, compete a los poderes públicos organizar y tutelar la salud pública a través de:

a. Instituciones privadas que recogen, analizan y evalúan la información epidemiológica

b. La creación de centros sanitarios públicos y concertados

c. Medidas preventivas y de las prestaciones y servicios necesarios

d. La red estatal de vigilancia que de manera rotatoria es liderada por una Comunidad Autónoma

1747. Según el TREBEP NO es característica del personal eventual:

a. El nombramiento y cese serán libres

b. La condición de personal eventual no constituye un mérito para acceder a la Función Pública

c. Su número y condiciones retributivas serán públicas

d. Los procedimientos de selección deberán regirse por los principios de igualdad, mérito y capacidad

1748. Entre las funciones de los laboratorios nacionales de referencia de los alimentos y piensos NO está:

a. Colaborar con el laboratorio comunitario de referencia en su ámbito de competencias

b. Coordinar, para su área de competencia, las actividades de los laboratorios oficiales encargados del análisis de muestras tomadas en los controles oficiales

c. Organizar ensayos comparativos entre los laboratorios oficiales nacionales y velar por que dichos ensayos comparativos reciban un seguimiento adecuado

d. Coordinar la organización práctica necesaria para aplicar nuevos métodos de análisis e informar a los demás laboratorios nacionales de referencia de los avances en este campo

1749. La Ley 41/2002 básica reguladora de la autonomía del paciente establece en su artículo 4 (Derecho a la información asistencial):

a. Toda persona tiene derecho a que se respete el carácter confidencial de los datos referentes a su salud

b. Toda actuación en el ámbito de la salud de un paciente necesita el consentimiento libre y voluntario del afectado

c. El médico responsable del paciente le garantiza el cumplimiento de su derecho a la información

d. El facultativo proporcionará al paciente, antes de recabar su consentimiento escrito, cierta información básica

1750. El Reglamento (CE) nº 882/2004 del Parlamento Europeo y del Consejo, de 29 de abril de 2004, sobre los controles oficiales efectuados para garantizar la verificación del cumplimiento de la legislación en materia de piensos y alimentos y la normativa sobre salud animal y bienestar de los animales NO es de aplicación a los controles oficiales:

a. Realizados sobre los materiales en contacto con los alimentos

b. Destinado a verificar el cumplimiento de las normas sobre la organización común de los mercados de productos agropecuarios

c. Efectuados sobre los alimentos o piensos introducidos o importados en la Unión procedentes de terceros países

d. Realizados sobre los alimentos y materiales en contacto con los alimentos por las autoridades competentes regionales o locales

1751. NO es una función del Rey:

a. Convocar a referéndum en los casos previstos en la Constitución

b. Nombrar y separar a los miembros del Gobierno, a propuesta de su Presidente

c. Autorizar indultos generales

d. El mando supremo de las Fuerzas Armadas

1752. Según la Ley 50/1997 del Gobierno, le corresponde al Presidente de Gobierno las siguientes funciones EXCEPTO:

a. Interponer el recurso de inconstitucionalidad

b. Crear, modificar y suprimir, por RD, los Departamentos Ministeriales, así como las Secretarías de Estado

c. Proponer al Rey la convocatoria de un referéndum consultivo, previa autorización del Congreso de los Diputados

d. Declarar los estados de alarma y de excepción y proponer al Congreso de los Diputados la declaración del estado de sitio

1753. El Tratado de Funcionamiento de la UE (TFUE) en su artículo 168 establece lo siguiente:

a. la UE (UE) trabaja para lograr un mayor nivel de protección de la salud a través de sus políticas y actividades

b. La libre circulación de mercancías en la UE

c. El comercio exterior dentro de la UE

d. La estructura de la Agencia Europea de Medicamentos

1754. Corresponde al Comité de Seguridad de Medicamentos de Uso Humano de la Agencia Española de Medicamentos y Productos Sanitarios (AEMPS):

a. Promover la armonización de criterios en actuaciones de inspección y control sobre medicamentos, productos sanitarios, cosméticos y productos de higiene personal en el ámbito de sus competencias

b. Informar sobre los estudios posautorización, informes periódicos de seguridad y planes de gestión de riesgos, así como de los medicamentos que deben de estar sujetos a especial control médico por razones de seguridad

c. Armonizar los procedimientos necesarios para garantizar la homogeneidad en el tratamiento y evaluación de los datos recogidos en las notificaciones de sospechas de reacciones adversas a medicamentos por los Centros Autonómicos de Farmacovigilancia

d. Velar por la eficiencia y transparencia en los procedimientos de autorización de medicamentos humanos

1755. Sobre el Foro Internacional de Reguladores de Productos Sanitarios (IMDRF) es FALSO:

a. La OMS es uno de los miembros del Comité de Dirección

b. El Comité de Dirección está compuesto por representantes de autoridades reguladoras

c. En el desarrollo de documentos técnicos generalmente intervienen partes interesadas

d. Estados Unidos, a través de la Food and Drug Administration (FDA) es uno de los miembros del Comité de Dirección

1756. La Constitución establece las competencias asumibles por las CC AA y las exclusivas del Estado. En el ámbito sanitario son competencias exclusivas del Estado:

a. Coordinación general de la sanidad y legislación farmacéutica exclusivamente

b. Todas aquellas competencias que le otorgue el Consejo Interterritorial del Sistema de Salud de manera ordinaria

c. Sanidad Exterior, Bases y coordinación general de la sanidad y legislación sobre productos farmacéuticos

d. Sanidad Exterior, Coordinación del INGESA y legislación sobre productos farmacéuticos

1757. Según sel artículo 4 de la Ley 17/2011 de Seguridad Alimentaria y Nutrición, las medidas preventivas y de gestión que se adopten por la Administración para la prevención de los riesgos derivados del consumo de alimentos deberán atender a los siguientes principios:

a. Principio de necesidad, de proporcionalidad, de no discriminación y de mínima afección a la competencia

b. Principio de cautela, de proporcionalidad y de no discriminación

c. Principio de proporcionalidad, de transparencia y de mínima afección a la competencia

d. Principio de seguridad de los alimentos y de protección de la salud

1758. Conforme al Capítulo 2 de la Guía de Normas de Correcta Fabricación de Medicamentos de Uso Humano y Veterinario de la UE, las responsabilidades de una persona cualificada pueden delegarse:

a. En el responsable de producción

b. En el responsable de control de calidad

c. En otra persona cualificada

d. No pueden delegarse

1759. Según la Ley de Régimen Jurídico del Sector Público, las infracciones prescribirán según lo dispuesto en las leyes que las establezcan. Si éstas no fijan plazos de prescripción, las infracciones muy graves prescribirán a los:

a. 6 meses   b. 2 años

c. 3 años   d. 5 años

1760. Sobre el Derecho Comunitario y el ordenamiento jurídico de los Estados Miembros:

a. Las Directivas requieren de su transposición a la legislación de los Estados Miembros

b. Los Reglamentos no gozan de eficacia plena y requieren transposición

c. Las decisiones no son normas obligatorias

d. Tanto las Directivas, como los Reglamentos y las Decisiones requieren transposición

1761. Según la Ley 47/2003 General Presupuestaria, el número de ejercicios a los que pueden aplicarse los compromisos de gastos de carácter plurianual no será más de:

a. 2   b. 4   c. 5   d. 3

1762. Las atribuciones del Defensor del Pueblo NO se extienden a la actividad de:

a. Autoridades administrativas

b. Funcionarios

c. Ministros

d. Empresarios

1763. sobre la libre circulación de los trabajadores, es FALSO:

a. Es uno de los principios fundamentales de la Unión desde su creación

b. Constituye un derecho fundamental de los trabajadores que complementa a la libre circulación de bienes, capitales y servicios en el mercado único europeo

c. Supone la abolición de toda discriminación por razón de la nacionalidad con respecto al empleo, la retribución y las demás condiciones de trabajo

d. No se considera una de las cuatro libertades de que disfrutan los ciudadanos de la Unión

1764. Sobre los funcionarios de carrera, es FALSO:

a. Tienen derecho a la defensa jurídica por la Administración Pública en los procedimientos consecuencia del ejercicio legítimo de sus funciones

b. Pueden ser sustituidos transitoriamente por funcionarios interinos en funciones que impliquen el ejercicio de las potestades públicas

c. Su vinculación a una Administración Pública está regulada por la legislación laboral

d. Tienen derecho a la desconexión digital en los términos establecidos en la legislación vigente

1765. El procedimiento de evaluación de la conformidad descrito en el módulo H de la Decisión 768/2008, sobre el marco común para la comercialización de los productos consiste en que el fabricante gestionará un sistema de calidad aprobado para:

a. La fabricación y la inspección del producto acabado

b. El diseño, la fabricación y la inspección del producto acabado

c. La inspección del producto acabado

d. La verificación de muestras representativas de los lotes fabricados

---

1766. Conforme al artículo 148.1 de la Constitución, las CC AA podrán asumir competencias en las siguientes materias:

a. Control del espacio aéreo, tránsito y transporte aéreo

b. Marina mercante y abanderamiento de buques

c. Sanidad Exterior

d. Ordenación del territorio, urbanismo y vivienda

1767. Los Delegados del Gobierno en las CC AA:

a. Tienen rango de Secretarios de Estado

b. Dependen orgánicamente del Presidente del Gobierno

c. Serán nombrados y cesados por Orden Ministerial

d. Son órganos superiores

1768. NO se considera una fuente directa del derecho administrativo:

a. La ley

b. La costumbre

c. Los principios generales del derecho

d. La jurisprudencia

1769. Según el RDL 1/2007, Ley General para la Defensa de los Consumidores y Usuarios, sobre el derecho de desistimiento en los contratos con consumidores y usuarios, es FALSO:

a. El ejercicio del derecho de desistimiento no implicará gasto alguno para el consumidor y usuario

b. La devolución de las sumas abonadas por el consumidor y usuario, sin retención de gastos, deberá efectuarse sin demoras indebidas y, en cualquier caso, antes de que hayan transcurrido 10 días naturales desde la fecha en que haya sido informado de la decisión de desistimiento del contrato por el consumidor y usuario

c. El ejercicio del derecho de desistimiento no estará sujeto a formalidad alguna, bastando que se acredite en cualquier forma admitida en derecho

d. El consumidor y usuario dispondrá de un plazo mínimo de catorce días naturales para ejercer el derecho de desistimiento

---

1770. Señale la respuesta FALSA en relación a la Autoridad Europea de Seguridad Alimentaria –EFSA–:

a. Su Comité Científico y sus ocho paneles están compuestos por expertos científicos independientes para un mandato de cinco años

b. Corresponde al Reglamento (CE) Nº 178/2002 del Parlamento Europeo y del Consejo, entre otros, proteger los intereses de los consumidores y prevenir prácticas fraudulentas o engañosas

c. La Autoridad Europea de Seguridad Alimentaria se crea el 28 de enero de 2002 en base al Reglamento (CE) Nº 178/2002 del Parlamento Europeo y del Consejo

d. La EFSA está compuesta por una Junta Directiva, un Director Ejecutivo y su equipo, un Foro Consultivo, y un Comité Científico

---

1771. El órgano científico técnico especializado de la Administración General del Estado que tiene como misión el análisis y estudio de las condiciones de seguridad y salud en el trabajo es el/la:

a. Instituto Nacional de Seguridad, Salud y Bienestar en el Trabajo

b. Inspección de Trabajo y Seguridad Social

c. Comisión Nacional de Seguridad y Salud en el Trabajo

d. Servicio de Prevención de Riesgos Laborales

1772. Según la Ley Orgánica 1/2004 de Medidas de Protección Integral contra la Violencia de Género, la Comisión contra la Violencia de Género del Consejo Interterritorial del SNS estará compuesta por:

a. Representantes de todas las Corporaciones Locales con competencia en la materia

b. Representantes de todas las CC AA con competencia en la materia

c. Representantes de todos los Cabildos con competencia en la materia

d. Representantes de todas las Direcciones Generales de los Departamentos Ministeriales con competencia en la materia

---

1773. NO forma parte del espacio Schengen:

a. España   b. Irlanda

c. Suiza   d. Liechtenstein

1774. Las normas y actos dictados por los órganos de las Administraciones en el ejercicio de su propia competencia deberán ser observadas por el resto de los órganos administrativos:

a. Únicamente cuando dependan jerárquicamente entre sí

b. Únicamente cuando pertenezcan a la misma Administración

c. Únicamente cuando se indique en el propio acto

d. Aunque no dependan jerárquicamente entre sí o pertenezcan a otra Administración

---

1775. Sobre el artículo 43 de la Constitución, es FALSO:

a. Los poderes públicos fomentarán la educación sanitaria

b. Los poderes públicos facilitarán la adecuada utilización del ocio

c. Se reconoce el derecho a la promoción de la salud

d. Compete a los poderes públicos organizar y tutelar la salud pública

---

1776. Sobre la Estrategia NAOS (Nutrición, Actividad Física y Prevención de la Obesidad):

a. Desde su lanzamiento en el año 2006, fue consolidada e impulsada por la Ley 17/2011 de seguridad alimentaria y nutrición

b. Prioriza su estrategia hacia los adultos con sobrepeso y obesidad pertenecientes a grupos de población más desfavorecidos

c. El Observatorio de la Nutrición y de Estudio de la Obesidad, creado por Acuerdo de Consejo de Ministros en 2012, monitoriza y evalúa su actividad

d. El nuevo código PAOS 2012 de autorregulación de la publicidad de alimentos y bebidas dirigida a menores, mejora la estrategia publicitaria de éstos a través de internet, con respecto a menores de 15 años

---

1777. El órgano colegiado de carácter técnico, de cooperación entre las Administraciones Españolas (estatal, autonómicas y locales), para el establecimiento de medidas, estrategias, objetivos y directrices sobre Gobierno Abierto, y que puede elevar sus propuestas a la Conferencia Sectorial de Administración Pública se denomina:

a. Comisión Sectorial de Gobierno Abierto

b. Foro de Gobierno Abierto

c. Conferencia de Gobernanza

d. Comisión Interministerial de Gobernanza Pública

1778. Según la Ley 39/2006 de Promoción de la Autonomía Personal y Atención a las personas en situación de dependencia, el catálogo de servicios comprende los siguientes EXCEPTO:

a. Servicio de Teleasistencia

b. Servicio de Ayuda a domicilio

c. Servicio de Centro de Día y de Noche

d. Servicio de Ayuda y Atención en viajes

1779. Según el RDL 5/2015, TREBEP, son causas de pérdida de la condición de funcionario de carrera EXCEPTO:

a. La renuncia a la condición de funcionario

b. La pérdida de la nacionalidad

c. La sanción disciplinaria de separación del servicio que no tuviere carácter firme

d. La jubilación total del funcionario

1780. Según el RDL 1/2015 Ley de garantías y uso racional de los medicamentos y productos sanitarios sobre los ensayos clínicos:

a. El comité de ensayos clínicos podrá interrumpir en cualquier momento la realización de un ensayo clínico
b. Podrá iniciarse un ensayo clínico en humanos, sin haber concluido el ensayo en animales, siempre que se encuentre en la última fase de identificación de riesgos farmacológicos
c. Con el fin de corroborar la eficacia y la seguridad de los medicamentos autorizados, se podrán iniciar tantos ensayos clínicos como sean necesarios
d. El investigador de un ensayo deberá notificar inmediatamente al promotor todos los acontecimientos adversos graves, salvo los señalados en el protocolo como acontecimientos que no requieren comunicación inmediata

1781. Sobre el Plan de Recuperación, Transformación y Resiliencia: Componente 18, es FALSO:

a. Incluye inversiones en equipos de alta tecnología médica y en un Plan para la racionalización del consumo de medicamentos y productos sanitarios
b. Las CC AA no han participado en el diseño de las reformas e inversiones, pero tendrán un papel esencial en la implementación de las mismas
c. Consta de 5 reformas: fortalecimiento de la atención primaria y comunitaria; reforma del sistema de salud pública; consolidación de la cohesión, la equidad y la universalidad; refuerzo de las capacidades profesionales y reducción de la temporalidad; reforma de la regulación de medicamentos y productos sanitarios
d. Tiene como objetivo reforzar y fortalecer el SNS, en coordinación con las CC AA a través del Consejo Interterritorial del SNS

1782. Qué institución europea estableció los Criterios de Copenhague, o Criterios de Adhesión:

a. Banco Central Europeo
b. Comisión Europea
c. Parlamento Europeo
d. Consejo Europeo

1783. En España, los proyectos de ley serán aprobados por:

a. Una ley orgánica
b. El Presidente del Gobierno
c. El Consejo de Ministros
d. Las Cortes Generales

1784. Sobre el Marco Común de Evaluación CAF (Common Assessment Framework), es FALSO:

a. Está desarrollado por y para el sector privado
b. Es gratuito
c. Está inspirado originalmente en el Modelo de Excelencia de la Fundación Europea para la Gestión de Calidad (EFQM)
d. 'Liderazgo' y 'Estrategia y planificación' son dos de los criterios denominados agentes facilitadores

1785. Las entidades dedicadas a la intermediación de medicamentos o brókers:

a. Son entidades de distribución
b. Su actividad consiste en obtener medicamentos
c. Son entidades que actúan como terceros con laboratorios o almacenes para realizar ciertas actividades de distribución
d. No tienen contacto físico con los medicamentos

1786. En qué norma se establece el deber de las Administraciones de 'Prestar, en el ámbito propio, la asistencia que las otras Administraciones pudieran solicitar para el eficaz ejercicio de sus competencias':

a. Ley de Régimen Jurídico del Sector Público
b. Ley de Procedimiento Administrativo Común de las Administraciones Públicas
c. Ley de Contratos del Sector Público
d. Ley General Tributaria

1787. Sobre la Organización Panamericana de la Salud:

a. Su sede regional se encuentra en Nueva York
b. Sirve como la oficina regional para el Pacífico Occidental y las Américas de la OMS
c. Es la organización internacional especializada en salud pública de las Américas
d. Los miembros de la organización representan a 27 países y territorios

1788. De quien depende la Comisión de Mercado Interior y Protección del Consumidor:

a. Comité Económico y Social Europeo
b. Comisión Europea
c. Parlamento Europeo
d. Comité de las Regiones

1789. Según la Ley 19/2013 de transparencia, acceso a la información pública y buen gobierno, las disposiciones sobre la 'publicidad activa' recogidas en el Capítulo II del Título I de la Ley serán aplicables a:

a. Sociedades mercantiles en cuyo capital social la participación, directa o indirecta, de Administración General del Estado sea igual o superior al 20 por 100
b. Partidos políticos
c. Las entidades privadas que perciban durante el período de un año ayudas o subvenciones públicas en una cuantía superior a 30.000 euros o cuando al menos el 30 % del total de sus ingresos anuales tengan carácter de ayuda o subvención pública
d. Las fundaciones privadas

1790. Conforme al anexo 1 de la Guía de Normas de Correcta Fabricación de Medicamentos de Uso Humano y Veterinario de la UE, el Grado B de la clasificación para la fabricación de medicamentos estériles es:

a. Entorno para la zona de grado A en el caso de preparación y llenado asépticos
b. Zona donde se realizan operaciones de alto riesgo
c. Zona limpia para realizar fases menos críticas de la fabricación
d. Zona sucia

1791. Qué norma regula el régimen jurídico del sector público en España:

a. Ley 40/2015
b. RD 40/2015
c. Ley 40/2005
d. RD 40/2005

1792. Según la Ley Orgánica 2/1979 del Tribunal Constitucional, el Tribunal Constitucional:

a. Está integrado por nueve miembros
b. El Presidente del Tribunal Constitucional es propuesto por el Congreso de los Diputados
c. La designación para el cargo de Magistrado del Tribunal Constitucional se hará por seis años
d. Actúa en Pleno, en Sala o en Sección

1793. Para que exista jurisprudencia se precisan al menos:

a. Dos o más sentencias de la Audiencia Nacional en el mismo sentido
b. Dos o más sentencias del Tribunal Supremo en el mismo sentido
c. Tres o más sentencias de la misma Audiencia Provincial
d. Tres sentencias de cualquier Tribunal

1794. La Organización Nacional de Trasplantes es un órgano adscrito a:

a. La Secretaría de Estado de Sanidad
b. La Dirección General de Salud Pública
c. El Consejo Interterritorial del SNS
d. La Subsecretaría de Sanidad

1795. Según la Ley 9/2017 de Contratos del Sector Público, cuál de los siguientes contratos NO se consideraría 'de suministro':

a. La compra de reactivos de laboratorio para los laboratorios oficiales de control de medicamentos de la Agencia Española de Medicamentos y Productos Sanitarios
b. La gestión del servicio de cafetería en el Ministerio de Sanidad
c. El arrendamiento de servidores para el correo electrónico de la Agencia Española de Medicamentos y Productos Sanitarios
d. La adquisición de teléfonos móviles por la Agencia Española de Medicamentos y Productos Sanitarios

1796. Los Secretarios Generales Técnicos:

a. Tienen rango de Subdirector General

b. Son nombrados y cesados por Orden Ministerial

c. Dependen jerárquicamente del Subsecretario

d. Es un órgano superior

1797. Entre las funciones de los Ministros NO está:

a. Autorizar las comisiones de servicio con derecho a indemnización por cuantía exacta para altos cargos dependientes del Ministro

b. Celebrar en el ámbito de su competencia, contratos y convenios, sin perjuicio de la autorización del Consejo de Ministros cuando sea preceptiva

c. Mantener las relaciones con los órganos de las CC AA competentes por razón de la materia

d. Modificar las Relaciones de Puestos de Trabajo en los casos en que esa competencia esté delegada en el propio departamento o proponer al Ministerio de Hacienda y Administraciones Públicas las que sean de competencia de este último

1798. La Ley 50/1997 del Gobierno, en el procedimiento de elaboración de un proyecto de Real Eecreto, establece que el tiempo de consulta pública a los potenciales destinatarios de la norma será como mínimo de cuántos días naturales:

a. 15   b. 20   c. 30   d. 90

1799. La institución que adoptó en 2010 el convenio 'Medicrime' sobre la falsificación de productos médicos y delitos similares que suponen una amenaza para la salud pública, fue:

a. La Comisión Europea

b. El Consejo Europeo

c. La OMS

d. El Consejo de Europa

1800. En el Ámbito de la Administración General del Estado, el impulso, la coordinación y el seguimiento de los planes de acción de Gobierno Abierto de los departamentos ministeriales corresponde a la:

a. Dirección General de Función Pública

b. Dirección General de Gobernanza Pública

c. Dirección General de Transparencia y Atención al Ciudadano

d. Oficina de Conflictos de Intereses

1801. En caso de extraordinaria y urgente necesidad, el Gobierno podrá dictar disposiciones legislativas provisionales que tomarán la forma de:

a. Resoluciones

b. Reglamentos

c. Decretos-leyes

d. Decretos Legislativos

1802. Para principios activos extraídos de fuentes vegetales, la parte II de la Guía de Normas de Correcta Fabricación de Medicamentos de Uso Humano y Veterinario de la UE, 'Requisitos básicos para sustancias activas usadas como materiales de partida' aplica a partir de:

a. Recolección de la planta

b. Troceado

c. Introducción del Material API de partida en el proceso

d. Extracción inicial

1803. Según la Ley de Régimen Jurídico del Sector Público, las Conferencias Sectoriales:

a. Son un órgano de cooperación multilateral entre los Gobiernos de las CC AA

b. Se convocarán a iniciativa de 2 CC AA

c. Sus decisiones podrán revestir la forma de Acuerdos y Recomendaciones

d. La Conferencia Sectorial la preside el Presidente de Gobierno de la Nación

1804. Es una prestación del SNS:

a. Prestaciones ortoprotésicas sin ninguna restricción

b. Prestación odontológica incluyendo tratamiento reparador de la dentición temporal

c. El transporte sanitario sin restricción

d. Tratamientos dietoterápicos a las personas que padezcan determinados trastornos metabólicos congénitos

1805. Indique la FALSA:

a. En los procedimientos tramitados por las Administraciones de las CC AA y de las Entidades Locales, el uso de la lengua se ajustará a lo previsto en la legislación autonómica correspondiente

b. La lengua de los procedimientos tramitados por la Administración General del Estado será siempre el castellano

c. La Administración Pública instructora deberá traducir al castellano los documentos, expedientes o partes de los mismos que deban surtir efecto fuera del territorio de la Comunidad Autónoma. Si debieran surtir efectos en el territorio de una Comunidad Autónoma donde sea cooficial esa misma lengua distinta del castellano, no será precisa su traducción

d. La Administración Pública instructora deberá traducir al castellano los documentos dirigidos a los interesados que así lo soliciten expresamente. Si debieran surtir efectos en el territorio de una Comunidad Autónoma donde sea cooficial esa misma lengua distinta del castellano, no será precisa su traducción

1806. Según la Constitución, es FALSO:

a. La forma política del Estado español es la Monarquía parlamentaria

b. Las poblaciones de Ceuta y Melilla elegirán cada una de ellas un Senador

c. Ningún español de origen podrá ser privado de su nacionalidad

d. Nadie podrá ser obligado a declarar sobre su ideología, religión o creencias

1807. El Convenio del Consejo de Europa sobre la falsificación de productos médicos y delitos similares que supongan una amenaza para la salud pública (MEDICRIME):

a. No ha sido ratificado por España

b. No incluye los medicamentos veterinarios

c. Incluye los accesorios de los productos sanitarios

d. No considera la falsificación de documentos

1808. Según la Ley 14/1986, General de Sanidad, el control sanitario de cementerios es responsabilidad de:

a. El Estado

b. Las CC AA

c. Los Ayuntamientos

d. Compartida entre las CC AA y los Ayuntamientos

1809. Señale la respuesta FALSA en relación con el control general y registro de establecimientos alimentarios:

a. El RD 191/2011 establece el Registro General Sanitario de Empresas Alimentarias y Alimentos con carácter nacional

b. El Reglamento (CE) 1069/2009 establece normas sanitarias a los subproductos de origen animal no destinados al consumo humano (SANDACH)

c. El Programa de control de complementos alimenticios, es uno de los Programas integrantes de control de establecimientos alimentarios

d. Las empresas o establecimientos con instalaciones alimentarias, así como los importadores y distribuidores solicitarán a la autoridad competente de la Comunidad Autónoma donde se encuentren ubicadas, la inscripción, modificación o cancelación de su registro

1810. Qué actos jurídicos NO forman parte del derecho de la UE:

a. El reglamento

b. La directiva

c. La decisión

d. La resolución

1811. Sobre el Plan de prevención de riesgos laborales previsto en el RD 39/1997, de 17 de enero, por el que se aprueba el Reglamento de los Servicios de Prevención:

a. Debe ser aprobado por la dirección de la empresa y ser conocido por todos sus trabajadores

b. No se requiere cuando el empresario recurra a uno o varios servicios de prevención ajenos

c. Incluye información sobre la actividad productiva, el número y características de los centros de trabajo con relevancia en la prevención de riesgos laborales

d. Debe estar a disposición de la autoridad laboral, de las autoridades sanitarias, y de los representantes de los trabajadores

1812. Sobre la Organización Panamericana de la Salud, es FALSO:

a. Los miembros de la organización representan a 51 países y territorios
b. Su sede regional está ubicada en Méjico DF
c. Sirve como la oficina regional para las Américas de la OMS
d. La calidad del aire es uno de los temas que aborda

1813. Sobre el Plan Nacional frente a la Resistencia a los Antibióticos (PRAN), es FALSO:

a. Es una iniciativa que, por sus características, requiere un enfoque independiente desde la Salud Humana, Sanidad Animal y Medioambiente
b. Incluye seis líneas estratégicas: vigilancia, control, prevención, investigación, formación y comunicación
c. Tiene como objetivo reducir el riesgo de selección y diseminación de resistencia a los antibióticos
d. Incluye acciones clave tales como, los programas de higiene de manos, Programas de Uso Optimizado de Antibióticos (PROA) o los Programas Reduce

1814. De acuerdo a la norma ISO 9001:2015 Sistemas de gestión de calidad, es FALSO:

a. Considera que el pensamiento basado en riesgos es esencial para lograr un sistema de gestión de calidad eficaz
b. La organización debe determinar las cuestiones externas e internas que son pertinentes para su propósito y su dirección estratégica
c. La política de calidad no debe estar disponible para las partes pertinentes
d. La organización debe definir el alcance para cada auditoria interna

1815. Sobre las condiciones generales para la práctica de las notificaciones es FALSO:

a. Las notificaciones se practicarán preferentemente por medios electrónicos y, en todo caso, cuando el interesado resulte obligado a recibirlas por esta vía
b. En los procedimientos iniciados a solicitud del interesado, la notificación se practicará por el medio señalado al efecto por aquel. Esta notificación será electrónica en los casos en los que exista obligación de relacionarse de esta forma con la Administración
c. Cuando el interesado fuera notificado por distintos cauces, se tomará como fecha de notificación la de aquella que se hubiera producido en último lugar
d. Cuando el interesado o su representante rechace la notificación de una actuación administrativa, se hará constar en el expediente, especificándose las circunstancias del intento de notificación y el medio, dando por efectuado el trámite y siguiéndose el procedimiento

1816. Según la Ley 14/1986, General de Sanidad, el personal al servicio de las Administraciones que desarrolle las funciones de inspección en centros o establecimientos sanitarios, NO estará autorizado a:

a. Proceder a las pruebas, investigaciones o exámenes necesarios para comprobar el cumplimiento de la ley
b. Tomar o sacar muestras, en orden a la comprobación del cumplimiento de lo previsto en la ley
c. Clausurar definitivamente los centros y establecimientos sanitarios inspeccionados por incumplimiento de los requisitos exigidos para su funcionamiento
d. Entrar libremente y sin previa notificación, en cualquier momento, en todo Centro o establecimiento sujeto a esta Ley

1817. Sobre el Tribunal de Cuentas, es FALSO:

a. El Tribunal de Cuentas es el órgano supremo fiscalizador de las cuentas y gestión económica del Estado
b. La actividad económica financiera de los partidos políticos inscritos en el Registro de Partidos Políticos del Ministerio del Interior está sometida a la fiscalización por el Tribunal de Cuentas
c. El enjuiciamiento de la responsabilidad contable en que incurran quienes tengan a su cargo el manejo de caudales es función del Tribunal de Cuentas
d. La gestión económica de los organismos autónomos está excluida del ámbito de fiscalización del Tribunal de Cuentas

1818. Sobre la Agencia Española de Seguridad Alimentaria y Nutrición (AESAN), es FALSO:

a. Se adscribe orgánicamente al Ministerio de Sanidad
b. Depende funcionalmente del Ministerio de Consumo, del Ministerio de Sanidad y del Ministerio de Agricultura, Pesca y Alimentación
c. Es un organismo autónomo
d. Su presidencia corresponde a la persona titular de la Secretaría General de Consumo y Juego

1819. Sobre los fraudes alimentarios, es FALSO:

a. En la normativa europea no existe una definición de consenso sobre la noción de fraude alimentario
b. El sistema español permite considerar penalmente responsables a las empresas implicadas en un fraude alimentario
c. Los operadores responsables de los fraudes alimentarios únicamente pueden ser objeto de sanciones administrativas leves, graves o muy graves estando en todos los casos exentos de responsabilidad penal
d. Los operadores alimentarios directamente responsables de efectuar las prácticas engañosas y/o fraudulentas pueden ser objeto de sanciones administrativas

1820. Según el artículo 7 de la Ley 11/2017 de Seguridad Alimentaria y Nutrición, relativo al principio de cautela, podrán adoptarse medidas provisionales de gestión del riesgo para asegurar la protección de la salud:

a. Ante la aparición de cualquier riesgo emergente, incluso aunque no se observe la posibilidad de que haya efectos perjudiciales para la salud ni exista incertidumbre científica
b. Cuando se observe la posibilidad de que haya efectos nocivos para la salud de carácter crónico o acumulativo y exista incertidumbre científica
c. Ante la posibilidad de que se produzca cualquier riesgo directo para la salud de los ciudadanos, exista o no incertidumbre científica
d. Ante la posibilidad de que se produzca cualquier riesgo indirecto para la salud de los ciudadanos, exista o no incertidumbre científica

1821. El RD 485/2017 de 12 mayo, por el que se desarrolla la estructura orgánica básica del Ministerio de Sanidad establece que la Dirección General de Cartera Básica de Servicios del SNS y Farmacia depende de:

a. Secretaria General de Sanidad y Consumo
b. Secretaria General Técnica
c. Subsecretaria de Sanidad, Servicios Sociales e Igualdad
d. Secretaria de Estado de Servicios Sociales e Igualdad

1822. Cuál de los siguientes órganos de la Administración General del Estado NO es un órgano directivo:

a. Subdelegados del Gobierno
b. Secretarios Generales Técnicos
c. Embajadores
d. Secretarios de Estado

1823. Sobre la ley 16/2003 de Cohesión y Calidad del SNS, cuál de las siguientes afirmaciones es FALSA:

a. En los planes de integrales de salud no colaborarán las sociedades científicas
b. Los planes integrales de salud establecerán criterios sobre la forma de organizar los servicios para atender las patologías de manera integral y semejante en el conjunto del Sistema Nacional de Salud
c. Los planes integrales de salud determinarán los estándares mínimos y los modelos básicos de atención para la prevención, detección precoz, diagnóstico, tratamiento y rehabilitación de grupos de enfermedades
d. Los planes integrales de salud desarrollaran herramientas de evaluación e indicadores de actividad

1824. Cuántas Secretarías de Estado y Subsecretarías tiene el Ministerio de Sanidad:

a. 1 Secretaría de Estado y 1 Subsecretaría
b. 1 Secretaría de Estado y ninguna Subsecretaría
c. Ninguna Secretaría de Estado y 1 Subsecretaría
d. 2 Secretaría de Estado y 1 Subsecretaría

1825. Sobre la Ley 16/2003 de Cohesión y Calidad del SNS en que se regulan las prestaciones sanitarias en cuanto a la prestación de productos dietéticos:

a. La prestación de productos dietéticos no comprende la dispensación de tratamientos dietoterápicos a las personas que padezcan determinados trastornos metabólicos congénitos
b. No comprende la nutrición enteral domiciliaria para pacientes que a causa de su situación clínica no puedan cubrir sus necesidades nutricionales con alimentos ordinarios que a causa de su situación clínica
c. Únicamente se facilitarán las prestaciones sanitarias del SNS por personal legalmente habilitado en centros y servicios propios o concertados, salvo en situaciones de riesgo vital cuando se justifique
d. Las tres son verdaderas

1826. Las entidades de derecho público que, vinculadas a la Administración General del Estado y con personalidad jurídica propia, tienen atribuidas funciones de regulación o supervisión de carácter externo sobre sectores económicos o actividades determinadas, por requerir su desempeño de independencia funcional o una especial autonomía respecto de la Administración General del Estado y se denominan:

a. Organismos autónomos estatales
b. Autoridades administrativas independientes
c. Fundaciones del sector público estatal
d. Consorcios

1827. Por orden cronológico Cuál es el tratado de la UE más reciente:

a. Tratado de Niza
b. Tratado de Lisboa
c. Tratado de Roma
d. Tratado de Ámsterdam

1828. La OMS cuenta con:

a. 6 oficinas regionales
b. 7 oficinas regionales
c. 8 oficinas regionales
d. 5 oficinas regionales y 3 oficinas de enlace con la OMS

1829. Según la Constitución, y en referencia a las Cortes Generales, es FALSO:

a. Las Cortes Generales son inviolables
b. El Congreso se compone de un mínimo de 300 y un máximo de 400 Diputados
c. El Congreso electo deberá ser convocado dentro de los veinticinco días siguientes a la celebración de las elecciones
d. En cada provincia se elegirán tres Senadores

1830. [ANULADA] Entre los derechos y obligaciones de las personas en situación de dependencia reconocidos por la Ley 39/2006 de Promoción de la Autonomía Personal y Atención a las personas en situación de dependencia, NO está:

a. Decidir libremente sobre el ingreso en centro asistencial
b. El ejercicio pleno de sus derechos patrimoniales
c. Iniciar las acciones jurisdiccionales en defensa de sus derechos, actuando en su nombre quienes ostenten la representación legal en el caso de personas incapacitadas judicialmente
d. El acceso al procedimiento de revisión de su expediente administrativo por el Consejo Territorial de Servicios Sociales y del Sistema para la Autonomía y Atención a la Dependencia

1831. [ANULADA] Indique la FALSA:

a. El Estado podrá delegar en las CC AA, mediante Ley orgánica, determinadas facultadas de titularidad estatal susceptibles de delegación
b. El Estado podrá dictar leyes que establezcan los principios necesarios para armonizar las disposiciones normativas de las CC AA, siempre y cuando no se trate de materias atribuidas a la competencia de éstas
c. Una vez sancionados y promulgados los respectivos Estatutos, solamente podrán ser modificados mediante los procedimientos en ellos establecidos y con referéndum entre los electores inscritos en los censos correspondientes
d. Un Delegado nombrado por el Gobierno dirigirá la Administración del Estado en el territorio de la Comunidad Autónoma y la coordinará, cuando proceda, con la administración propia de la Comunidad

1832. [ANULADA] Según la Ley 9/2013 de transparencia, acceso a la información pública y buen gobierno, el derecho de acceso a la información pública podrá ser limitado cuando acceder a dicha información suponga un perjuicio para:

a. La seguridad nacional
b. Las relaciones exteriores
c. La protección al medio ambiente
d. La salud pública

1833. [ANULADA] Sobre el Codex Alimentarius Mundi y el Comité Mixto FAO/OMS de Expertos en Aditivos Alimentarios (JECFA), es FALSO:

a. El Codex establece el límite máximo de residuos –LMR- para todos los alimentos y piensos
b. Entre los Aditivos cuyo uso se permite en determinados productos alimenticios se encuentra el azul brillante FCF, benzoatos y bromelina
c. España es miembro del Codex desde el 01/07/1963
d. Entre los aditivos cuyo uso no se permite en determinados productos alimenticios se encuentra el aceite de ricino, el ácido láctico y el amarillo ocaso FCF

1834. [ANULADA] Sobre el Reglamento (UE) No 1169/2011 del Parlamento Europeo y del Consejo sobre la información alimentaria facilitada al consumidor, es FALSO:

a. No se exigirá que los siguientes alimentos vayan provistos de una lista de ingredientes en su etiquetado: vinagres de fermentación, aguas carbónicas y queso, mantequilla, eche y nata fermentadas, a los que no se ha añadido ningún ingrediente
b. La información nutricional obligatoria incluirá, entre otros, los siguientes: polialcoholes, almidón, fibra alimentaria, y cualquier vitamina o mineral
c. La fecha de duración mínima se cambiará por la fecha de caducidad en el caso de alimentos microbiológicamente muy perecederos
d. La cantidad neta de un alimento se expresará en centilitros, mililitros, kilogramos o gramos y nano partículas

1835. [ANULADA] Los estados de gastos de los Presupuestos Generales del Estado se estructurarán según qué clasificaciones

a. Orgánica, funcional y económica
b. Funcional, presupuestaria y económica
c. Administrativa, funcional y presupuestaria
d. Orgánica, administrativa y económica.

Made in the USA
Monee, IL
07 July 2026